U0290064

中国科学院华南植物园
西南交通大学生命科学与工程学院

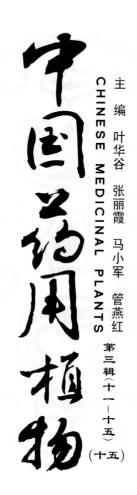

中国药用植物

CHINESE MEDICINAL PLANTS

主编 叶华谷 张丽霞 马小军 管燕红

第三辑（十一—十五）

（十五）

化学工业出版社

·北京·

本书以图文结合的形式，收录我国野生及栽培的药用植物共**197**种（包括亚种、变种及变型)，主要从植物资源利用的角度，介绍了每种植物的中文名、别名、拉丁名、形态特征、生境、分布、采集加工、性味功能、主治用法等，有些种类还有附方。为了安全起见，在一些有毒植物的性味功能后面标明"有大毒""有毒""有小毒"等字样，提醒读者慎用。

本书可供药物研究、教育、资源开发利用及科普等领域人员参考使用。

图书在版编目（CIP）数据

中国药用植物.十五/叶华谷等主编. — 北京：化学工业出版社，2016.9
ISBN 978-7-122-27418-2

Ⅰ.①中… Ⅱ.①叶… Ⅲ.①药用植物–介绍–中国 Ⅳ.①R282.71

中国版本图书馆CIP数据核字 (2016) 第141265号

责任编辑：李　丽　　　　　　　　　　　　装帧设计：百彤文化传播
责任校对：吴　静

出版发行：化学工业出版社（北京市东城区青年湖南街13号　邮政编码　100011）
印　　装：北京方嘉彩色印刷有限责任公司
889mm×1194mm　1/32　印张13　字数500千字　2016年10月北京第1版第1次印刷

购书咨询：010-64518888（传真：010-64519686）　售后服务：010-64518899
网　　址：http://www.cip.com.cn
凡购买本书，如有缺损质量问题，本社销售中心负责调换。

定　　价：79.00元　　　　　　　　　　　**版权所有　　违者必究**

本书编写人员

主　　编：叶华谷　张丽霞　马小军　管燕红

副主编：邹滨　郑珺　袁艺　李海涛

编写人员（按姓氏笔画排序）：

马小军　马洁　王云强　王艳芳　牛迎凤　叶华谷

叶育石　吕亚娜　刘颖颖　李戈　李光　李宜航

李荣英　李巧林　李晓花　李海涛　杨春勇　里二

邹滨　宋美芳　张丽霞　张忠廉　陈曦　金慧英

郑珺　赵俊凌　段立胜　袁艺　徐安顺　唐玲

唐德英　黄志海　彭建明　曾飞燕　管志斌　管燕红

谭运洪

摄　　影：王斌　张丽霞　叶华谷　叶育石　李海涛　管燕红

谭运洪　张忠廉　徐安顺

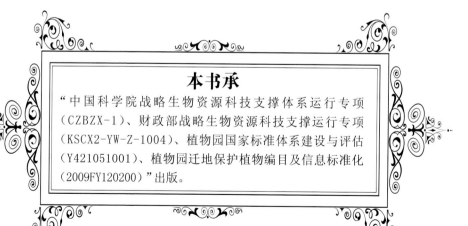

本书承

"中国科学院战略生物资源科技支撑体系运行专项
（CZBZX-1）、财政部战略生物资源科技支撑运行专项
（KSCX2-YW-Z-1004）、植物园国家标准体系建设与评估
（Y421051001）、植物园迁地保护植物编目及信息标准化
（2009FY120200）" 出版。

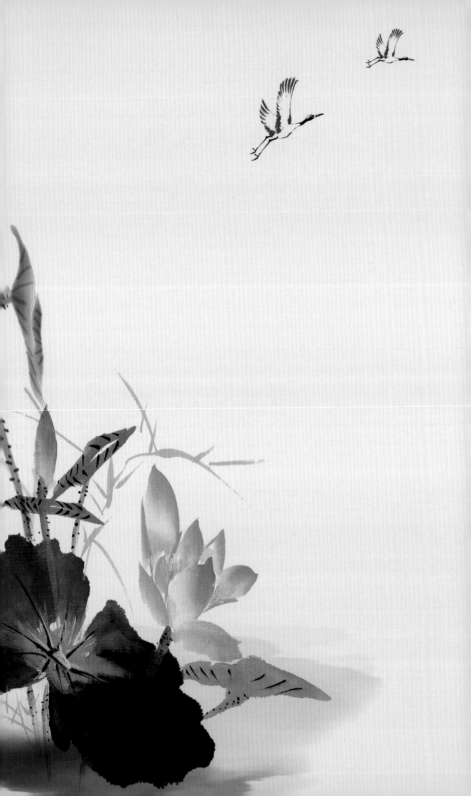

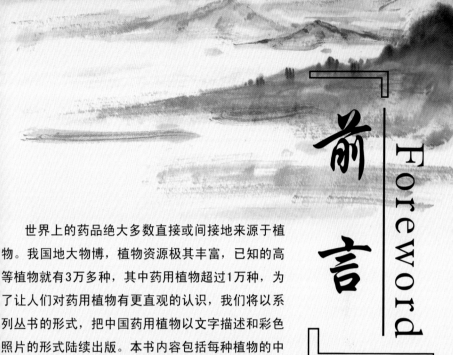

前言 Foreword

　　世界上的药品绝大多数直接或间接地来源于植物。我国地大物博，植物资源极其丰富，已知的高等植物就有3万多种，其中药用植物超过1万种，为了让人们对药用植物有更直观的认识，我们将以系列丛书的形式，把中国药用植物以文字描述和彩色照片的形式陆续出版。本书内容包括每种植物的中文名、别名、拉丁名、形态特征、生境、分布、采集加工、性味功能、主治用法，有些种类还有附方。书后附有中文名索引和拉丁名索引。本书中介绍的植物种类按拉丁名首字母顺序排列，共收录我国野生及栽培的药用植物197种（包括亚种、变种和变型）。其中的性味功能与主治用法主要参考《全国中草药汇编》《中华本草》《云南中药资源名录》《西双版纳药用植物名录》等。

　　为了避免有些有毒植物因误服或服用过量引起中毒，在该植物的性味功能后面标明"有大毒""有毒""有小毒"等字样，应慎用。

　　本书主要是从植物资源与利用的角度来阐述，可供药物研究、教育、资源开发利用及科普等领域人员参考使用。

目录 Contents

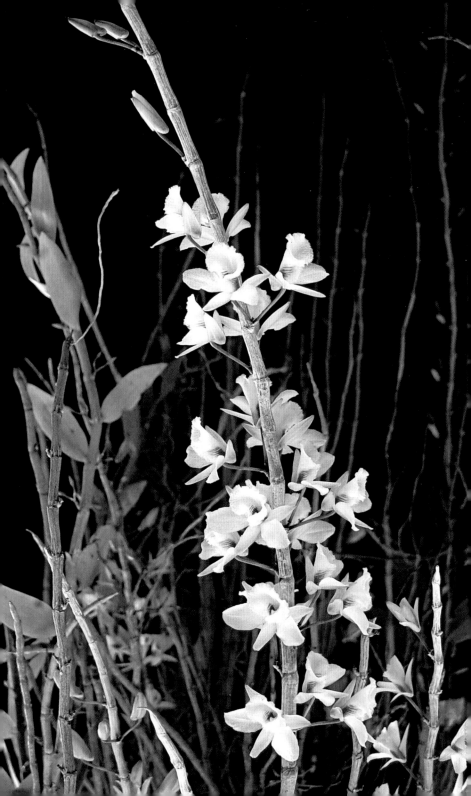

刚毛黄蜀葵

Abelmoschus manihot (Linn.) Medicus var. **pungens** (Roxb.) Hochr.

【别　　名】钢毛秋葵、黄秋葵、桐麻

【基　　原】来源于锦葵科秋葵属刚毛黄蜀葵 Abelmoschus manihot (Linn.) Medicus var. **pungens** (Roxb.) Hochr. 的根入药。

【形态特征】一年生或多年生草本。高 1～2 m。植株全体密被黄色长刚毛。叶掌状 5～9 深裂，直径 15～30 cm，裂片长圆状披针形，长 8～18 cm，宽 1～6 cm，具粗钝锯齿，两面疏被长硬毛；叶柄长 6～18 cm，疏被长硬毛；托叶披针形，长 11～1.5 cm。花单生于枝端叶腋；小苞片 4～5，卵状披针形，长 15～25 mm，宽 4～5 mm，疏被长硬毛；萼佛焰苞状，5 裂，近全缘，较长于小苞片，被柔毛，果时脱落；花大，淡黄色，内面基部紫色，直径约 12 cm；雄蕊柱长 1.5～2 cm，花药近无柄；柱头紫黑色，匙状盘形。蒴果卵状椭圆形，长 4～5 cm，直径 2.5～3 cm，被硬毛；种子多数，肾形，被柔毛组成的条纹多条。花期 8～10 月。

【生　　境】生于平坝林缘或路边荒地上。

【分　　布】云南、贵州、四川、湖北、广东、广西、台湾等地。印度、尼泊尔和菲律宾等地也有分布。

【采集加工】夏、秋季采收，根切片，晒干。

【性味功能】味甘、苦，性寒。利水，通经，解毒。

【主治用法】治淋证，水肿，便秘，跌打损伤，乳汁不通，痈肿，聍耳，腮腺炎。用量 9～15 g；或研末，每次 1.5～3 g。外用适量鲜品捣敷，或研末调敷患处，或煎水外洗。孕妇忌服。

【附　　方】1. 治淋疾：刚毛黄蜀葵根 50～150 g，水煎服。

2. 消疮排脓：刚毛黄蜀葵根，捣烂敷。

3. 治疮疔，痔疮：刚毛黄蜀葵根，煎水洗。

4. 治肺热咳嗽：刚毛黄蜀葵根 70 g。水煎，酌加冰糖化服。

5. 通乳：刚毛黄蜀葵根 100 g。煮黄豆或猪腿服。

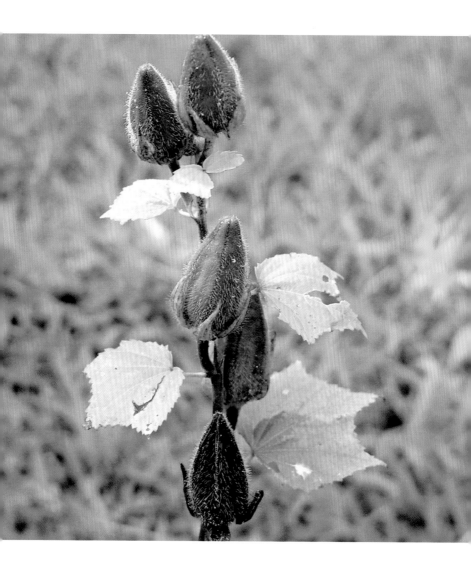

海红豆

Adenanthera pavonina Linn. var. **microsperma** (Teijsm. & Binn.) I. C. Nielsen.

【别　　名】红豆、相思树、孔雀豆

【基　　原】来源于含羞草科海红豆属海红豆 Adenanthera pavonina Linn. var. **microsperma** (Teijsm. & Binn.) I. C. Nielsen. 的种子入药。

【形态特征】落叶乔木。高 6 ～ 20 m。嫩枝被微柔毛。二回羽状复叶；叶柄和叶轴被微柔毛，无腺体；羽片 3 ～ 5 对，小叶 4 ～ 7 对，互生，长圆形至卵形，长 2 ～ 3.5 cm，宽 1.5 ～ 2.5 cm，顶端圆钝，两面均被微柔毛，具短柄。总状花序单生于叶腋或在枝顶排成圆锥花序，被短柔毛；花小，淡黄色，芳香，具短梗；花萼长约 1 mm，与花梗同被金黄色柔毛；花瓣披针形，长 3 mm，无毛，基部稍合生；雄蕊 10 枚，与花冠等长或稍长；子房被柔毛，几无柄，花柱丝状，柱头小。荚果狭长圆形，旋卷，长 10 ～ 20 cm，宽 1 ～ 1.5 cm，开裂后果瓣反卷；种子心形至圆形，长 5 ～ 8 mm，宽 4 ～ 7 mm，红色，具心形侧线环，有光泽。花期 4 ～ 7 月；果期 7 ～ 10 月。

【生　　境】生于海拔 210 ～ 1000 m 的疏林、林缘或栽培。

【分　　布】云南、贵州、广西、广东、福建、台湾。缅甸、柬埔寨、老挝、越南、马来西亚、印度尼西亚也有分布。

【采集加工】秋季果熟时采摘果实，打下种子，晒干。

【性味功能】味微苦、辛，性微寒；有小毒。疏风清热，燥湿止痒，润肤养颜。

【主治用法】治面部黑斑，痤疮，齇鼻，头面游风，花斑癣。外用适量，研末涂患处。

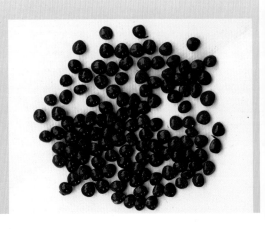

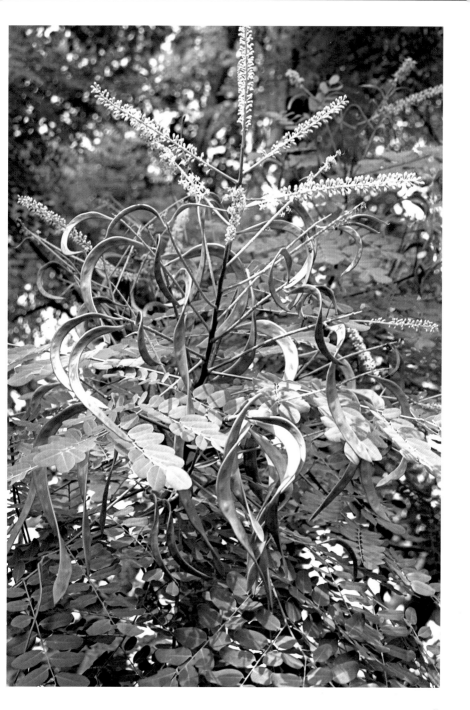

三开瓢

Adenia cardiophylla (Mast.) Engl.

【别　　名】三瓢果、假瓜蒌、肉杜仲、红牛白皮

【基　　原】来源于西番莲科蒴莲属三开瓢 **Adenia cardiophylla** (Mast.) Engl. 的藤茎、根入药。

【形态特征】木质大藤本。长约 8 ～ 12 m。茎圆柱形，无毛，具线条纹。叶纸质，宽卵形或卵圆形，长 10 ～ 23 cm，宽 7 ～ 18 cm，顶端急尖，基部心形，嫩枝叶全缘，老枝叶 2 ～ 3 裂，叶脉 4 ～ 5 对，小脉横出，平行，两面可见；叶柄长 5 ～ 15 cm，顶端有 2 个大的杯状腺体。聚伞花序腋生，成对着生于长梗顶端，具极长的卷曲花梗或形成卷须。花两性者：花萼管坛状，长 9 ～ 10 mm，外面被有红色斑纹，裂片 5，反折，卵状三角形；花瓣 5，长圆匙形，长 6 mm，有红色斑纹，着生萼管喉部；副花冠裂片匙形，长仅 0.7 mm，顶端 2 浅裂；雄蕊 5 枚，花药圆锥形，长 3 ～ 4 mm，花丝中部以下合生成管；子房椭圆球形，柱头 3 枚，无柄，反折，花为单性者，雄花：花瓣长圆形；子房无柄，极退化；雌花：花瓣着生萼管中部以下，柱头皆有短花柱。蒴果纺锤形，长 6 ～ 8 cm，直径 2 ～ 3 cm，室背三瓣开裂，熟时深红黄色带紫，外果皮木质，中果皮海绵质白色，果瓣黄白色；果梗长 2 ～ 3 cm；种子多数，长 7 ～ 9 mm，黑褐色，有网纹及凹窝。花期 5 月；果期 8 ～ 10 月。

【生　　境】生于海拔 500 ～ 1800 m 的山坡密林中。

【分　　布】云南。不丹、印度、缅甸、泰国、老挝、柬埔寨、越南、印度尼西亚、菲律宾也有分布。

【采集加工】全年可采收，藤茎、根切片，晒干。

【性味功能】味甘、微苦，性寒。清热解毒，活血散瘀。

【主治用法】治乳痈初起，胸内热痰。用量 6 ～ 9 g。

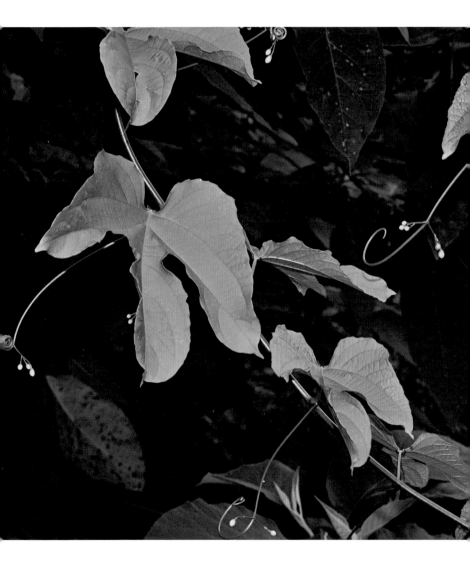

木 橘

Aegle marmelos (Linn.) Correa

【别　　名】印度枳、孟加拉苹果、三叶木橘

【基　　原】来源于芸香科木橘属木橘 **Aegle marmelos** (Linn.) Correa 的幼果入药。

【形态特征】小乔木。树高 10 m。树皮灰色，刺多，粗而硬，劲直，生于叶腋间，长达 3 cm，枝有长枝与短枝，长枝的节间较长，每节上有正常叶 1 片，其旁侧有刺 1 或 2 条，短枝的节间短，每节上着生 1 叶而无刺，叶片的大小差异较大，幼苗期的叶为单叶，对生或近于对生，稍后期抽出的叶为单小叶，生于茎干上部的叶为指状三出叶，有时为 2 小叶，小叶阔卵形或长椭圆形，长 4 ～ 12 cm，宽 2 ～ 5 cm，中央的一片较大，有长约 2 cm 的小叶柄，两侧的小叶无柄，叶缘有浅钝裂齿。单花或数花腋生，花芳香，有花梗；萼裂片 5 或 4，有短细毛；花瓣白色，5 或 4 片，略呈肉质，有透明油点，长约 1 cm，雄蕊多达 50 枚，通常不同程度地合生成多束，花丝甚短，花药线状而长。果梗长 4 ～ 6 cm，与其着生的枝条约等粗，果纵径 10 ～ 12 cm，横径 6 ～ 8 cm。果皮淡绿黄色，平滑，干后硬木质，厚 3 ～ 4 mm，10 ～ 15 室，种子甚多，扁卵形，端尖，并有透明的黏胶质液，种皮有棉质毛，子叶大。果期 10 月。

【生　　境】生于海拔 600 ～ 1000 m 略干燥的坡地林中，亦有栽培。

【分　　布】云南。印度、缅甸、老挝、越南、柬埔寨、泰国、马来西亚、印度尼西亚也有分布。

【采集加工】11 ～ 12 月采集，整个或横剖，晒干。

【性味功能】味微涩、酸，性凉。止泻，止吐。

【主治用法】治热痢，大、小脉热泻，慢性腹泻，呕吐。用量 15 ～ 30 g。

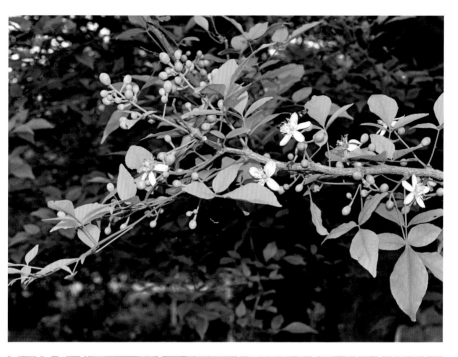

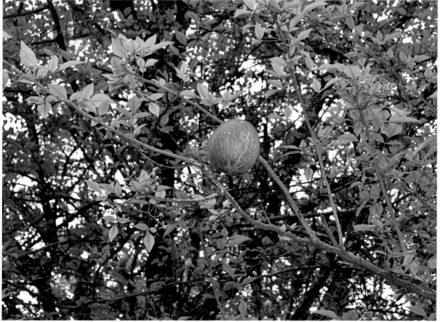

黄杨叶芒毛苣苔

Aeschynanthus buxifolius Hemsl.

【别　　名】上树蜈蚣

【基　　原】来源于苦苣苔科芒毛苣苔属黄杨叶芒毛苣苔 **Aeschynanthus buxifolius** Hemsl. 的全草入药。

【形态特征】附生小灌木。匍地或上升，高约 0.5 m。茎分枝，茎、枝均无毛，纤弱，褐色或灰褐色，有皱折或疣状凸起。叶对生或 3 叶轮生，密集，无毛；叶片长圆状椭圆形、椭圆形或长圆状披针形，有时近圆形，长 (1)1.3 ～ 2 cm，宽 0.6 ～ 0.9 cm，顶端钝，基部宽楔形或近圆形，全缘而反卷，革质，叶面榄绿色，背面白绿色，中脉在叶面凹陷，背面凸起，侧脉两面不明显；叶柄长 1 ～ 2 mm，腹面具槽。花单朵生于枝上部叶腋；花梗纤细，长 4 ～ 10 mm，略压扁，无毛，其下承以钻状线形的小苞片；花萼长 5 ～ 6.5 mm，无毛，5 裂至基部，裂片钻状线形，顶端略钝；花冠红色，长 3 ～ 3.5 cm，外面无毛，具细的乳突，冠筒筒状，弯曲，向口部渐增大，至口部宽达 8 mm，檐部斜，不明显二唇形，裂片内面被短柔毛；雄蕊 4 枚，高伸出花冠外，着生于花冠筒中部以上，花丝被疏柔毛，花药长圆形，长约 2 mm；花盘环状；子房线形，无毛，具柄，花柱伸出花冠外，无毛，柱头盾状。蒴果具柄，长约 7.5 cm，棍棒状，略弧状弯曲；种子长圆形，长约 2 mm，锈色，具乳突，每端有 1 条白毛，毛长 0.5 ～ 0.75 mm。花期 8 ～ 9 月；果期 10 ～ 12 月。

【生　　境】生于海拔 1380 ～ 2900 m 的密林中树干上或岩石上。

【分　　布】云南、广西。

【采集加工】全年可采，全草晒干。

【性味功能】味甘，性温。安神，健脾，健胃。

【主治用法】治神经衰弱，慢性肝炎，失眠症，脾胃不和，消化不良。全草用于蛇虫咬伤。用量 6 ～ 9 g。

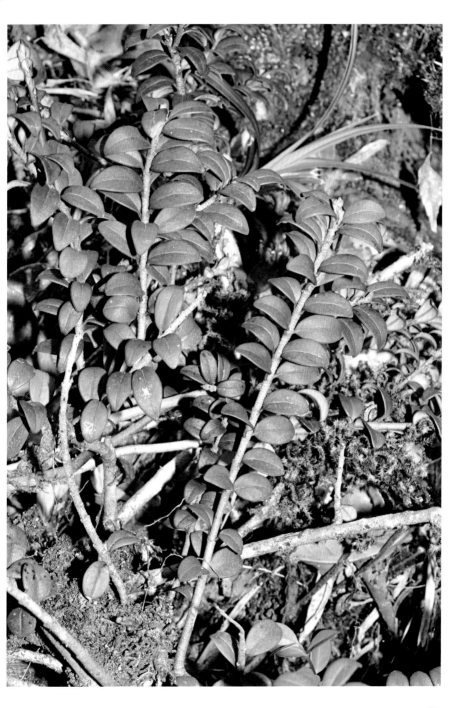

云南香花藤

Aganosma harmandiana Pierre.

【别　　名】老鼠牛角

【基　　原】来源于夹竹桃科香花藤属云南香花藤 **Aganosma harmandiana** Pierre. 的根、叶入药。

【形态特征】攀援灌木。长达 8 m。全株被黄色茸毛，有乳汁。叶宽卵圆形或近圆形，有时宽长圆形，长 5～16 cm，宽 4～12 cm，顶端急尖至钝，基部圆形或钝；侧脉每边 8～10 条；叶柄长 1～2 cm。花序顶生，长 4～6 cm；苞片长圆状披针形，长约 1 cm；萼片窄披针形，长 9～11 mm，宽 2 mm，两面被短茸毛；花冠白色，冠筒长 6～7 mm，宽 2.5 mm，外面被短茸毛，内面无毛，冠片长圆形，比冠筒长，外面被短茸毛，内面无毛；雄蕊着生于冠筒内壁中部；花盘杯状，比子房长；子房顶端被长柔毛。果线状圆筒形，长 8～22 cm，直径 8～10 mm，广叉生；种子长圆形，长 1～1.7 cm，宽 3～5 mm，顶端种毛长 2～4.5 cm。花期 5～8 月；果期 9 月至翌年 2 月。

【生　　境】生于海拔 600～1400 m 的山地疏林中或山谷河旁。

【分　　布】云南。越南、老挝和缅甸也有分布。

【采集加工】全年可采，根、叶晒干。

【性味功能】味淡，性平。利水消肿。

【主治用法】治水肿。用量 3～10 g，或研末冲水服。

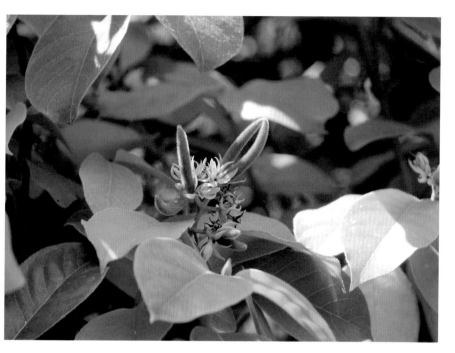

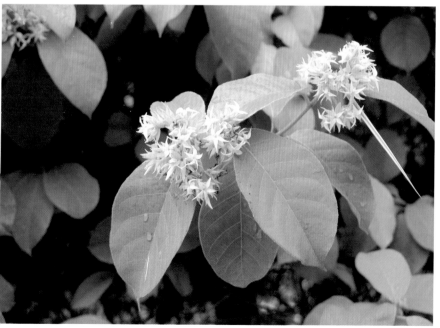

心叶兔儿风

Ainsliaea bonatii Beauverd.

【别　　名】双股箭、大俄火把、大一支箭、小接骨丹

【基　　原】来源于菊科兔儿风属心叶兔儿风 **Ainsliaea bonatii** Beauverd. 的根入药。

【形态特征】多年生草本。高 20～120 cm。根茎长达 4 cm 或更长，粗达 1 cm，垂直或斜生，顶端具黄褐色或黄白色的长簇毛，生多数须根；须根粗线形，延长，粗达 2 mm。茎单一，直立，基部粗 2～4 mm，不分枝，具浅纵棱，密被灰白色绵毛，下部渐脱毛。基生叶通常 5～7 枚，呈莲座状，叶片近圆形或宽卵形，长 6～15 cm，宽 4～11 cm，顶端圆或钝，基部心形，边缘全缘并具疏或密的胼胝状尖齿，表面绿色，背面淡绿色，两面被灰白色绵毛，后渐脱毛，基出脉 3～7 条，侧脉 2～3 对，叶脉在两面凸起，网脉密集，仅在表面微凸起，叶柄长 8～20 cm，具翅，上部连翅宽 5～12 mm，向下渐狭；茎生叶 2～4 枚，疏离，叶片卵状披针形至披针形，最下部叶长 2～5 cm，宽 0.5～2 cm，上部叶渐小，顶端急尖或渐尖，基部圆或宽楔形，具有狭翅的短柄，羽状脉，其他同基生叶。头状花序无梗，3～6 个簇生，再沿花序轴排列成间断的穗状花序，穗状花序长 15～40 cm；花序轴密被白色绵毛；苞叶狭披针形至线状披针形，与茎生叶同，但较小。总苞圆筒形，直径 3～4 mm；总苞片 5～6 层，外层卵形，长 1.5～2 mm，背面具 1～3 脉，中层卵状披针形，较长，背面具 3 脉，内层披针状线形，长 10～12 mm，背面具 1 脉，全部总苞片顶端短渐尖，具刺状尖头，常带紫红色，背面近顶端疏被白色蛛丝状毛，边缘宽膜质并呈紫红色；花序托扁平，直径不足 1 mm，无毛。小花 3～4 朵，全部两性，花冠管状，紫色、淡紫色或粉红色，长 12～14(17)mm，冠檐 5 深裂至近基部，裂片线形，长 5.5～6.5(8)mm，冠管与冠檐近等长；花药长约 7 mm，常带紫色，顶端平截，基部箭形，具长尾；花柱具 2 短分枝，稍伸出药管。瘦果近圆柱形，长 4～5 mm，顶端平截，下部变狭，具 8 条纵棱，密被白色向上的柔毛；冠毛淡褐色，羽毛状，长 6～8 mm。花、果期 9～11 月。

【生　　境】生于海拔 1200～3500 m 的林下、林缘或山坡草丛中。

【分　　布】云南、贵州。

【采集加工】春、夏季采收，根切段，晒干。

【性味功能】味苦、微辛、涩，性温。祛风除湿，通经活络。

【主治用法】治风湿筋骨疼痛，跌打损伤；外用治关节脱臼。用量 30～50 g。外用手法复位后，鲜品适量捣烂外敷。

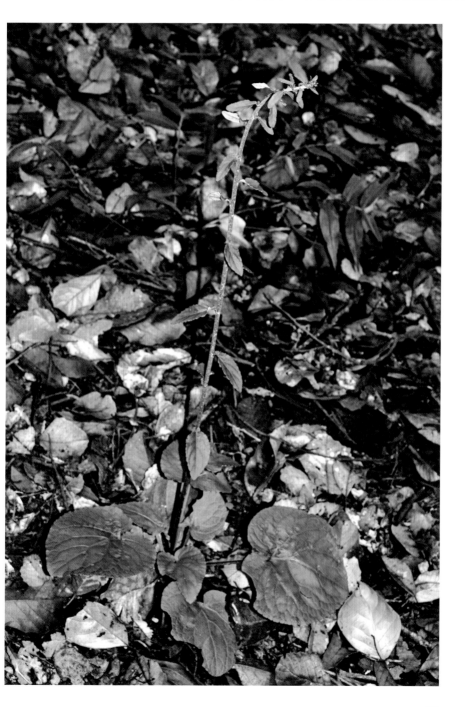

大籽筋骨草

Ajuga macrosperma Wall. ex Benth.

【别　　名】拔毒草、筋骨草、散血草

【基　　原】来源于唇形科筋骨草属大籽筋骨草 **Ajuga macrosperma** Wall. ex Benth. 的全草入药。

【形态特征】草本。直立，有时具匍匐茎，高达 15 ～ 40 cm。被疏柔毛或老枝近无毛，基部略木质化；幼嫩部分被密白色长柔毛。叶纸质，倒披针形、卵状披针形或椭圆状卵形，长 4 ～ 10 cm，宽 1.8 ～ 4.5 cm，有时长达 15 cm，宽达 6.5 cm，顶端钝或急尖，基部楔形，下延，边缘具波浪状齿或不规则的波状圆齿，两面被长柔毛或糙伏毛，背面以脉上为多。穗状轮伞花序，渐向上渐密集，每轮有花 6 ～ 12 朵。花萼漏斗状，具 10 脉，长 5 ～ 6 mm，具 5 齿，卵形或广卵形，长为花萼的 1/3 或略短，外面被长糙伏毛，里面无毛；花冠管状，蓝色、蓝紫色或紫色，长 7 ～ 9 mm，外面被疏长柔毛，里面近基部具毛环；檐部二唇形，上唇长圆形，顶端 2 浅裂，裂片近卵形，下唇伸长，中裂片狭心形，顶端微凹，侧裂片与上唇等长或略长，长圆形；雄蕊弯卷；花丝无毛；子房无毛；花盘不明显，前方具 1 与子房裂片相等或略小的蜜腺。小坚果倒卵状三棱形，背部具极显著的网状皱纹，合生面占腹面的 2/3 或 3/4。花期 1 ～ 3 月；果期 3 ～ 5 月。

【生　　境】生于海拔 350 ～ 1750 m 的林下阴湿处及水沟边或路边草丛中。

【分　　布】云南、贵州、广西、广东、台湾。越南、泰国、老挝、缅甸、不丹、尼泊尔、孟加拉国、印度也有分布。

【采集加工】全年可采收，全草晒干或鲜用。

【性味功能】味微麻、气臭，性凉。祛风除湿，消肿止痛。

【主治用法】治风湿热痹证，肢体关节红肿热痛，屈伸不利。用量 6 ～ 15 g。

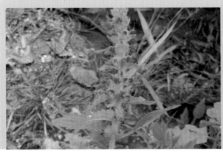
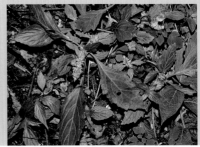

【附　　方】1. 治冷热风湿关节痹痛：大籽筋骨草根 20 g，青牛胆 20 g，宽筋藤 20 g，姜黄 15 g，腊肠树心材 10 g。煎汤内服。

2. 治风湿麻木疾病，屈伸不利：大籽筋骨草叶、茶辣、圆叶节节草鲜品各适量，捣烂包敷患处。或取大籽筋骨草叶、鱼子兰对、姜黄、野姜鲜品各适量，捣烂包敷患处。

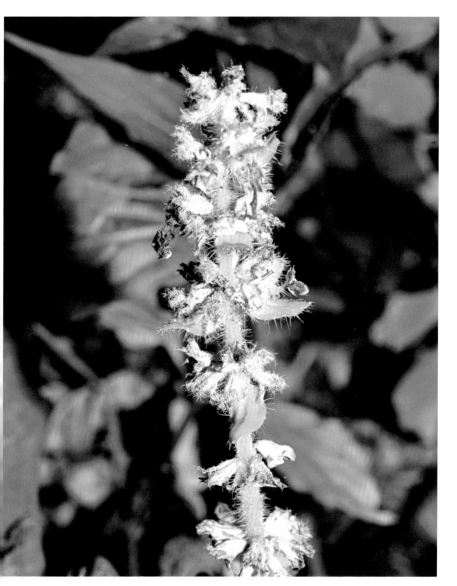

宽唇山姜

Alpinia platychilus K. Schum.

【别　　名】贺哈龙（傣名）

【基　　原】来源于姜科山姜属宽唇山姜 **Alpinia platychilus** K. Sch-um. 的根茎入药。

【形态特征】多年生宿根草本植物。株高 2 m。叶片披针形，长约 60 cm，宽约 16 cm，顶端急尖，基部渐狭，叶背被近丝质的茸毛，近无柄；叶舌长 1 cm，被黄色长柔毛。总状花序直立，长 25 cm 或过之；花序轴被金黄色丝质茸毛，极粗壮；小苞片阔椭圆形，长 4 ～ 5 cm，宽 7.5 cm，顶端钝，微红，无毛；小花梗极短；萼长 3 ～ 3.7 cm，具不等大的 3 裂片，一侧开裂几达基部；花冠白色，管短而宽，长 5 mm，薄被近丝质的长柔毛，花冠裂片宽椭圆形，长 3.5 ～ 4.5 cm；侧生退化雄蕊钩状，长 7 mm；唇瓣黄色染红，倒卵形，长 4.5 ～ 7 cm，宽 8 ～ 9 cm，顶端 2 裂，基部被极密绢毛的痂状体；花丝嗓毛宽，长 1.5 cm，基部被长柔毛；花药室椭圆形，长 1.7 cm；子房宽椭圆形，被丝质长柔毛。

【生　　境】生于海拔 750 ～ 1600 m 的林下湿润之处。

【分　　布】云南南部。

【采集加工】秋、冬季采挖，除去须根，洗净，切片，晒干。

【性味功能】补土健胃，通气消食，除风止痛。

【主治用法】治脘腹胀痛，呃逆呕吐，饮食积滞；风湿病肢体关节肿痛。内服：煎汤，15 ～ 30g。

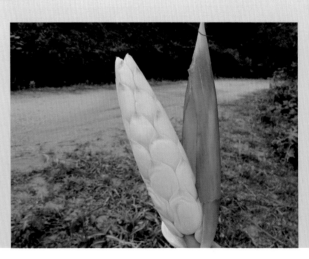

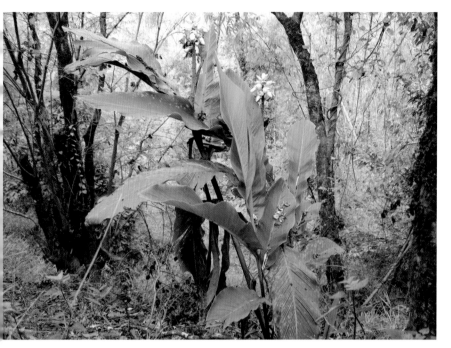

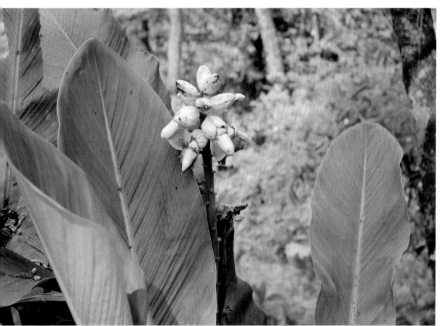

大叶糖胶树

Alstonia macrophylla Wall. ex G. Don

【基　　原】来源于夹竹桃科鸡骨常山属大叶糖胶树 **Alstonia macrophylla** Wall. ex G. Don 的树皮入药。

【形态特征】乔木。高 7 m，具乳汁。枝淡绿色，轮生。叶纸质，3～4 枚轮生，倒披针形至椭圆状披针形，长 15～30 cm，宽 4～8 cm，顶端短急尖，基部楔形，叶面黄绿色，无毛，叶背浅绿色，被柔毛；中脉和侧脉在叶面扁平，在叶背凸起，侧脉每边 16～25 条，平行斜升至叶缘网结；叶柄长 1～2.5 cm，被短柔毛。花小，白色，多朵集成聚伞花序，顶生，三歧，总花梗 5～8 条丛生，长 4～6 cm，被短微毛；花梗长 5 mm，被短微毛；花萼 5 裂，钟状，裂片宽卵形，钝头，外面被微毛；花冠高脚碟状，花冠筒圆筒状，外面无毛，内面喉部被长柔毛，花冠裂片近圆形，被短柔毛；花盘环状；子房卵珠状，无毛。蓇葖线形，细长，长 20～45 cm，直径 2～5 mm；种子长圆形，长约 8 mm，两端被长缘毛。花期 10～11 月；果期 12 月至翌年 1 月。

【生　　境】栽培。

【分　　布】广东、台湾，云南有栽培。日本也有分布。

【采集加工】全年可采，树皮切片，晒干。

【性味功能】味辛，性温。散寒止痛。

【主治用法】治外感风寒所致的头痛，巅顶剧痛，痛连齿颊以及寒邪所致的偏头痛。用量 6～12 g。

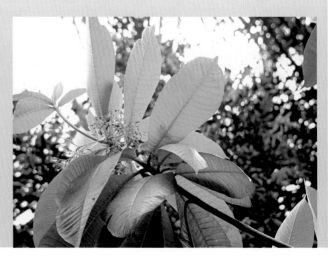

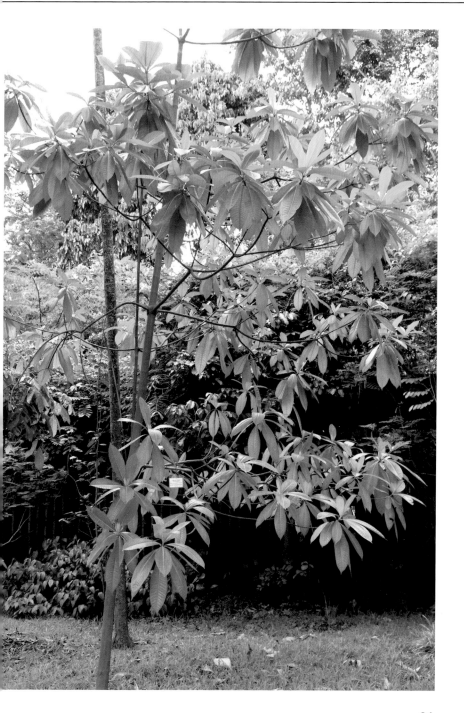

毛车藤

Amalocalyx yunnanensis Tsiang.

【别　　名】酸果藤、锯子藤

【基　　原】来源于夹竹桃科毛车藤属毛车藤 **Amalocalyx yunnanensis** Tsiang. 的根入药。

【形态特征】藤状灌木。枝条、叶、叶柄、总花梗、小苞片、花萼外面和外果皮均密被长柔毛，老渐无毛。叶纸质，宽倒卵形或椭圆状长圆形，长 5～15 cm，宽 2～10.5 cm，顶端锐尖或具小尖头，基部紧缩成耳形；中脉和侧脉上面均凹陷，下面凸起，侧脉每边 8～9 条，近边缘网结；叶柄长 3 cm。花序腋生，着花 15～20 朵；总花梗长 7～12 cm；花梗长 5～15 mm；花蕾圆柱状；萼内腺体 50 个，萼片长圆形，长 9 mm，宽 3 mm；花冠红色，无毛，冠筒长 2.2 cm，基部直径 4 mm，上部直径12 mm，冠片卵圆形，端部近圆形或截头形；花盘端部有 5 个细圆齿，与子房等长；子房无毛，柱头被毛。果长 8～10 cm，直径 12～15 mm，外果皮木质；种子长 10 mm，宽 5 mm，种毛长 4 cm。花期 4～10 月；果期9 月至翌年 1 月。

【生　　境】生于海拔 800～1000 m 的山地疏林中。

【分　　布】云南。老挝、缅甸也有分布。

【采集加工】全年可采，根洗净，切片，晒干。

【性味功能】味甘，性平。下乳。

【主治用法】治产后乳汁不下，乳汁稀少。用量 6～9 g。

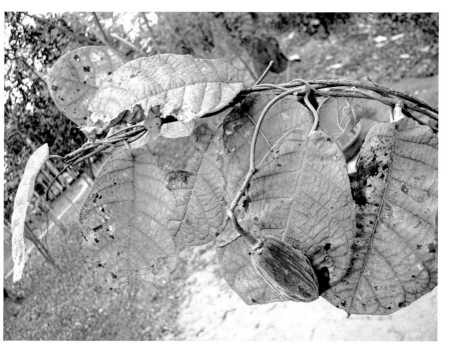

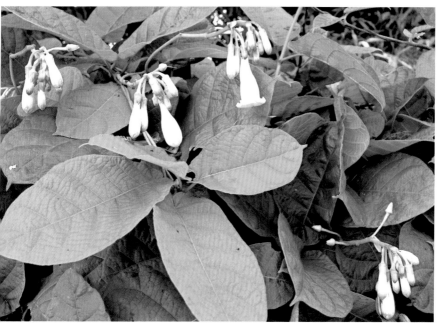

三分三

Anisodus acutangulus C. Y. Wu & C. Chen ex C. Chen et C. L. Chen

【别　　名】野烟、山茄子、大搜山虎、山野烟、野旱烟

【基　　原】来源于茄科山莨菪属三分三 Anisodus acutangulus C. Y. Wu & C. Chen ex C. Chen et C. L. Chen 的根、叶、种子入药。

【形态特征】多年生草本。高 1 ～ 1.5 m。全株无毛，主根粗大，有少数肥大的侧根，根皮黄褐色，断面浅黄色。叶片纸质或近膜质，卵形或椭圆形，长 8 ～ 15 cm，宽 3 ～ 6 cm，生于下部者更大且长，顶端渐尖，基部楔形，微下延，全缘或呈微波状；叶柄长 5 ～ 10(15)mm。花梗长 1 ～ 3 cm；花萼漏斗状钟形，长 3 ～ 4 cm，萼齿 4 ～ 5，狭三角形，不整齐，其中有 2(3) 枚极长且较大；花冠漏斗状钟形，淡黄绿色，初时仅檐部露出萼筒，以后伸出花萼约 1 倍，长 2.5 ～ 3(4)cm，裂片半圆形，顶端圆形，基部近耳形，边缘常具不规则的细齿，花冠筒里面被柔毛，近基部具 5 对紫斑；花后花萼伸长。蒴果近球状，果萼长为果的 1 倍左右，长 3.5 ～ 4.5 cm，紧包果，脉隆起；果梗长 5 ～ 7 cm，下弯。花期 6 ～ 7 月；果期 10 ～ 11 月。

【生　　境】生于海拔 2890 ～ 3100 m 的林缘灌木草丛中、荒地或田边石堆中。

【分　　布】云南、四川。

【采集加工】栽培 3 ～ 5 年收获。根挖出后，洗去泥沙，表皮晾干后趁天晴迅速切片，片厚 1 ～ 2 cm，置于阳光下曝晒，或晒至 3 ～ 4 成干后烘烤。切忌新鲜切片直接烘烤，以防表面变黑影响质量。茎、叶、种子于秋季采收后，阴干或晒干。

【性味功能】味苦、涩、麻，性温；剧毒。麻醉镇痛。

【主治用法】治骨折，跌打损伤，关节疼痛，胃痛以及胆、肾、肠绞痛。用量 1 ～ 3 g，或研末服。外用研末酒调敷。心脏病、心脏衰弱者忌服。

【附　　方】1. 治胃痛，风湿痛，跌打损伤：三分三根或叶 3 g，水煎服。

2. 整复麻醉止痛：用三分三根、叶研末，酒调外敷患处，3 ～ 6 min 后，即可进行骨折整复。

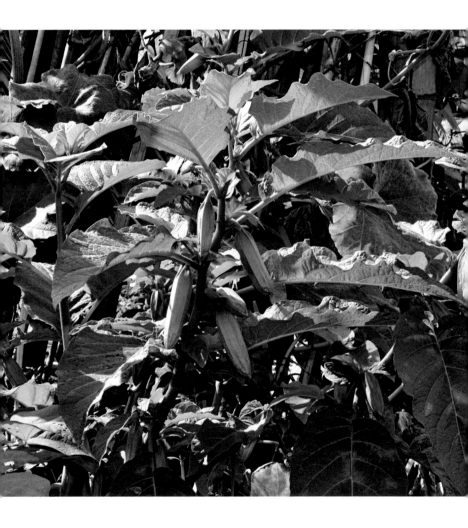

西南五月茶

Antidesma acidum Retz.

【别　　名】二药五月茶、宋闷、酸叶树

【基　　原】来源于大戟科五月茶属西南五月茶 **Antidesma acidum** Retz. 的叶入药。

【形态特征】灌木或小乔木，高 2～6 m。除枝条、叶下面、叶柄和花序轴下部被短柔毛或柔毛外，其余均无毛。叶片膜质至纸质，椭圆形、卵形或倒卵形，稀倒卵状披针形，长 3～21 cm，宽 1.5～9 cm，顶端急尖或圆，有小尖头，基部楔形或宽楔形，侧脉每边 4～9 条；叶柄长 2～10 mm，托叶长披针形，长 3～8 mm，常早落。总状花序顶生，长 2～9 cm，着花多朵；花序梗基部有少数苞片；苞片长圆形或卵形，顶端有小齿；花梗长 1～1.5 mm，果时长达 3 mm；雄花：花萼 3～4 裂，裂片半圆形，内面被柔毛；花盘垫状，厚；雄蕊 1～3，着生于花盘裂片之间；退化雌蕊圆柱状；雌花：花梗略长于雄花的；花萼与雄花的相同；花盘环状；子房卵圆形，花柱顶生。核果长圆形，长 4～5.5 mm，果核扁，具蜂窝状网纹。花期 5～7 月，果期 6～11 月。

【生　　境】生于海拔 140～1500 m 的山地疏林中。

【分　　布】云南、四川、贵州。印度、缅甸、泰国、越南、印度尼西亚等也有分布。

【采集加工】全年可采收叶，晒干。

【性味功能】味苦，性寒。清热解毒，消散痈肿。

【主治用法】治疗疮，乳痈，丹毒，疔毒，热毒。用量 3～15g；外用适量，捣烂敷患处。

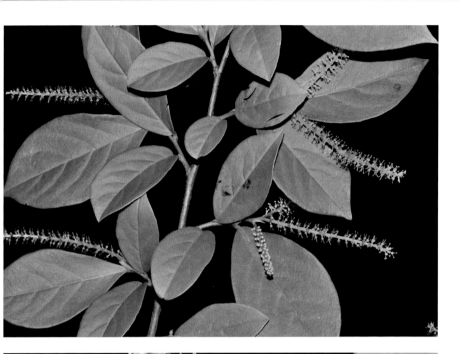

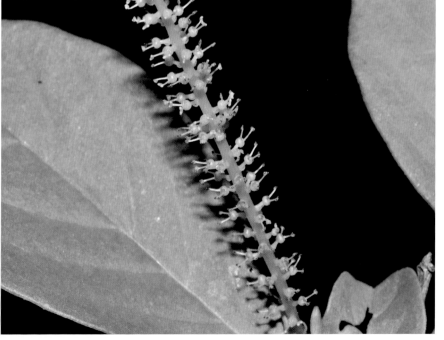

东方紫金牛

Ardisia squamulosa Presl.

【别　　名】春不老、山猪肉、兰屿紫金牛

【基　　原】来源于紫金牛科紫金牛属东方紫金牛 **Ardisia squamulosa** Presl. 的全株入药。

【形态特征】灌木。高达 2 m。通常无毛，有时被褐色茸毛。叶厚，新鲜时略肉质，倒披针形或倒卵形，顶端钝和有时短渐尖，基部楔形，长 6～12 cm，宽 3～5 cm，全缘，具平整或微弯的边缘，无毛，深绿色，具极模糊或不明显的腺点；侧脉极细和不明显，连成边缘脉；花序具梗，亚伞形花序或复伞房花序，近顶生或腋生于特殊花枝的叶状苞片上，花枝基部膨大或具关节；花粉红色至白色，长 5～8 mm；萼片圆形，花蕾时呈覆瓦状排列，边缘干膜质和具细缘毛，具厚且黑色的腺点；花瓣广卵形，具黑点；雄蕊与花瓣近等长，花药披针形，顶端点尖，背部具黑腺点；果直径约 8 mm，红色至紫黑色，具极多的小腺点，新鲜时多少肉质。

【生　　境】生于各种土质，但以砂质土壤为宜。

【分　　布】台湾。广东、海南、广西有栽培。日本有栽培，马来西亚至菲律宾也有分布。

【采集加工】全年可采收，全株切段，晒干。

【性味功能】味辛，性平。止咳化痰，祛风解毒，活血止痛。

【主治用法】治支气管炎，大叶性肺炎，小儿肺炎，肺结核，肝炎，痢疾，急性肾炎，尿路感染，通经，跌打损伤，风湿筋骨痛。外用治皮肤瘙痒，漆疮。用量 50～100 g。

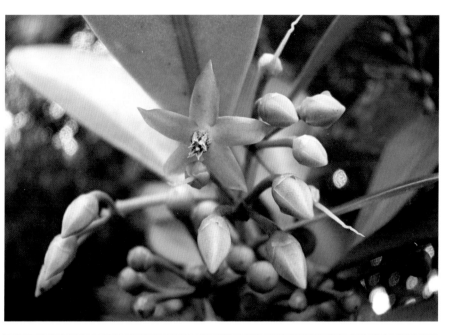

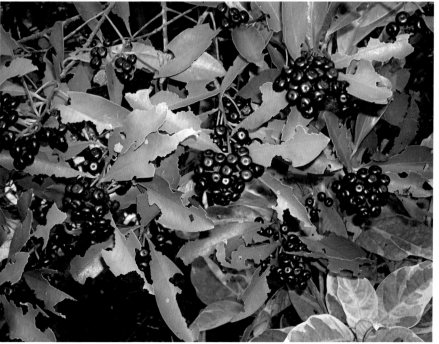

密齿天门冬

Asparagus meioclados Lévl.

【别　　名】天门冬、小天门冬、地草果、山百部

【基　　原】来源于百合科天门冬属密齿天门冬 **Asparagus meioclados** Lévl. 的根入药。

【形态特征】直立草本。根多数，密集，在远离根状茎 3～10 cm 处膨大呈纺锤形，膨大部分长 2.5～10 cm，直径 0.5～1 cm。茎直立，高可达 1.5 m；除茎基部外，中、上部和各级分枝具多条纵棱，棱上密生软骨质齿，但在茎的末端和枝梢，软骨质齿渐减少以至消失。茎中上部多分枝，最下的分枝长 18 cm，向上渐短，伸展，使植株呈圆锥状；分枝又具长短不一的细枝。叶状枝每 (3)5～10 枚成簇，深绿色，呈针状，近扁的圆柱形，直伸而不作镰状弯曲，略具 4 棱，长 3～5(8)mm；鳞片状叶微小，膜质，黄色，三角形，基部稍延伸为刺状的矩，矩长 1～2 mm，硬刺状，内弯。花单性，雌雄异株，1～3 朵腋生；花梗纤细，绿色，长 2～3 mm，下弯，关节在中下部；花被白色，钟状下垂，长近 3 mm，基部合生 1/3，裂片狭披针形，长 2 mm；雄花：花丝中部以下贴生于花被片上；雌花：子房上位，绿色，椭圆形，长约 1.2 mm，花柱短，绿白色，长约 1 mm，柱头 3 浅裂。浆果近球形，直径 5～6 mm，成熟时红色，通常有种子 1～2 颗。花期5～7 月，果 9～10 月成熟。

【生　　境】生于海拔 1500～2500 m 的云南松林、华山松林下，山谷、溪旁或山坡灌丛中。

【分　　布】云南、四川、贵州。

【采集加工】全年可采，根洗净，切片，晒干。

【性味功能】味甘、淡，性平。滋阴，润肺，止咳。

【主治用法】治肺痨久咳，潮热咯血，咳嗽痰喘，水肿，疝气，乳汁不足。用量 50～100 g。

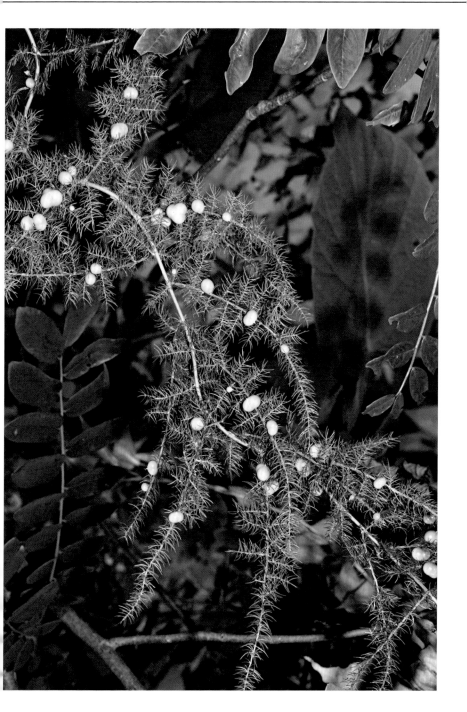

滇南天门冬

Asparagus subscandens Wang et S. C. Chen

【别　　名】天门冬

【基　　原】来源于百合科天门冬属滇南天门冬 **Asparagus subscandens** Wang et S. C. Chen 的块根入药。

【形态特征】草本。下部直立，上部多少攀援，高约 1 m。根在距基部约 8 cm 处成纺锤状膨大，膨大部分长约 5 cm，宽约 1.2 cm。茎平滑，仅在幼嫩时具棱，分枝有纵棱，棱上多少具软骨质齿。叶状枝通常每 3～7 枚成簇，扁平或由于中脉龙骨状而略呈锐三棱形，镰刀状，长 3～6 mm，宽 0.5～0.7 mm；鳞片状叶基部延伸为刺状短距，无明显硬刺。花每 1～2 朵腋生，绿黄色；花梗长 1.5～2 mm，关节位于近中部；雄花：花被长 3～4 mm；雄蕊中 3 枚较长，花丝中部以下贴生于花被片上；雌花大小和雄花相似。浆果直径约 5 mm。花期 7～8 月；果期 9～11 月。

【生　　境】生于海拔 850～1700 m 的林下或灌丛中。

【分　　布】云南。

【采集加工】全年可采，块根切片，晒干。

【性味功能】味甘、微苦，性寒。滋阴，润燥，清肺，降火。

【主治用法】治寒热咳嗽，肺痨咳嗽，顿咳，老年咳喘，咳嗽痰喘，蛔虫病。外用于湿疹，头虱，体虱，阴虱。用量 20～40 g。

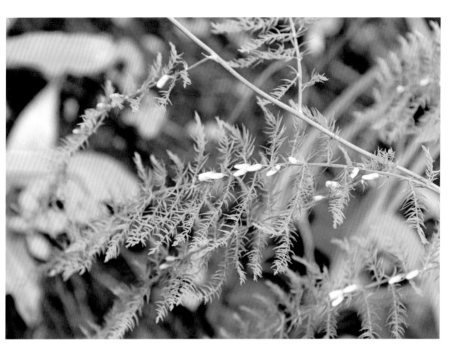

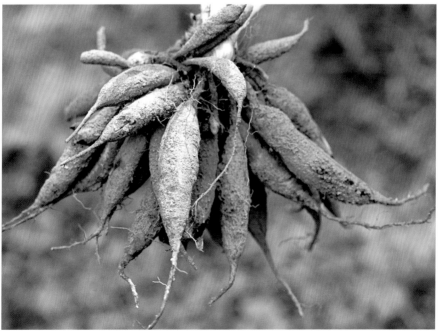

倒心盾翅藤

Aspidopterys obcordata Hemsl.

【别　　名】嘿盖贯(傣语)

【基　　原】来源于金虎尾科盾翅藤属倒心盾翅藤 **Aspidopterys obcordata** Hemsl. 的茎藤入药。

【形态特征】木质藤本。枝条被黄褐色茸毛。叶片厚纸质或薄革质，扁圆状，圆状或倒卵状倒心形，长 6 ～ 11 cm，宽 7 ～ 12 cm，顶端有明显的心形凹陷，具三角状短尖头，基部圆形或浅心形，叶面无毛，背面被黄色茸毛；叶柄长 2 ～ 3 cm，密被黄褐色茸毛。圆锥花序腋生，短于叶或与叶等长，密被黄褐色柔毛；花梗纤细，长 5 ～ 10 mm，下部具关节；萼片 5 枚，长圆形，长约 1.5 mm，顶端钝，有缘毛；花瓣 5 片，白色或淡黄色，倒卵状长圆形，长约 5 mm，无毛；雄蕊 10 枚；子房 3 裂，无毛。翅果略呈长圆形或近圆形，长 2 ～ 2.5 cm，侧翅顶端微凹，背翅稍明显，宽约 3 mm。花期 2 ～ 3 月；果期 4 ～ 5 月。

【生　　境】生于海拔 600 ～ 1600 m 的山地、沟谷疏林或灌丛中。

【分　　布】云南。

【采集加工】全年可采，茎藤切片，晒干。

【性味功能】味涩，性凉。消炎利尿，清热排石。

【主治用法】治尿路感染，泌尿系结石，风湿骨痛，产后体虚，食欲不振。用量 50 ～ 100 g。

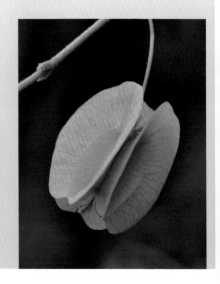

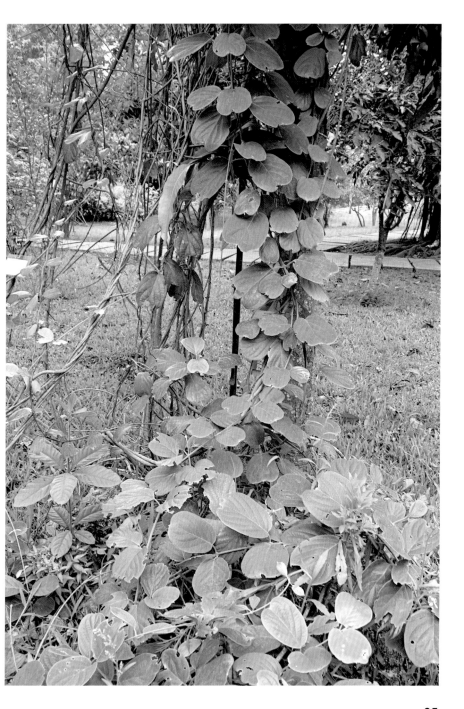

溪畔落新妇

Astilbe rivularis Buch.-Ham. ex D. Don

【别　　名】滇淫羊藿、淫羊、野洋红、红升麻、溪畔红升麻

【基　　原】来源于虎耳草科落新妇属溪畔落新妇 **Astilbe rivularis** Buch.-Ham. ex D. Don 的根状茎入药。

【形态特征】多年生草本。高 80 ～ 100(200) cm。主根粗，具多数侧根和细纤维根；根茎粗壮，具多数叶残基，密被茶褐色细长毛。茎直立，粗壮，通常呈红褐色，被茶褐色长柔毛和短腺毛。基生叶少数，2 ～ 3 回三出复叶，叶柄长，通常红褐色，被茶褐色长柔毛，基部具宽鞘，顶生小叶菱状椭圆形，基部楔形；侧生小叶卵形，长 5 ～ 15 cm，宽 3 ～ 8 cm，顶端渐尖至尾尖，基部圆形、宽楔形或有时微心形，通常偏斜，边缘具重锯齿，表面绿色，散生短毛，背面淡绿，沿脉疏生褐色长柔毛，中脉在表面微凹，在背面凸起，侧脉数对，具细网脉，具小叶柄，柄基部簇生褐色长柔毛；茎生叶 2 ～ 3 枚，与基生叶相同；托叶披针形，紧贴，近膜质。圆锥花序顶生，稀同时有侧生，长 20 ～ 45 cm，花序轴密生褐色长柔毛和短腺毛；苞片披针形，膜质。小苞片披针形，膜质，比萼短；花梗长约 1 mm，密被褐色柔毛和腺毛。花萼长 1 ～ 1.5 mm，5 深裂至 2/3，裂片长圆形或椭圆形，顶端圆，近膜质，无毛；花瓣无；雄蕊 5，有时较多，长 1.5 ～ 2 mm，花药近圆形，花丝线形；子房近上位，长约 1 mm，2 心皮，基部合生。蒴果长 4 ～ 6 mm，黄绿色转红褐色，成熟时为紫黑色，2 果瓣沿腹缝线开裂至近基部，具多数种子。种子梭状线形，长约 1 mm，两面极细，褐色。花、果期几全年。

【生　　境】生于海拔 1300 ～ 3000 m 的林下、林缘、路边、草地或河边。

【分　　布】云南、陕西、河南、四川、西藏。泰国、印度、不丹、尼泊尔也有分布。

【采集加工】全年可采，根状茎洗净，切片，晒干。

【性味功能】味涩，性温。活血散瘀，祛风除湿，行气止痛。

【主治用法】治跌打损伤，风湿痛，胃痛，黄水疮。用量 30 ～ 50 g，鲜品 50 ～ 100 g。外用鲜品捣烂敷患处。

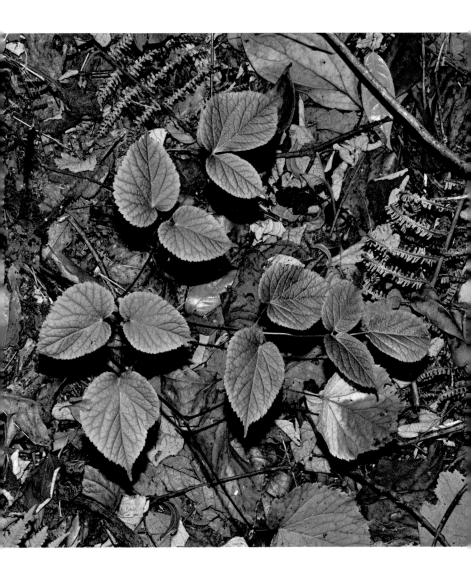

云南斑籽

Baliospermum effusum Pax & K. Hoffm.

【基　　原】来源于大戟科斑籽属云南斑籽 **Baliospermum effusum** Pax & K. Hoffm. 的根、皮、叶入药。

【形态特征】灌木。高 1.5(2) m。嫩枝被微柔毛，但很快脱落，枝条无毛。叶膜质或纸质，椭圆形、狭椭圆形至长圆形，长 10～15 cm，宽 3.5～8 cm，顶端渐尖至尾状渐尖，基部楔形至阔楔形，边缘疏生锯齿或波状齿，稀近全缘，嫩叶两面被贴伏柔毛，成长叶仅下面叶脉被柔毛；侧脉每边 6～8 条；叶柄长 2～6(10) cm，被柔毛，顶端常有 2 枚腺体。花雌雄异株，稀雌雄同株异序，雄花序狭圆锥状，多花，长达 18 cm；雄花白色，开花时直径 2～3 mm，花梗长 1～4 mm；萼片 5 枚，近圆形，无毛；雄蕊 10～13 枚；腺体离生。雌花序较短，有时仅有花数朵；雌花：花梗稍粗；萼片披针形，疏生微柔毛，花后稍增大或几不增大；花盘环状；子房无毛，花柱 3 枚，2 裂。蒴果近扁球形，直径 8～10 mm；种子椭圆状，长约 5 mm，有淡褐色斑纹。花期 8～9 月。

【生　　境】生于海拔 500～2200 m 的山地疏林中。

【分　　布】云南。泰国也有分布。

【采集加工】全年均可采。根除去泥土，切片，晒干；皮、叶晒干备用。

【性味功能】味辛，性温。解毒驱虫，散瘀消肿。

【主治用法】治黄疸性肝炎，蛔虫病，跌打损伤，骨折。用量 9～15 g。

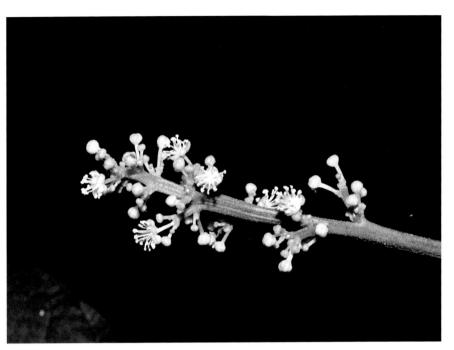

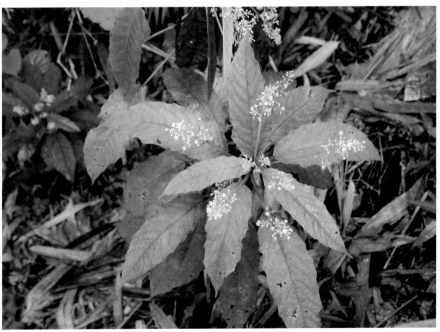

黄花假杜鹃

Barleria prionitis Linn.

【别　　名】比多朗（傣名）

【基　　原】来源于爵床科假杜鹃属黄花假杜鹃 **Barleria prionitis** Linn. 的叶、全草、根入药。

【形态特征】小灌木。高达 1.2 m。有分枝，枝条圆柱形，光滑，有皮孔，无毛。叶片纸质，椭圆形或有时卵形，两端急尖，基部下延，长枝叶叶柄长，叶片通常长 5 cm，宽 2.6 cm，最大可长 8.5 cm，宽 5 cm，短枝叶叶柄长 10～15 mm，叶片长 1.2～2.5 cm，宽 1～1.5 cm，幼时两面被柔毛，后很快脱落，仅主脉上有稀疏糙伏毛，边缘有稀疏贴伏糙伏毛。花密集着生于短枝上的苞腋，花序穗状；长枝及短枝基部的苞片为缩小的叶状，腋内着生 1 朵花，小苞片变成叉开的硬刺，向上逐渐变狭，苞片线状，长约 10 mm，不再成刺；在正常叶腋着生的花的小苞片也变为叉开的硬刺，花果脱落后仍宿存；大花萼裂片卵形，顶端渐尖，具软骨质尖刺，长 14 mm，内面的略短，长 13 mm，小萼狭卵形，长 13 mm，顶端渐尖；花冠黄色，长约 2.4 cm，花冠管略短于喉部，下唇中裂片略宽而短，长 8 mm，宽 7 mm，两侧裂片与上唇裂近相等，长 10 mm，宽 6 mm；大雄蕊花药长 3.2 mm，花丝长 11 mm，小雄蕊花药长约 1 mm，花丝长 1.5 mm，均着生于喉基部；子房卵形，花柱线状，柱头略膨大，稍 2 裂，外露。蒴果卵形，长 18 mm，直径 2.5 mm，顶端渐尖成一实心的喙，内有种子 2 枚。种子近卵形，两端圆，两侧压扁，长 7 mm，宽 5 mm，被紧压贴伏弯曲长毛，外有一膜，遇水膨胀成一膜质边缘。

【生　　境】生于海拔 600 m 的路旁阳处灌丛中或常绿林下干燥处。

【分　　布】云南。印度、中南半岛也有分布。

【采集加工】全年可采，叶用鲜品，随用随采。

【性味功能】味涩，性凉。利胆退黄，活血散瘀，消肿止痛，续筋接骨。

【主治用法】治黄疸，风寒湿痹症，肢体关节酸痛，屈伸不利，跌打损伤，骨折。用量 10～30 g。外用鲜品捣烂敷患处。

【附　　方】1. 治黄疸：黄花假杜鹃根、定心藤、青竹标、十大功劳各适量，用水磨汁内服。

2. 治风寒湿痹证，肢体关节酸痛，屈伸不利，跌打损伤，骨折：黄花假杜鹃、鸭嘴花、小驳骨、除风草、车前草、文殊兰、光叶巴豆鲜品各适量，切碎捣烂，加酒拌匀包敷患部。

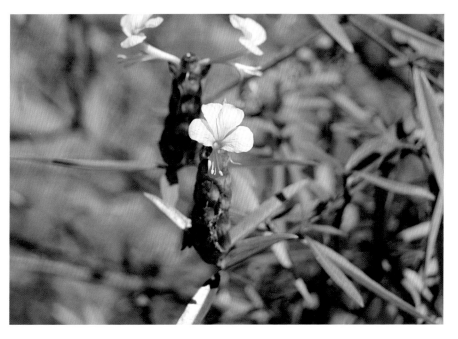

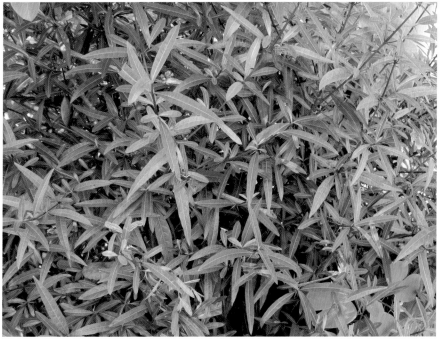

歪叶秋海棠

Begonia augustinei Hemsl.

【别　　名】思茅秋海棠

【基　　原】来源于秋海棠科秋海棠属歪叶秋海棠 **Begonia augustinei** Hemsl. 的全草入药。

【形态特征】多年生草本。根状茎长圆柱状，长 2 ～ 3 cm，直径 7 ～ 10 mm，扭曲，表面凹凸不平，节密，有残存褐色鳞片和多数纤维状根。叶均基生，有长柄；叶片两侧极不相等，轮廓卵形至宽卵形，长 7 ～ 14 cm，宽 5 ～ 11 cm，顶端渐尖，基部两侧极偏，心形至深心形，窄侧宽 3 ～ 4.1 cm，宽侧下延长 2.5 ～ 4.1 cm，宽 2.7 ～ 5 cm，边缘有大小不等的三角形浅齿，并常有浅裂，裂片三角形，顶端急尖，上面褐绿色，密被卷曲或直的稍硬毛，下面淡绿色，叶脉凸起，沿脉被稍长卷曲毛，掌状 7 ～ 8 条脉，窄侧 2 ～ 3 条，宽侧 4 条脉，叶柄长 (6)15 ～ 22 cm，密被褐色卷曲长毛；托叶膜质，卵形，长 7 ～ 8 mm，宽约 5 mm，顶端急尖。花葶高 (6)15 ～ 18 cm，有棱，被卷曲毛或近无毛；花淡粉色，通常 4 朵，呈聚伞状，分枝长 1.5 cm，疏被长毛；苞片长圆形，长约 10 mm，宽约 4 mm，顶端急尖，幼时边有疏缘毛，老时脱落；雄花：花梗长 1.6 ～ 3 cm，疏被卷曲毛；花被片 4，外面 2 枚长圆形至卵形，长 1.4 ～ 1.8 cm，宽约 9 mm，顶端钝，基部宽楔形，外面疏被毛，内面 2 枚，椭圆形，长 1 ～ 1.3 cm，宽约 7 mm，顶端钝，基部楔形，无毛；雄蕊多数，花丝长 1.8 ～ 2 mm，花药长圆形，长约 1.5 mm，顶端急尖；雌花未见。蒴果下垂，果梗长约 2 cm，无毛；轮廓长圆形至椭圆形，长 12 ～ 15 mm，直径 8 ～ 10 mm，无毛，2 室，每室胎座具 2 裂片，具不等 3 翅，大的宽而短呈镰刀状，长 1.7 ～ 2.1 cm，上方的边略斜，下方的边微弧形，有明显纵棱，无毛，其余 2 翅长约 5 mm，上方的边斜平，下方的边呈弧形，无毛；种子极多数，小，长圆形，淡褐色，光滑。花期 6 ～ 9 月；果期 7 月开始。

【生　　境】生于海拔 960 ～ 1500 m 的灌丛下或山谷潮湿处石上。

【分　　布】云南。

【采集加工】全年可采收，全草鲜用。

【性味功能】解蛇毒。

【主治用法】治蛇伤。外用适量鲜品捣烂敷患处。

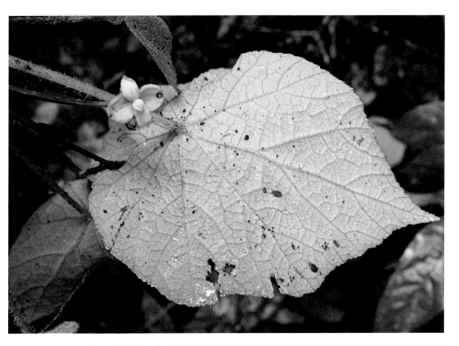

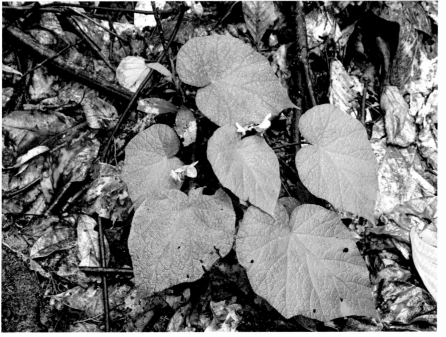

花叶秋海棠　　Begonia cathayana Hemsl.

【别　　名】山海棠、花酸苔、苦酸苔

【基　　原】来源于秋海棠科秋海棠属花叶秋海棠 **Begonia cathayana** Hemsl. 的全草入药。

【形态特征】多年生草本。茎直立，高 0.5～1 m，被锈红色柔毛及杂有白色毛，有分枝，基部有粗厚的根状茎。叶片卵状三角形，稍偏斜，长 8～13.5 cm，宽 4～11 cm，先端长渐尖，基部偏斜心形，边缘稍分裂，有浅缺刻状齿，叶面暗绿色，脉血红色，有苍白色环带，背面血红色，两面均被短柔毛；叶柄长 7～13 cm。托叶线形，长 2～3 cm，锐尖。聚伞花序腋生，8～10 花，总花梗短于叶柄，长 1.5～3.5 cm，密被锈色柔毛；苞片小；花直径 2～2.5 cm，焰红色或橙红色。雄花：花被片 4，外面 2 枚卵状椭圆形，长 1.75～2 cm，宽 0.6～0.8 cm，内面 2 枚狭卵形，长 0.8 cm，宽 0.4 cm；雄蕊聚生成球形，有雄蕊柱，花丝长 1 mm，花药倒卵状长圆形，先端钝。雌花：花被片 5，几相等，卵状长圆形；子房 2 室，每室胎座裂片 2；花柱 2，基部合生，先端 2 裂，柱头扁平扭曲。蒴果下垂，2 室，具不等 3 翅，较大翅舌状，长 2 cm，宽约 1.2 cm，下降；其余 2 翅较小，相等，半圆形，长 6～7 mm，被短柔毛。花期 7～8 月，果期 9～10 月。

【生　　境】生于海拔 1250～1500 m 常绿阔叶林下。

【分　　布】云南、广西。

【采集加工】全年可采全草，晒干。

【性味功能】味酸、涩，性凉。清热解毒，活血祛瘀。

【主治用法】治火烫伤，痈疮疖肿，跌打瘀痛。外用适量，鲜品捣烂敷或干粉撒敷。

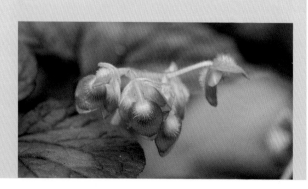

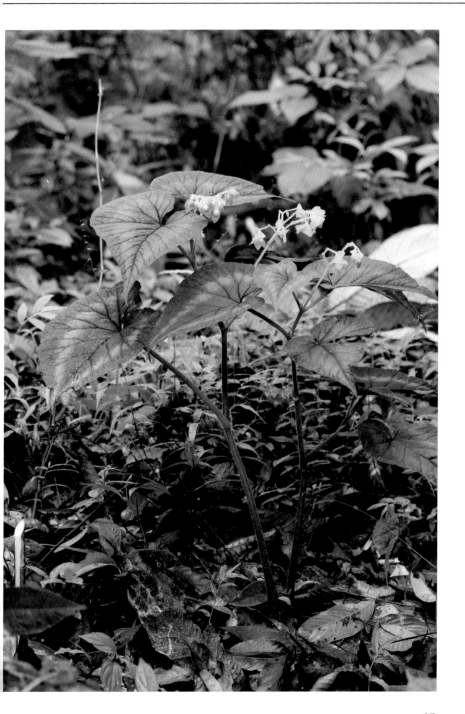

分枝感应草

Biophytum fruticosum Blume.

【别　　名】大还魂草

【基　　原】来源于酢浆草科感应草属分枝感应草 Biophytum fruticosum Blume. 的全草入药。

【形态特征】亚灌木。高 10～40 cm。主根粗壮，有少数侧根和多数纤维状细根。茎单一，具 2～4 分枝，极稀不分枝，被紧贴向下的柔毛，基部木质化，无毛，下部粗 1.5～3 mm。叶多数，聚生于伸长或缩短的分枝顶端；叶片轮廓狭倒披针状长圆形，长 4～9 cm，有 5～15 对小叶；叶柄长 0.5～1.5 cm，和叶轴均被伸展的柔毛；最上部小叶倒卵形，长 0.6～1.5 cm，顶端圆，具小尖头，基部楔形，常偏斜，中部小叶长圆形，顶端圆或平截，基部平截，不对称，下部小叶最小，近圆形，小叶两面密被或疏被紧贴的柔毛，全缘，侧脉数对，细脉网结；小叶无柄；顶生刚毛状退化小叶长 1～2 mm。花序数枝，生于分枝顶端，花序梗长 (2)3～7(9)cm，被向下柔毛，有 1～5 花；花梗纤细，长 0.3～0.5(1) cm，被短柔毛；苞片数枚，狭披针形，长 1.5～2 mm，被毛；萼片狭披针形，长 4～5 mm，外面被短柔毛，里面无毛，具 5～7 条纵脉，果时较粗壮；花瓣白色或淡红色，狭楔形，长 7～9 mm，膜质；雄蕊 10，花丝扁线形，淡紫色，近基部合生，内轮长约 4 mm，疏被短柔毛，外轮长约 2.5 mm，无毛，花药卵形，黄色；子房卵圆形，长约 1 mm，花柱线形，长为子房的 2～3 倍，疏被短柔毛。蒴果近卵球形，长 3～4 mm，疏被短柔毛；种子数枚，棕红色，卵球形，长约 1 mm，表面密具乳头状凸起。花、果期 6～11 月。

【生　　境】生于海拔 380～1350 m 的混交林下或灌丛草坡。

【分　　布】云南、广西、贵州、广东、湖北。

【采集加工】全年可采，将全草晒干。

【性味功能】味甘、涩，性微寒；有小毒。宁心安神，凉血散瘀。

【主治用法】治心神不宁，惊悸，失眠症，血热妄行，出血，衄血，咯血，外伤出血，带状疱疹。用量 9～12 g。

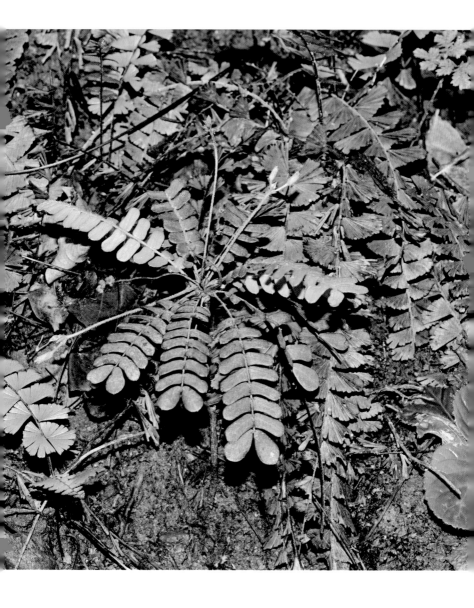

束序苎麻

Boehmeria siamensis Craib.

【别　　名】野麻、老母猪挂面、大接骨、大糯叶、双合合

【基　　原】来源于荨麻科苎麻属束序苎麻 **Boehmeria siamensis Craib.** 的全草、根入药。

【形态特征】灌木。高 1～3 m。小枝疏或密被短伏毛；芽卵形或狭卵形，长 2～5 mm，鳞片三角状卵形。叶对生；叶片厚纸质，狭卵形、椭圆形或狭椭圆形，长 5～15 cm，宽 2～8 cm，顶端短渐尖或急尖，基部浅心形或圆形，稍偏斜，边缘在基部之上有多数小牙齿，两面疏被短伏毛，侧脉 3～4 对，下面隆起，脉网明显；叶柄长 0.2～1 cm；托叶狭三角形或钻形，长 6～8 mm。穗状花序在当年生枝顶部单生叶腋，在其下，2～4 条生叶腋或落叶腋部，在同一植株全为雌性，或枝上部的雌性，其下的两性或雄性，长 4～6 cm；团伞花序直径 1.5～2.5 mm，密集，互相邻接；苞片卵形或椭圆形，长 2.5～3.5 mm，背面有短柔毛。雄花：花被片 4，椭圆形，长 1.8～2 mm，合生至中部，外面有短柔毛；雄蕊 4，长约 2.5 mm，花药长约 0.8 mm；退化雌蕊倒卵形，长约 0.4 mm。雌花：花被纺锤形，长约 1 mm，顶端约有 3 小齿，外面被柔毛；果期呈菱状狭倒卵形或仍为纺锤形，长 1.8～2 mm；柱头长约 0.8 mm。瘦果卵球形，长约 0.8 mm，光滑。花期 3 月。

【生　　境】生于海拔 400～1700 m 的山地阳坡灌丛中或疏林中。

【分　　布】云南、广西、贵州。越南、老挝、泰国也有分布。

【采集加工】全年可采，全草、根晒干。

【性味功能】味微苦、甘，性凉。清热解毒，凉血散瘀。

【主治用法】治麻疹高热，急性膀胱炎，尿血，脱肛，胎动不安，子宫脱垂；叶外敷治疮疡肿毒，创伤出血。用量 9～15 g。外用适量鲜品捣敷，或煎水洗。

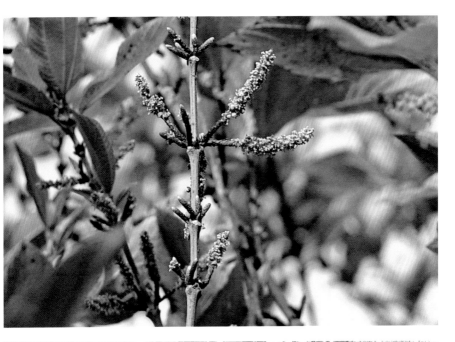

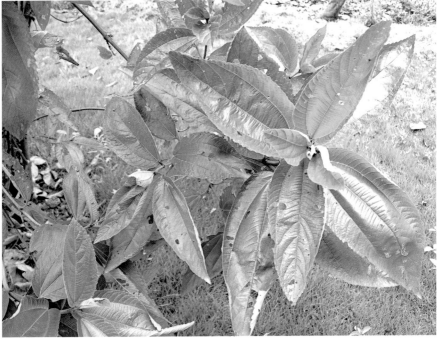

广西黑面神

Breynia hyposauropa Croiz.

【别　　名】红子仔、节节红花、小叶黑面神

【基　　原】来源于大戟科黑面神属广东黑面神 **Breynia hyposauropa** Croiz. 的根入药。

【形态特征】灌木。高 0.5～3.5 m。枝条柔细；全株均无毛。叶片纸质或薄纸质，椭圆形，长 1.5～3 cm，宽 1～1.5 cm，两端钝至圆，有小尖头，上面绿色，下面青灰色；侧脉每边 3～5 条纤细，不明显；叶柄长 1.5～2 mm；托叶 2，小，着生于叶柄基部两侧。花单生或簇生于叶腋内；雄花：花梗长约 1 cm，丝状；花萼钟状，直径 2.5～3 mm，顶端 5 裂，裂片圆形；雄蕊 3，合生呈三棱状，长约 2 mm；雌花：花梗长达 1.5 cm；花萼钟状，直径约 6 mm，高约 3 mm，顶端 5 裂，裂片卵形；雌蕊长 1.5～2 mm；子房圆球状，3 室，花柱 3，顶端 2 裂，裂片外弯。蒴果圆球状，直径约 1 cm，红色，宿萼不增大。花期 4～10 月，果 9 月至翌年 2 月。

【生　　境】生于海拔 300～1000 m 的山地灌木丛中。

【分　　布】广西、云南。

【采集加工】夏、秋季采收，根除去泥土，切片，晒干。

【性味功能】味苦，性寒。清热解毒，消肿止痛。

【主治用法】治感冒发烧，咳嗽，泄泻，蛇咬伤，跌打肿痛。用量 50～100 g；外用煎水洗，捣敷或研末撒患处。

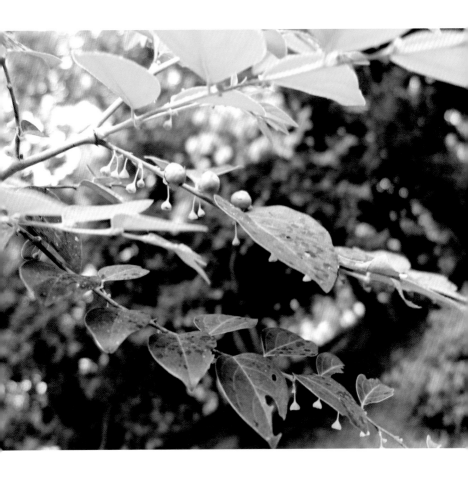

土蜜藤

Bridelia stipularis (Linn.) Bl.

【别　　名】大串连果、托叶土蜜树、狗舌果

【基　　原】来源于大戟科土蜜树属土蜜藤 **Bridelia stipularis** (Linn.) Bl. 的根、茎、叶、果入药。

【形态特征】木质藤本。长达 15 m。小枝蜿蜒状，除枝条下部、花瓣、子房和核果无毛外，其余均被黄褐色柔毛。叶片近革质，椭圆形、宽椭圆形、倒卵形或近圆形，长 6 ～ 15 cm，宽 2 ～ 9 cm，顶端急尖或钝，稀微凹，基部钝至近圆，边缘干后背卷；侧脉每边 10 ～ 14 条，在叶面扁平，在叶背凸起；叶柄长 5 ～ 13 mm；托叶卵状三角形，长约 9 mm，宽 3 mm，顶端长渐尖，常早落。花雌雄同株，通常 2 ～ 3 朵着生小枝的叶腋内，有时多花在小枝上部作穗状花序式排列；雄花：直径约 1 cm，花梗极短；花托杯状；萼片卵状三角形，长约 4 mm，宽 2.5 mm；花瓣匙形，长约 2 mm，顶端具 3 ～ 5 齿裂；花盘浅杯状；退化雌蕊圆柱状，顶端 2 深裂；雌花：直径约 1.2 cm，花梗极短；花托近漏斗状；萼片卵状三角形，长约 4 mm，宽 3 mm；花瓣菱状匙形，顶端全缘或 2 浅裂；花盘坛状，子房膨大后花盘变成撕裂状；子房卵圆形，长 3 mm，花柱 2，顶端 2 裂，裂片线形。核果卵形，长约 1.2 cm，直径 8 mm，2 室；种子长圆形，长 8 mm，宽约 6 mm，黄色，光滑，腹面扁或稍凹陷，背面稍凸起。染色体基数 $x=13$。花、果期几乎全年。

【生　　境】生于海拔 150 ～ 1500 m 的山地疏林下或溪边灌丛中。

【分　　布】云南、广东、海南、广西、台湾。

【采集加工】夏、秋季挖根；全年可采茎、叶；果实成熟后可采，晒干备用。

【性味功能】根、叶：味淡、微苦，性平。根、茎：安神，调经，清热解毒，消炎止泻；果：催吐，解毒。

【主治用法】治神经衰弱，月经不调，疔疮肿毒。用量 3 ～ 10 g。

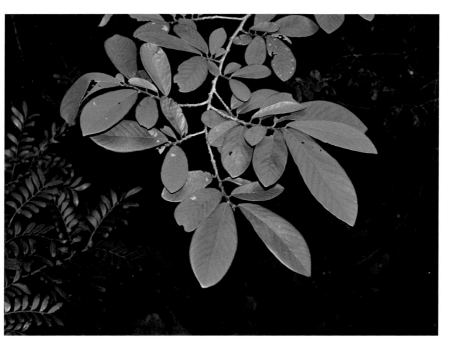

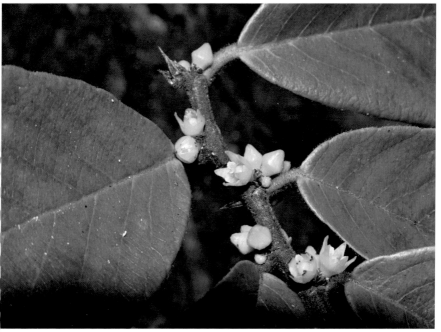

柔毛鸦胆子

Brucea mollis Wall. ex Kurz.

【别　　名】大果鸦胆子、毛鸦胆子

【基　　原】来源于苦木科鸦胆子属柔毛鸦胆子 **Brucea mollis** Wall. ex Kurz. 的果实入药。

【形态特征】灌木或小乔木。通常高 1～2 m，有时达 5 m 以上。嫩枝黄绿色，被微柔毛，枝条红紫色，密布白色皮孔。叶为奇数羽状复叶，叶轴及叶柄密被黄色柔毛，长 20～45 cm，有时达 60 cm，有小叶 5～15；小叶椭圆状披针形、卵状披针形或阔披针形，长 5～12(15)cm，宽 2.5～5 cm，顶端长渐尖或渐尖，基部阔楔形或稍带圆形，略偏斜，全缘，幼时密被黄色长柔毛，老时被微柔毛或无毛，侧脉每边 8～10 条，背面较明显地隆起；小叶柄长 3～7 mm。花组成柔弱而细长的圆锥花序，长 10～25 cm，花序轴密被黄色柔毛，后疏被柔毛或无毛；花直径 2～3 mm，花萼外面被短柔毛；花瓣匙形，被短柔毛，比雄蕊长；雄花花盘扁球形，雌花花盘浅盘形；子房密被柔毛。核果卵圆形，长 8～12 mm，直径 6～8 mm，无毛，干后红褐色，有浅网纹。花期 3～4 月；果期 8～10 月。

【生　　境】生于海拔 750～1850 m 的山地疏林、密林中，或路边灌丛中。

【分　　布】云南、广西、广东。印度、不丹，中南半岛地区及菲律宾也有分布。

【采集加工】夏、秋季果实成熟后可采收，果实晒干。

【性味功能】味苦，性寒；有小毒。清热，解毒，截疟。

【主治用法】治痢疾，痔疮出血。用量 10～30 粒。

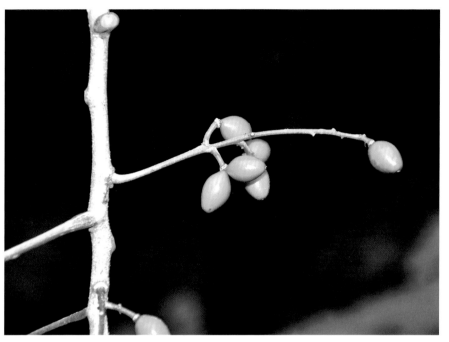

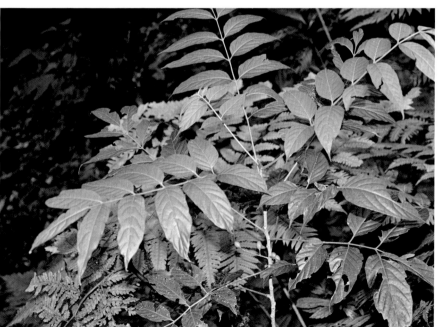

酒药花醉鱼草　　Buddleja myriantha Diels.

【别　　名】多花醉鱼草

【基　　原】来源于马钱科醉鱼草属酒药花醉鱼草 **Buddleja myriantha** Diels. 的花入药。

【形态特征】灌木。高 1～3 m。枝条四棱形，棱上有翅，幼枝被星状短茸毛，老枝变无毛或毛被稀疏。叶对生，叶片纸质或薄纸质，披针形或长圆状披针形，长 5～15 cm，宽 1.5～4 cm，顶端长渐尖，基部楔形，下延至叶柄基部，嫩叶边缘具尖锯齿，老叶边缘锯齿较圆，上面深绿色，被星状毛和腺毛，下面淡绿色，密被星状短茸毛；侧脉每边 7～12 条，上面扁平，干后略凹陷，下面凸起；叶柄长达 6 mm；叶柄间有 1～2 枚托叶，托叶宽心形或半圆形，长 3～6 mm，宽 5～9 mm，有时早落。总状或圆锥状聚伞花序，长 10～27 cm，直径 1～2.5 cm，通常 3 个顶生，被星状短茸毛；苞片和小苞片线状披针形；花萼钟状，长 3～4 mm，外面被黄色星状短茸毛，内面无毛，花萼裂片披针形或线状披针形，长 1.5～2 mm；花冠紫色，外面被星状短茸毛和腺毛，花冠管长 5～6 mm，内面上部被长柔毛，花冠裂片宽卵形或近圆形，长约 2 mm，宽约 1.5 mm，内面无毛；雄蕊着生于花冠管喉部，花丝极短，花药长圆形，长 0.8～1.2 mm，基部心形；子房卵形，长约 1.5 mm，光滑无毛，花柱长 1～1.5 mm，柱头棍棒状，长 0.5～1 mm。蒴果长椭圆形，长 4～6 mm，直径 1～1.5 mm，无毛，有时基部有宿存的花萼；种子纺锤形，长 2～2.5 mm，宽 0.3～0.5 mm，两端具长翅。花期 4～10 月；果期 6～12 月。

【生　　境】生于海拔 450～3400 m 的山地疏林、山坡或山谷灌木丛中。

【分　　布】云南、甘肃、福建、湖南、广东、四川、贵州、西藏等地。缅甸也有分布。

【采集加工】夏、秋季可采花晒干。

【性味功能】味微苦，性凉。清肝明目。

【主治用法】治目赤涩痛。用量 10～20 g。

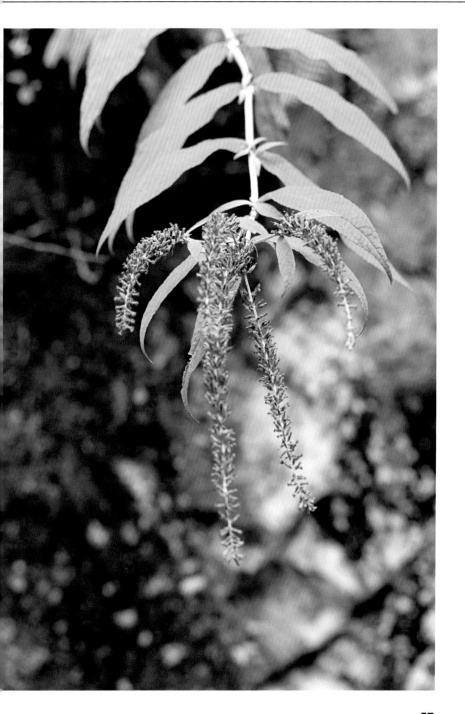

赤唇石豆兰

Bulbophyllum affine Lindl.

【别　　名】高士佛豆兰、恒春石豆兰

【基　　原】来源于兰科石豆兰属赤唇石豆兰 **Bulbophyllum affine** Lindl. 的全草入药。

【形态特征】附生草本。根状茎粗壮，直径 4～5 mm，被覆瓦状鳞片状鞘。根从节上和节间中发出，多数。假鳞茎直立，彼此相距 4～8 cm，近圆柱形，长 3～4 cm，直径 5～8 mm，顶生 1 枚叶。叶厚革质或肉质，直立，长圆形，长 6～26 cm，宽 1～4 cm，顶端钝并且稍凹入，基部收窄为长 1～2 cm 的柄，上面中肋凹陷，在背面隆起。花葶从根状茎上和假鳞茎基部抽出，稍扁，连同花梗长 4～8 cm；花序柄极短，顶生 1 朵花，基部被 3～5 枚鞘；鞘筒状，彼此套迭；花梗长 3.5～7.5 cm，粗约 1 mm；花淡黄色带紫色条纹，质地较厚；中萼片披针形，长 1.7～2 cm，中部宽 4～5 mm，顶端急尖，具 5 条脉；侧萼片镰状披针形，与中萼片近等长，基部稍歪斜、较宽并且贴生于蕊柱足而形成宽钝的萼囊，具 5 条脉，顶端急尖；花瓣披针形，比萼片小，长 1～1.4 cm，顶端急尖，边缘全缘，具 3 条脉；唇瓣肉质，披针形，比花瓣短，顶端渐尖，稍下弯，基部具凹槽，其两侧边缘深紫色，与蕊柱足末端连接而形成活动关节，上面光滑无毛；蕊柱粗短，长约 5 mm；蕊柱齿不明显；蕊柱足长约 5 mm，无分离部分；药帽僧帽状或长圆锥形，长约 3 mm，上面具细乳突。花期 5～7 月。

【生　　境】生于海拔 100～1550 m 的林中树干上或沟谷岩石上。

【分　　布】云南、广东、海南、广西、四川、台湾。尼泊尔、不丹、印度、日本、泰国、老挝、越南也有分布。

【采集加工】全年可采，全草晒干。

【性味功能】味微苦，性凉。滋阴，清热，化痰，祛痰，止血。

【主治用法】治肺燥咳嗽，肺结核咯血，热病烦渴。用量 10～30 g。

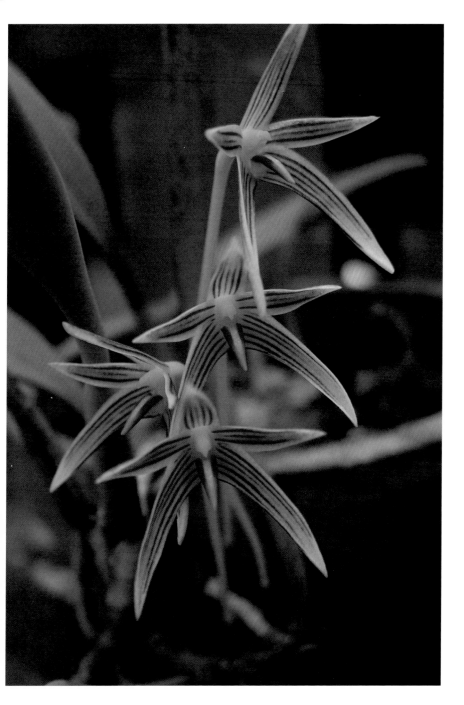

含羞云实

Caesalpinia mimosoides Lam.

【别　　名】臭云实

【基　　原】来源于苏木科苏木属含羞云实 **Caesalpinia mimosoides** Lam. 的叶、根入药。

【形态特征】木质藤本。小枝密被锈色腺毛和倒钩刺。二回羽状复叶，长 22～36 cm；羽片对生，13～23 对，长约 3.5 cm；小叶对生，7～14 对，长约 9 mm，宽约 4 mm，边缘和下面有刚毛。总状花序顶生；花大，排列疏松，多达 50 朵以上；花梗不等长，上部的长 1.5～2 cm，下部的长 3～3.5 cm；花托凹；萼片 5，长约 10 mm，宽约 8 mm；花瓣 5，鲜黄色，近圆形，其中 4 片较大，长约 17 mm，宽约 13 mm，上面一片较小，宽约 8 mm；雄蕊 10 枚，花丝长约 18 mm，下部密被绵毛；子房长约 5 mm，密被毛，花柱长 14～15 mm，疏被毛，柱头截平，有短褐毛。荚果倒卵形，呈镰刀状弯曲，长约 4.5 cm，宽约 2.5 cm，表面有刚毛，开裂；种子 1～2 颗，长圆形。花期 11～12 月；果期翌年 2～3 月。

【生　　境】生于海拔 600～700 m 的路旁灌丛。

【分　　布】云南。印度、缅甸也有分布。

【采集加工】全年可采收，叶、根晒干。

【性味功能】味微苦，性平。清热解毒，涩肠止泻，祛风止痒。

【主治用法】治风热感冒，腹痛，腹泻，泻下红白，水肿病，荨麻疹，疔疮肿痛，蛇咬伤。用量 30～50 g。

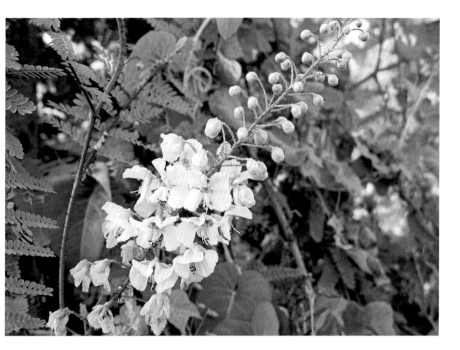

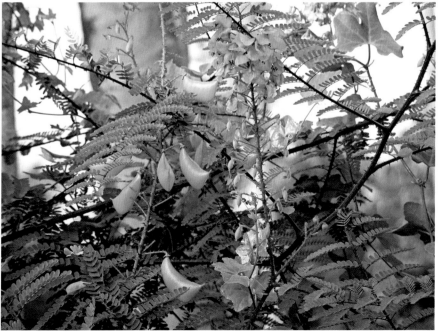

虫 豆

Cajanus crassus (Prain ex King) Vaniot der Maesen.

【基　　原】来源于蝶形花科木豆属虫豆 **Cajanus crassus** (Prain ex King) Vaniot der Maesen. 的全株入药。

【形态特征】攀缘或缠绕藤本。茎粗壮，略具纵棱；枝被褐色长毛。托叶微小，卵形，长 2～3 mm，早落；叶柄长 2.5～4 cm；小叶片革质，两面被短柔毛，背面脉上尤甚，并有松脂状腺点；顶生小叶片菱状至菱状卵形，长 2.5～8 cm，宽 2～7.5 cm，顶端钝至短尖，基部圆形，也常呈浅心形，侧生小叶稍小，斜卵形，长 3.5～6 cm，宽 3～5 cm，基出脉 3；小托叶细小，线形，长约 2 mm；小叶柄极短。总状花序腋生，粗壮，长 3.5～6 cm，有时更长，密被灰褐色茸毛，每节有花 1～2 朵；苞片大，膜质，卵形，长可达 1.7 cm，背面具数条纵脉纹，被微柔毛及松脂状小腺点，早落；花梗长 3～7 mm，被毛；花萼钟状，5 齿裂，裂片三角形，不等大，上面 2 枚近合生，略被短柔毛；花冠黄色，长约 1.5 cm，旗瓣倒卵状圆形，基部具瓣柄及两侧各具 1 内弯的耳，翼瓣长圆形，稍短于旗瓣，龙骨瓣顶端弯曲，与翼瓣近等长，均具瓣柄及耳；雄蕊二体；子房密被黄色短茸毛，花柱丝状，长而弯曲，上部被毛。荚果长圆形，膨胀，长 3～5 cm，宽 8～10 mm，被灰褐色极短的茸毛及稀疏的长柔毛，种子间有明显横缢线；种子 4～6 颗，通常近圆形，稀半圆形，宽 3～5 mm，黑色，种脐具厚而肉质的种阜。花期 3 月；果期 4 月。

【生　　境】攀缘于海拔 500～980 m 的疏林中树木上。

【分　　布】云南、广西、海南。缅甸、老挝、越南、尼泊尔、印度、泰国、马来西亚、菲律宾、印度尼西亚、巴布亚新几内亚等地也有分布。

【采集加工】夏、秋季采茎叶，秋季挖根，鲜用或晒干。

【性味功能】味苦、甘，性寒。解毒。

【主治用法】治疮疡，疥癣。外用适量，鲜品煎汤洗患处。

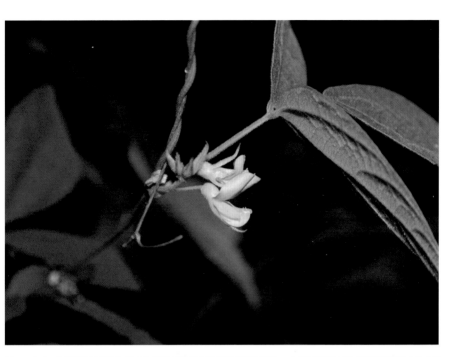

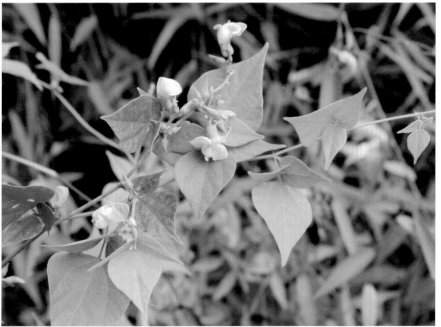

木紫珠

Callicarpa arborea Roxb.

【别　　名】马踏皮、白叶子树、白叶木树、豆豉树、紫株树

【基　　原】来源于马鞭草科紫珠属木紫珠 **Callicarpa arborea** Roxb. 的根、叶入药。

【形态特征】乔木。高约 8 m。枝开展，小枝四棱形，密被灰黄色粉状茸毛，毛长而树枝状。叶薄革质，较大，椭圆形或长圆形，长 15～35 cm，宽 7～15 cm，顶端渐尖，基部阔楔形，全缘，极稀具疏钝齿，幼叶表面被灰黄色鳞秕状星状毛，后变无毛或仅脉上被毛，叶背密被灰黄色星状茸毛，侧脉 8～10 对，中脉、侧脉和细脉在叶背隆起；叶柄粗壮，长 3.5～6 cm，直径约 3～5 mm，密被灰黄色星状茸毛，上面具槽。聚伞花序粗大，6～8 次分歧，直径 8～10 cm，被毛与小枝同；花序柄与叶柄等长或稍长，粗壮，四棱形；花小，紫色或浅紫色；花柄长约 1.5 mm；苞片细小，线形；花萼钟状，具不明显 4 齿，长约 1.5 mm，外面密被灰白色星状茸毛；花冠紫色，长约 3 mm，外面被微柔毛，边缘具小睫毛；花丝伸出花冠之外，长约 6 mm，花药长 1 mm，沿药隔生有黄色腺点，纵裂；子房圆球形，周围被白色微茸毛，顶端较少或近无毛，直径约 0.3 mm，花柱长约 8 mm。果直径约 2 mm，无毛，成熟时紫褐色；种子橙黄色。花期 5～7 月；果期 8～10 月。

【生　　境】生于海拔 150～1800 m 的山坡疏林向阳处，次生林内常见。

【分　　布】云南、广西。尼泊尔、印度、孟加拉国、缅甸、泰国、越南、柬埔寨、印度尼西亚也有分布。

【采集加工】全年可采，根、叶晒干。

【性味功能】味微苦、涩，性平。散瘀止血，消肿止痛。

【主治用法】叶：治鼻衄，消化道出血，妇女崩漏，外伤出血；根：治跌打肿痛，风湿骨痛。用量 15～30 g。

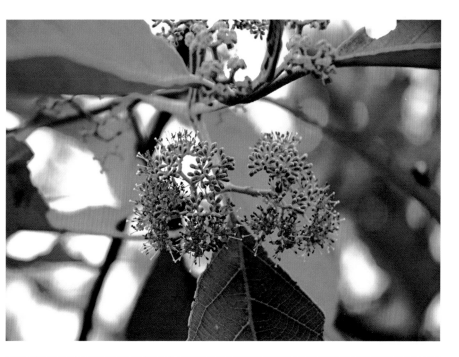

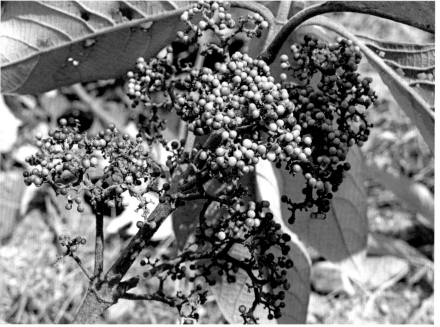

白花牛角瓜

Calotropis procera (Aiton) W. T. Aiton

【别　　名】牛角瓜

【基　　原】来源于萝藦科牛角瓜属白花牛角瓜 **Calotropis procera** (Aiton) W. T. Aiton 的叶入药。

【形态特征】直立大灌木或小乔木。通常高 4 m。枝条幼嫩时被灰白色茸毛，老渐无毛。叶倒卵状长圆形至阔椭圆形，长 7 ～ 20 cm，宽 3.5 ～ 13 cm，顶端钝，基部心形或耳形，嫩时两面被灰白色茸毛，老渐近无毛；侧脉每边 5 ～ 8 条；叶柄短或下延抱茎。伞形状聚伞花序顶生和腋生，着花多朵；花序梗和花梗被灰白色茸毛，老渐近无毛；花序梗长达 8 cm；萼片卵圆形，长 5 mm，宽 4 mm；花冠白色，花冠筒短，长 5 mm，花冠裂片卵圆形，长达 15 mm，宽达 10 mm；副花冠略比合蕊柱短，长约 7 mm，肉质，裂片基部有外卷的距；花药顶端有内弯的膜片；花粉块长圆状，下垂；心皮离生，每心皮有胚珠多颗，柱头盘状五角形。蓇葖果膨胀，肾状，长达 10 cm；种子顶端的种毛长达 3 cm。花期 3 ～ 9 月；果期秋、冬季。

【生　　境】生于热带地区。

【分　　布】云南有栽培。伊朗、印度、尼泊尔、越南、老挝、柬埔寨及夏威夷、热带非洲等地也有分布。

【采集加工】全年可采，叶晒干。

【性味功能】味淡、涩，性平。祛痰定喘。

【主治用法】治顿咳，咳嗽痰喘。用量 15 ～ 30 g。

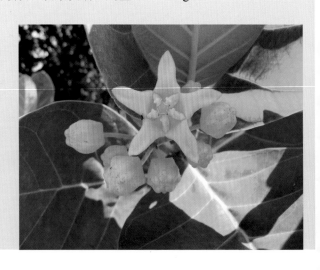

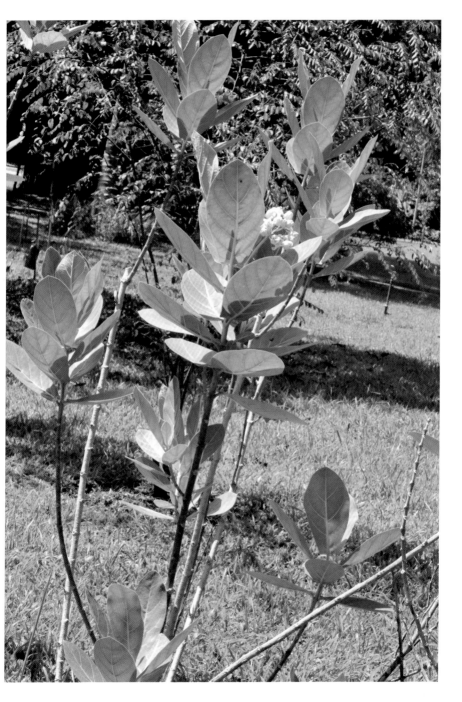

西南杭子梢

Campylotropis delavayi (Franch.) Schindl.

【别　　名】豆角柴

【基　　原】来源于蝶形花科杭子梢属西南杭子梢 **Campylotropis delavayi** (Franch.) Schindl. 的根入药。

【形态特征】灌木。高 1 ～ 3 m。全株除小叶上面及花冠外均密被灰白色绢毛；小枝有细棱，因密被毛而呈灰白色，老枝毛少，呈灰褐色或褐色。羽状复叶具 3 小叶；托叶披针状钻形，长 4 ～ 8 mm；叶柄长 1 ～ 4 cm；小叶宽倒卵形、宽椭圆形或倒心形，长 2.5 ～ 6 cm，宽 2 ～ 4 cm，顶端微凹至圆形，具小凸尖，基部圆形或稍渐狭或近宽楔形，上面无毛，下面因密生短绢毛而呈银白色或灰白色。总状花序通常单一腋生并顶生，长达 10 cm，总花梗长 1.5 ～ 3(4)cm，有时花序轴再分枝，常于顶部形成无叶的较大圆锥花序；苞片披针形，长 2.5(2) ～ 3 mm，宿存；花梗长 3 ～ 4.5(5)mm，密生开展的丝状柔毛；小苞片早落；花萼长 6.3 ～ 7.5 mm，密被灰白色绢毛，萼筒长 1.8 ～ 2 mm，裂片线状披针形，长 4.5 ～ 5.5 mm，上方裂片大部分合生，顶端分离部分长 0.8 ～ 2.2 mm；花冠深堇色或红紫色，长 10 ～ 11(12)mm，旗瓣宽卵状椭圆形，翼瓣略呈半椭圆形，均具细瓣柄，龙骨瓣略成直角或锐角内弯，瓣片上部比瓣片下部 (连瓣柄) 短约 2 mm；子房被毛。荚果压扁而两面凸，长 6 ～ 7 mm，宽 4 ～ 5 mm，顶端喙尖长 0.3 ～ 0.8 mm，基部果颈长不及 1 mm，表面被短绢毛。花期 10 ～ 11(12) 月；果期 11 ～ 12 月。

【生　　境】生于海拔 400 ～ 2200 m 的山坡、灌丛、向阳草地。

【分　　布】四川、云南。

【采集加工】秋季挖，根洗净，切片，晒干。

【性味功能】味辛、微苦，性凉。疏风清热。

【主治用法】治风寒感冒，发热。用量 10 ～ 30 g。

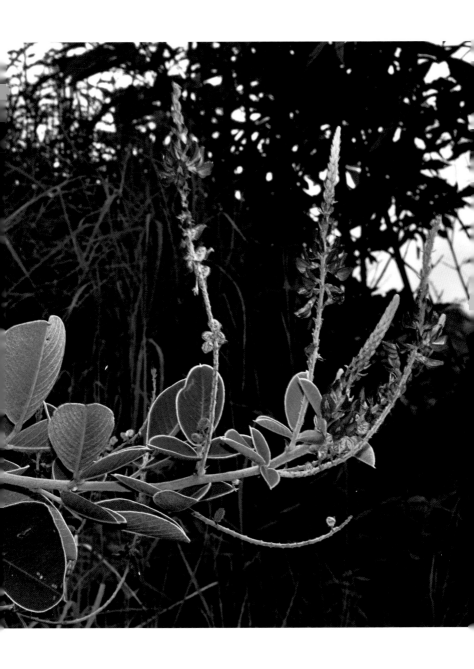

毛杭子梢

Campylotropis hirtella (Franch.) Schindl.

【别　　名】大红袍

【基　　原】来源于蝶形花科杭子梢属毛杭子梢 **Campylotropis hirtella** (Franch.) Schindl. 的根入药。

【形态特征】灌木。高 0.7～1 m，全株被黄褐色长硬毛与小硬毛，枝有细纵棱。羽状复叶具 3 小叶；托叶线状披针形，长 3～6 mm；叶柄极短（长 6 mm 以内）或近无柄；小叶近革质或纸质，三角状卵形或宽卵形，有时卵形或近宽椭圆形，长 2.5～8.5 cm，宽 1.8～4(6)cm，顶端钝、圆形或有时微凹，基部微心形至近圆形，两面稍密生小硬毛与长硬毛，沿脉上毛更密，叶面绿色，背面带苍白色，叶脉网状，下面特别隆起。总状花序每 1～2 腋生并顶生，长达 10 cm，总花梗长 1.5～6 cm，通常于顶部形成无叶的大圆锥花序；苞片披针形，长 1.3～2.2 mm，宿存；花梗长 2.5～5(6)mm，密生开展的小硬毛；小苞片早落；花萼长 4.5～6(7)mm，密生小硬毛与长硬毛，萼筒长 2～2.7 mm，裂片长 2.5～3.5(4)mm，上方裂片近 1/2 或 1/2 以上合生，顶端分离部分长 0.8～2.5 mm；花冠红紫色或紫红色，长 12～14(15)mm，龙骨瓣略呈直角内弯，瓣片上部比瓣片下部（连瓣柄）短 3～5 mm；子房有毛。荚果宽椭圆形，长 4.5～6 mm，宽 3～4 mm，果颈长近 1 mm，顶端的喙尖长 0.5～0.9 mm，表面具明显的暗色网脉并密被长硬毛与小硬毛。花期 6～10 月；果期 9～11 月。

【生　　境】生于海拔 900～4100 m 的灌丛、林缘、疏林内、林下、山溪边以及山坡、向阳草地。

【分　　布】四川、贵州、云南、西藏。印度也有分布。

【采集加工】秋季挖，根洗净，切片，晒干。

【性味功能】味微苦、涩，性温。调经活血，止痛，收敛。

【主治用法】治闭经，痛经，白带，胃痛。外用治黄水疮，烧、烫伤。用量 10～30 g。

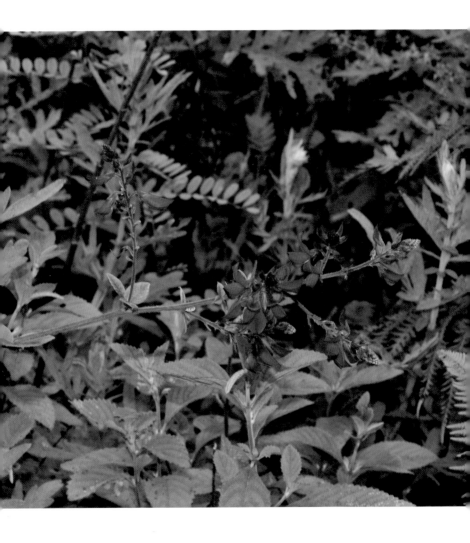

小雀花

Campylotropis polyantha (Franch.) Schindl.

【别　　名】多花胡枝子、多花杭子梢

【基　　原】来源于蝶形花科杭子梢属小雀花 **Campylotropis polyan-tha** (Franch.) Schindl. 的根入药。

【形态特征】灌木，多分枝，高 (0.5)1～3 m。嫩枝有棱，被较疏或较密的短柔毛，老枝暗褐色或黑褐色，无毛或被较疏短柔毛。羽状复叶具 3 小叶；托叶狭三角形至披针形，稍渐尖至长渐尖，长 2～4(6) mm；叶柄长 6～25(35) mm，通常被短柔毛或长柔毛；小叶椭圆形至长圆形、椭圆状倒卵形至长圆状倒卵形或楔状倒卵形，长 8～30（40）mm，宽 4～15(20) mm，先端微缺、圆形或钝，具小凸尖，基部圆形或有时向基部渐狭呈宽楔形或近楔形，上面绿色，通常无毛，稀有短柔毛，脉明显，下面淡绿色，贴生或近贴生长柔毛或短柔毛，毛较疏生至密生，有时近于绢毛。总状花序腋生并常顶生形成圆锥花序，有时花序下无叶或腋出花序的叶发育较晚以致开花时形成无叶的圆锥花序，通常总状花序连同总花梗长 2～13 cm，总花梗长 0.2～5 cm，有时总状花序短缩并密集，形如花序分枝或类似簇生；苞片广卵形渐尖至披针长渐尖，长 (1)1.5～3 mm，通常早落，有时一部分较晚脱落或少数宿存；花梗长 (3)4～7(9) mm，密生开展的短柔毛或有时毛贴生；小苞片早落；花萼钟形或狭钟形，长 3～4(5) mm，中裂或有时微深裂或微浅裂，密被近贴状的短柔毛，裂片近等长，上侧裂片大部分合生，先端分离部分长 0.3～0.7（1）mm；花冠粉红色、淡紫色或近白色，长 9～12 mm，龙骨瓣呈直角或钝角内弯，通常瓣片上部比瓣片下部（连瓣柄）短 (0.5)1～2 mm，少为短 2～3 mm；子房被毛。荚果椭圆形或斜卵形，向两端渐狭，顶端渐尖，稀为宽椭圆形或近圆形、顶端具骤尖的，长 (6)7～9(11) mm，宽 3～5 mm，顶端具 0.2～1 mm 长的喙尖，基部 1.3～2.3 mm 长的果颈，被白色至棕色长柔毛或短柔毛，边缘密生纤毛。花果期 3～11(12) 月。

【生　　境】多生于海拔 1000～3000 m 的向阳地的灌丛、沟边、林边、山坡草地上。

【分　　布】云南、甘肃、四川、贵州、西藏。

【采集加工】秋、冬季挖取根部，洗净，切片，晒干。

【性味功能】性平，味甘淡。祛瘀、止痛、清热、利湿。

【主治用法】治跌打损伤，感冒发热，痢疾等。

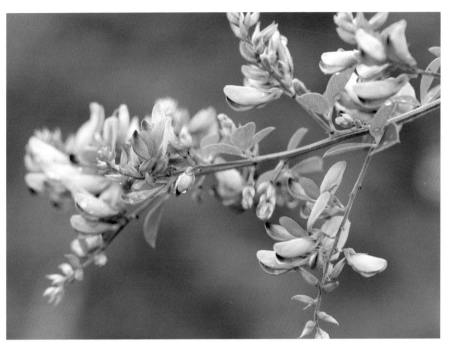

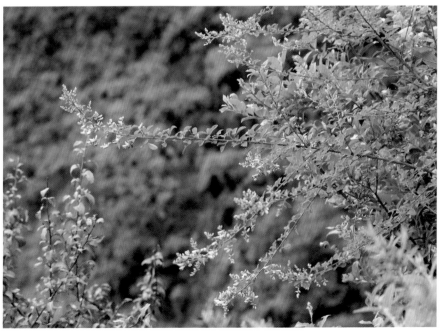

三棱枝杭子梢

Campylotropis trigonoclada (Franch.) Schindl.

【别　　名】黄花马尿藤、三股筋、三楞草

【基　　原】来源于蝶形花科杭子梢属三棱枝杭子梢 **Campylotropis trigonoclada** (Franch.) Schindl. 的全株、根入药。

【形态特征】半灌木或灌木。高 1～3 m。枝稍呈"之"字形屈曲，具三棱，并有狭翅，通常无毛。羽状复叶具 3 小叶；托叶斜披针形，长 1～2 cm，近膜质，宿存；叶柄长 1～6(7) cm，三棱形，通常具较宽的翅；小叶形状多变，椭圆形至长圆形至长圆状线形或线形，有时基部稍宽或顶部稍宽而呈卵状椭圆形至长圆形或倒卵状椭圆至长圆形等，长 4～11 cm，宽 0.6～4(5)cm，顶端钝、圆形或微凹，具小凸尖，基部圆形或宽楔形，上面无毛，下面无毛或有时贴生稀疏的短柔毛。总状花序每 1～2 腋生并顶生，长达 20 cm，总花梗长达 7 cm，常于顶部形成无叶而仅具托叶的大圆锥花序；苞片线状披针形或披针形，长 2.5～4(5) mm，宿存；花梗长 3～7(10) mm，近贴生或斜生微柔毛；小苞片早落；花萼钟形，长 3.5～5 mm，贴生长柔毛，中裂至稍深裂，下方萼裂片较狭长，呈披针状钻形，上方萼裂片大部分合生，顶端分离部分长约 0.5 mm；花冠黄色或淡黄色，长 9～11(12)mm，旗瓣略呈卵形而基部渐狭，具短瓣柄，龙骨瓣直角内弯，瓣片上部比瓣片下部(连瓣柄)短约 1～1.5 mm；子房有毛。荚果椭圆形，长 (5.5)6～8 mm，宽约 4 mm，果颈长约 1.5 mm，顶端喙尖长 0.5～1 mm，表面贴生微柔毛或短柔毛。花期 8～11 月；果期 10～12 月。

【生　　境】生于海拔 1000(500)～2800 m 的山坡灌丛、林缘、林内、草地或路边。

【分　　布】分布于四川、贵州、云南、广西。

【采集加工】秋季挖，根、全株洗净，切片或切段、晒干。

【性味功能】味微苦，性凉。清热解表。

【主治用法】全株：止咳；根：肠风下血，高热，赤痢，乳腺炎，跌打损伤。用量 10～30 g。

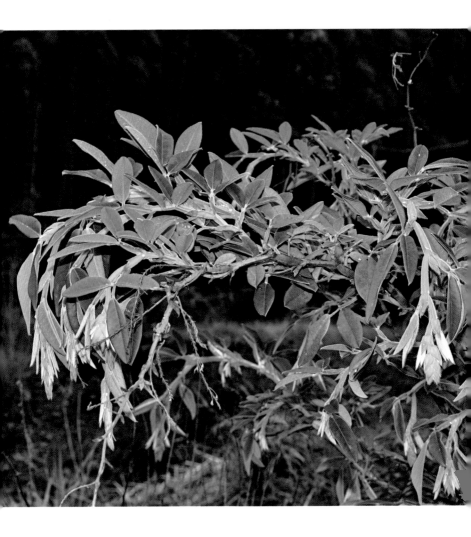

假虎刺

Carissa spinarum Linn.

【别　　名】刺郎果、老虎刺、绣花针、三棵针、刺檀香

【基　　原】来源于夹竹桃科假虎刺属假虎刺 **Carissa spinarum** Linn. 的根入药。

【形态特征】灌木。高约 3 m。有时可达 5 m。有长而尖锐的刺，刺单条或顶端分叉；枝条被柔毛。叶革质，卵圆形至椭圆形，长 2 ～ 5.5 cm，宽 1.2 ～ 2.5 cm，顶端短渐尖或急尖，基部楔形或圆形；叶背中脉凸起，侧脉扁平；叶柄长 2 ～ 3 mm。花 3 ～ 7 朵组成聚伞花序；花小，白色，长 1.5 cm；萼片披针形，长 2.5 mm，宽 1 mm，内面无腺体，外面被柔毛；花冠高脚碟状，冠片向右覆盖，长 7 mm，宽 1.5 mm，无缘毛，冠筒长 1 cm，内面被柔毛；雄蕊着生于冠筒的上部；柱头长圆形，顶端 2 裂，被毛。浆果圆球状或椭圆状，长 5 ～ 8 mm，直径 4 ～ 6 mm，成熟时紫黑色，内有 2 个盾形而具有皱纹的种子；种子长约 5 mm。花期 3 ～ 5 月；果期 10 ～ 12 月。

【生　　境】生于山地灌木丛中。

【分　　布】云南、贵州、四川。印度、斯里兰卡、缅甸也有分布。

【采集加工】全年可采，根洗净，切片，晒干。

【性味功能】味苦、辛，性凉。消炎，解热，止痛。

【主治用法】治黄疸型肝炎，胃痛，风湿关节炎，疮，疖，淋巴腺炎，急性结膜炎，牙周炎，咽喉炎。用量 30 ～ 100 g。

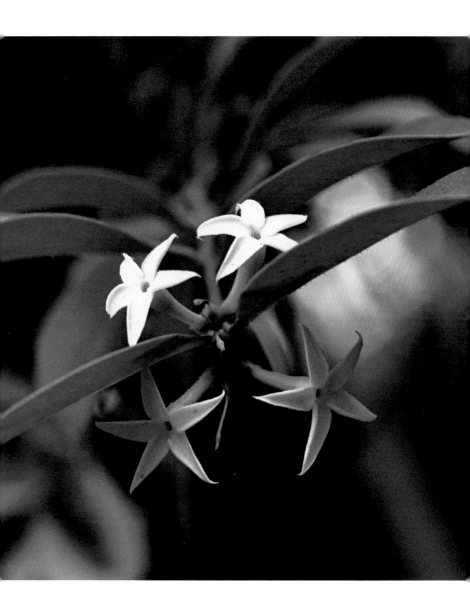

鱼子兰

Chloranthus elatior Link.

【别　　名】野珠兰、靛叶黑节草、石风节、鸡爪兰、草株兰

【基　　原】来源于金粟兰科金粟兰属鱼子兰 **Chloranthus elatior** Link. 的全株入药。

【形态特征】亚灌木。高达 2 m。茎圆柱形，无毛。叶对生，无毛，坚纸质，椭圆形，倒披针形、倒卵形或倒卵状披针形，长 11～22 cm，宽 4～8 cm，顶端渐尖，基部楔形；边缘具腺齿，两面无毛；侧脉 5～9 对；叶脉两面明显；叶柄长 5～10 mm。穗状花序顶生，两歧或总状分枝，复排列成圆锥式花序，具长总花梗；苞片三角形或宽卵形；花小，白色；雄蕊 3 枚，药隔合生成一卵状体，上部 3 浅裂，中央裂片较大，具 1 个 2 室的花药，两侧裂片较小，各具 1 个 1 室的花药，药隔不伸长，药室在药隔的中部或中部以上；子房卵形。果倒卵形，长约 5 mm，幼时绿色，成熟时白色。花期 4～6 月，果期 7～9 月。

【生　　境】生于海拔 350～2400 m 的疏林或密林下、山坡或溪边。

【分　　布】云南、四川、广西等地。喜马拉雅山脉南坡，东到我国西部和中南半岛，南到马来西亚，印度尼西亚也有分布。

【采集加工】全年可采，全株切段，晒干。

【性味功能】味辛、甘、微涩，性温。祛风湿，接筋骨。

【主治用法】治风湿关节痛，跌打损伤，刀伤出血。外用治疗疮。用量 50～100 g。

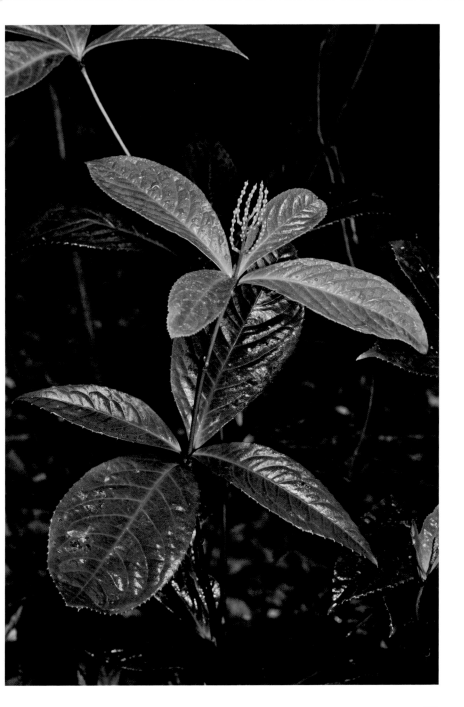

全缘金粟兰 Chloranthus holostegius (Hand.-Mazz.) C. Pei & San

【别　　名】四块瓦、四叶金、黑细辛

【基　　原】来源于金粟兰科金粟兰属全缘金粟兰 **Chloranthus holostegius** (Hand.-Mazz.) C. Pei & San 的全草入药。

【形态特征】直立草本，无毛，高约 50 cm。叶片 4，两两交互对生，或假轮生，纸质，宽卵圆形，长 7 ～ 15 cm，宽 3 ～ 9 cm，顶端渐尖，基部楔形，边缘具圆锯齿，齿端具小腺尖，叶脉明显。穗状花序顶生，1 ～ 5 聚生，序柄长 2.5 ～ 3 cm，具节或不具节；苞片近全缘，宽卵圆形，无花被；雄蕊 3 枚，药隔合生，3 深裂，裂片线状或丝状，长达 1 cm，中间裂片基部花药 2 室，两侧裂片基部花药各为 1 室，全部发育。子房倒卵形。花期夏季。

【生　　境】生于海拔 700 ～ 2100 m 的林荫下。

【分　　布】云南、广西、贵州。

【采集加工】全年可采收全草，晒干。

【性味功能】味苦、辛，性温。有毒。活血散瘀，舒筋活络，止痛。

【主治用法】治跌打损伤，骨折，风湿关节痛。用量 15 ～ 30 g。

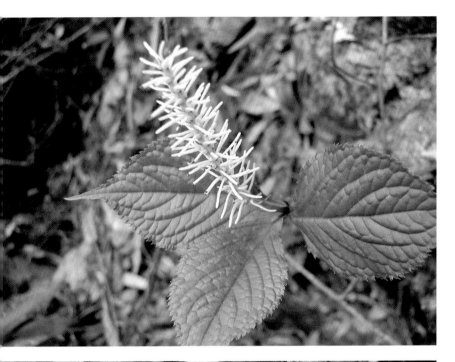

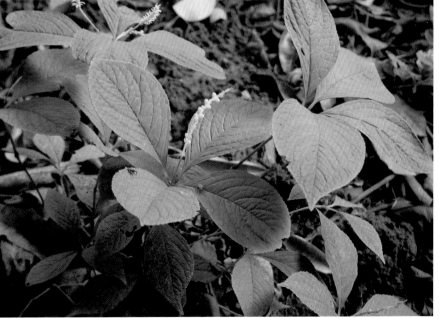

长萼鹿角藤

Chonemorpha megacalyx Pierre.

【别　　名】藤仲、土杜仲、大杜仲、金丝杜仲、银丝杜仲

【基　　原】来源于夹竹桃科鹿角藤属长萼鹿角藤 **Chonemorpha megacalyx** Pierre. 的茎藤入药。

【形态特征】粗壮木质藤本。长 15～20 m。全株均被棕黄色茸毛。叶倒卵形至卵状椭圆形，长 17～29 cm，宽 11～22 cm，仅叶面近无毛；侧脉每边 8～12 条。花红色，多朵组成顶生聚伞花序；总花梗被长硬毛，无小苞片；萼筒长 2～2.2 cm，被茸毛，顶端裂片短；冠片张开直径 4 cm；花柱无毛。蓇葖果双生，叉开，圆柱状，长 16～34 cm，直径 2 cm；种子扁平，顶端有丝状长种毛。花期春、夏季；果期秋、冬季。

【生　　境】生于海拔 900～1500 m 的山地林边、山坡、沟谷向阳处。

【分　　布】云南。老挝也有分布。

【采集加工】夏、秋季采收，茎藤洗净，切段，晒干或鲜用。

【性味功能】味辛，性温。祛风通络，活血止痛。

【主治用法】治风寒湿痹，腰膝冷痛，跌打损伤，外伤出血。用量 9～15 g，或浸酒。外用适量鲜品研末撒患处，或捣烂敷患处。

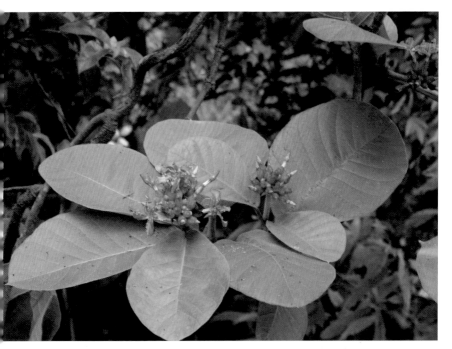

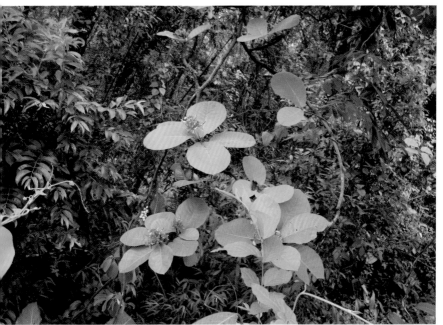

正鸡纳树

Cinchona officinalis Linn.

【别　　名】褐皮金鸡纳，棕金鸡纳树

【基　　原】来源于茜草科金鸡纳属正鸡纳树 **Cinchona officinalis** Linn. 的树皮、枝、叶入药。

【形态特征】灌木或小乔木。树干较细，通常高 2～3 m，可达 7 m。树皮粗糙，灰褐色。叶纸质或薄革质，披针形、倒卵状披针形或椭圆形，长 4.5～24 cm，宽 2～11 cm，顶端钝、急尖或渐尖，基部楔形，两面无毛或有时在背面被微柔毛，侧脉 6～10 对，在叶背面的侧脉腋内常有生毛的小孔；叶柄长 0.5～2.5 cm，无毛或被短柔毛。花序腋生和顶生，长达 20 cm，宽达 18 cm，被淡黄色柔毛；花稍香，花梗长 1～2 mm；花萼长约 2.5 mm，檐部稍扩大，萼裂片三角形，长 0.5 mm；花冠红色，长 1～1.2 cm，冠管圆柱形，稍具 5 棱，花冠裂片卵状披针形，长 3.5～4.5 mm，内面边缘具淡黄色长柔毛。果近圆筒形或卵形，长 1～2 cm，直径 3～6 mm，有短柔毛，顶冠宿存萼檐；种子椭圆形，长 4～6 mm，周围具翅。花、果期 7 月至翌年 1 月。

【生　　境】栽培于海拔 200～1000 m 处的矮山坡、丘陵、平地。

【分　　布】云南、海南有种植。原产于厄瓜多尔、秘鲁、玻利维亚、哥伦比亚等地。越南、印度、斯里兰卡、菲律宾、印度尼西亚等地有引种。

【采集加工】全年可采，树皮、枝、叶晒干。

【性味功能】味苦，性寒。抗疟，退热。

【主治用法】树皮：治疟疾。茎皮，根皮：可做健胃剂和强壮药。枝，叶：煎水服可退烧。用量 3～6 g，或研末。

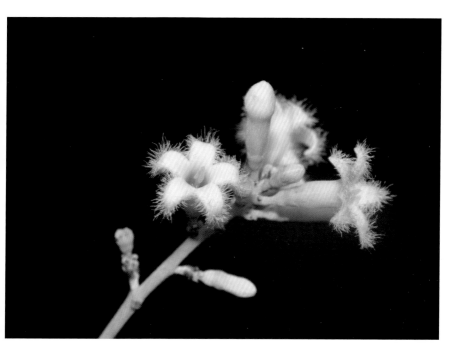

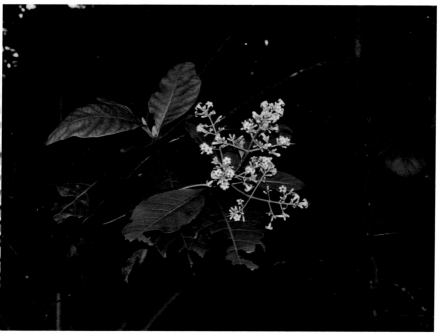

青紫葛

Cissus javana DC.

【别　名】花斑叶、紫茎藤、抽筋藤、花脸藤

【基　原】来源于葡萄科白粉藤属青紫葛 **Cissus javana** DC. 的全草入药。

【形态特征】草质藤本。小枝近4棱形，有纵棱纹，无毛或微被疏柔毛。卷须2叉分枝，相隔2节间断与叶对生。叶戟形或卵状戟形，长6～15 cm，宽4～10 cm，顶端渐尖，基部心形，边缘每侧有15～34个尖锐锯齿，上面深绿色，下面浅绿色，两面均无毛，干时两面显著不同色；基出脉5，中脉有侧脉4～6对，网脉下面明显；叶柄长2～4.5 cm，无毛或被疏柔毛；托叶草质，卵圆形或卵椭圆形，长3～5 mm，宽约3 mm，无毛或被疏柔毛。花序顶生或与叶对生，二级分枝4～5集生成伞形；花序梗长0.6～4 cm，被稀疏短柔毛；花梗长2～15 mm，几无毛；花蕾椭圆形，高2.5～3 mm，顶端圆形；萼碟形，边缘全缘或波状浅裂，无毛；花瓣4，椭圆形，高约2.5 mm，无毛；雄蕊4，花药卵椭圆形，长略甚于宽；花盘明显，4裂；子房下部与花盘合生，花柱钻形，柱头略微扩大。果实倒卵椭圆形，长约0.6 cm，宽约0.5 cm，有种子1颗；种子倒卵长椭圆形，顶端圆形，基部有短喙，尖锐，表面有显著钝棱，种脐在种子背面基部与种脊无异，种脊凸出，腹部中棱脊在种子中部以上凸出，两侧洼穴显著。花期6～10月；果期11～12月。

【生　境】生于海拔600～2000 m的山坡热带至南亚热带林中、草丛或灌丛中。

【分　布】云南、四川。尼泊尔、印度、缅甸、越南、泰国、马来西亚也有分布。

【采集加工】夏、秋季采集，全草晒干。

【性味功能】味辛，性温。疏风解毒，消肿散瘀，续筋接骨。

【主治用法】治荨麻疹、湿疹，过敏性皮炎，煎水内服并外洗。治骨折筋伤，跌打扭伤，风湿麻木，用鲜品捣烂包敷患部或泡酒服。

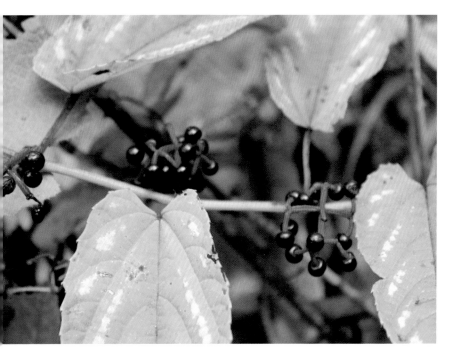

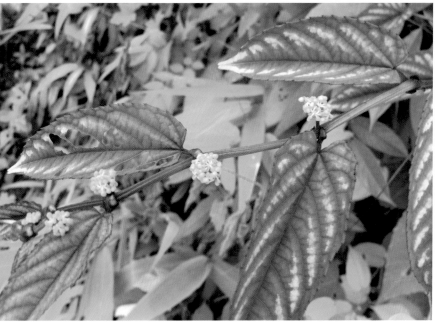

盾叶铁线莲

Clematis loureiroana DC. var. **peltata** W. T. Wang

【基　　原】来源于毛茛科铁线莲属盾叶铁线莲 Clematis loureiroana DC. var. **peltata** W. T. Wang 的全株入药。

【形态特征】木质藤本。茎粗壮，圆柱形，上面光滑，无毛，有明显的纵纹。叶为单叶，厚革质，宽卵圆形或心形，长 10～16 cm，宽 6.5～13 cm，顶端钝圆或钝尖，基部常盾状心形，两面无毛，全缘，稀有浅波状小齿，基出脉约有 5～7 条，上面微凸，下面显著隆起，侧脉不明显；叶柄粗壮，长 3.5～6 cm，上部圆柱形，基部扁平，常卷曲。圆锥花序，腋生，连花序梗长约 15～26 cm，花较稀疏；花序梗长 5～7 cm，花序轴上每花相间 4～5 cm；花梗长 4～5 cm，密生锈色茸毛；苞片或小苞片狭倒卵形或线形；花大，直径 3 cm；萼片 4～5，蓝紫色，长圆形或狭倒卵形，长约 1.6 cm，宽 5～7 mm，花后反卷，内面无毛，外面密生锈色茸毛；雄蕊外轮与萼片近等长，内轮较短，花丝线形，无毛，药隔延长。瘦果狭卵形，长约 6 mm，有黄色短柔毛，宿存花柱长 5～8 cm，丝状，有开展的长柔毛。花期 11 月至 12 月，果期 12 月至 1 月。

【生　　境】生于海拔 900～1600 m 间的山谷、江边及混交林中。

【分　　布】云南、广西。

【采集加工】全年可采收全株，切片，晒干。

【主治用法】治风湿关节痛，四肢麻木，筋骨痛，胃痛，腹痛。

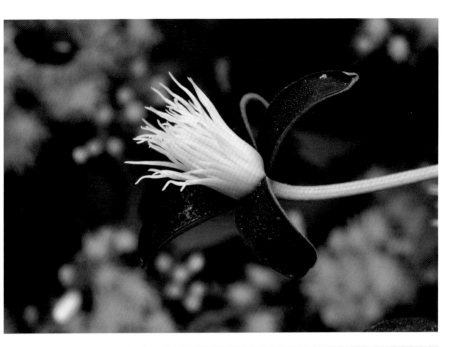

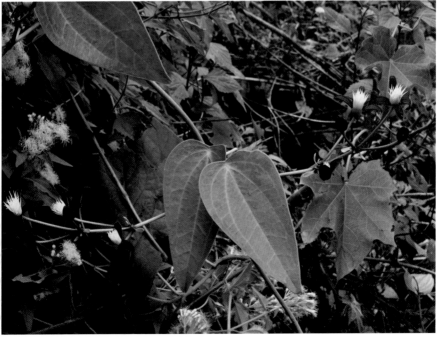

五叶铁线莲

Clematis quinquefoliolata Hutch.

【别　　名】柳叶见血飞

【基　　原】来源于毛茛科铁线莲属五叶铁线莲 **Clematis quinquefoliolata Hutch.** 的根入药。

【形态特征】木质藤本。枝有纵棱，有短柔毛，后变无毛。叶为具 5 小叶的一回羽状复叶；小叶薄革质，线状披针形，长 6～8.5 cm，宽 1～1.5 cm，顶端渐狭，基部宽楔形，边缘全缘，两面无毛或背面有稀疏柔毛；叶柄长 5～6.5 cm。聚伞花序腋生，有 3～9 花；花序梗长 3.5～5 cm；苞片三角形，长约 4 mm；花梗长 2～2.5 cm；萼片 4，白色，开展，近长圆形，长 1～2 cm，外面被短柔毛，边缘被短茸毛，内面无毛。瘦果狭椭圆形，长约 4.5 mm，被柔毛，宿存羽毛状花柱长约 3 cm。花期 6～8 月；果期 10 月。

【生　　境】生于海拔 1980 m 的路边疏林中。

【分　　布】云南、四川、贵州、湖南、湖北。

【采集加工】全年可采，根切片，晒干。

【性味功能】味辛，性温。祛风除湿，温中理气，散瘀止痛。

【主治用法】治腹痛吐泻，虚寒胃痛，月经不调，痛经，干血痨，风湿麻木，关节疼痛，跌打损伤，偏头痛，神经痛等。用量 30～50 g。孕妇忌服。

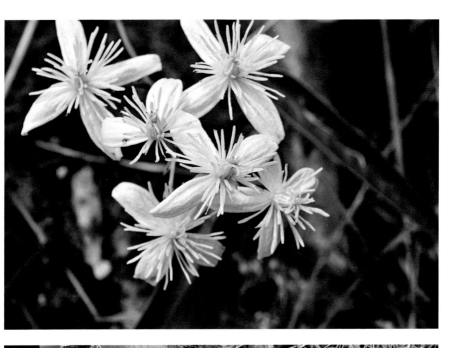

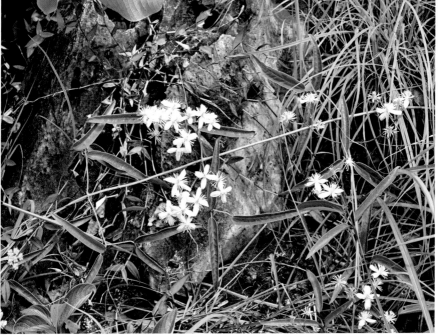

长叶大青

Clerodendrum longilimbum Pei.

【别　　名】长叶臭茉莉

【基　　原】来源于马鞭草科大青属长叶大青 **Clerodendrum lon-gili-mbum** Pei. 的根入药。

【形态特征】灌木。高 1～3 m。小枝略四棱形，无毛，髓疏松。叶片膜质，长椭圆形或椭圆形，长 7～20 cm，宽 4～8 cm，顶端渐尖，基部宽楔形或圆形，全缘或微波状，两面近无毛或仅表面散生少数细伏毛；侧脉 7～8 对，羽状或近离基三出，侧脉及细脉在背面均显著；叶柄长 2～6 cm。聚伞花序排列成狭长圆锥状，顶生，下垂，花序梗纤细；苞片线形或披针形，近花序基部的呈叶状，果时脱落；花萼钟状，长 7～9 mm，无毛或疏生细毛，5 深裂，裂片长圆形或椭圆形，长 4～6 mm；花冠淡黄绿色或白色，外被细毛和腺点（有时不明显），花冠管长 1.5～1.8 cm，花冠裂片匙形，长约 8 mm；雄蕊与花柱同伸出花冠外。核果球形，绿色，成熟后宿萼增大，红色，向外反折。花、果期 8～12 月。

【生　　境】生于海拔 400～2400 m 的山坡沟谷或密林下。

【分　　布】云南、广西。越南也有分布。

【采集加工】全年可挖，根洗净，切片，晒干。

【性味功能】味苦，性凉。祛风湿。

【主治用法】治风湿病。用量 15～30 g。

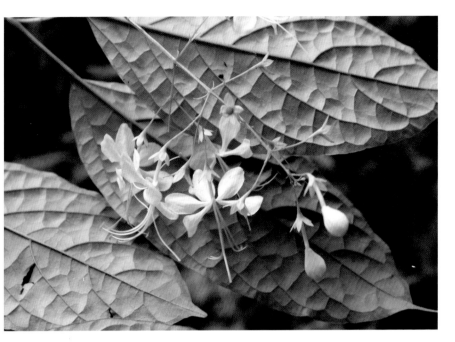

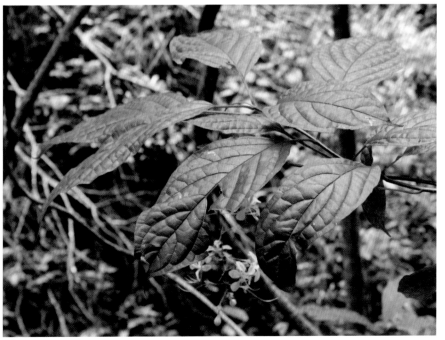

臭茉莉

Clerodendrum philippinum Schauer. var. **simplex** Wu et R. C. Fang

【别　　名】宾蒿(傣语)、白花臭牡丹、臭牡丹

【基　　原】来源于马鞭草科大青属臭茉莉 Clerodendrum philippinum Schauer. var. **simplex** Wu et R. C. Fang 的全草入药。

【形态特征】亚灌木。聚伞花序密集，花较多；苞片较多，长 1.8 ～ 2.5 cm。花萼较大，长 1.5 ～ 2.5 cm，萼齿长 1 ～ 1.6 cm；花冠管长 2.5 ～ 3 cm，伸出花萼外，花冠裂片单瓣；雄蕊及花柱凸出于花冠外，花柱较雄蕊长。核果近于球形或扁球形，直径约 8 mm，包藏于增大的宿存花萼内。花期 3 ～ 11 月；果期 8 ～ 12 月。

【生　　境】生于海拔 130 ～ 2000 m 的山坡疏林、山谷灌丛或村旁路边较湿润处。

【分　　布】云南、广西、广东、贵州。

【采集加工】全年可采，全草洗净，切片，晒干或鲜用。

【性味功能】味苦，性凉；气臭。祛风活血，强筋壮骨，消肿降压。

【主治用法】治风湿，脚气水肿，四肢酸软，高血压，白带，痈毒，痔疮，乳腺炎，麻疹。用量 15 ～ 30 g。外用适量鲜品捣敷；或煎水洗。

【附　　方】1. 治风湿性关节炎，腰腿痛，瘫痪，脚气水肿：臭茉莉干根 10 ～ 20 g，煎水。

2. 治风湿骨瘤，脚气水肿，白带，高血压，支气管炎：臭茉莉根、叶 50 ～ 100 g，水煎服。

3. 治脚气，脚痛：臭茉莉根炖鸡食。服二、三次。

4. 治痔疮，脱肛：臭茉莉干根适量。煎水坐浴。

5. 治皮肤瘙痒，疥疮疤疹：臭茉莉鲜叶适量，煎水洗患处。

6. 治慢性骨髓炎：臭茉莉根 100 g，艾头 50 g。煎汤炖瘦肉服，每日一剂。另用大蓟根二份，生姜一份，捣烂外敷局部，早晚各一次。症状缓解后用小号紫珠根 100 g，金银花头 50 g。煎汤炖瘦肉服，连服二至三剂以巩固疗效。

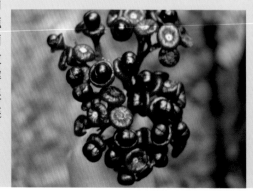

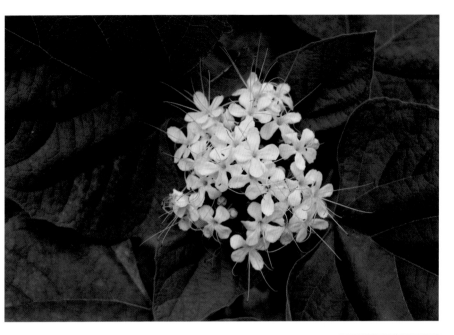

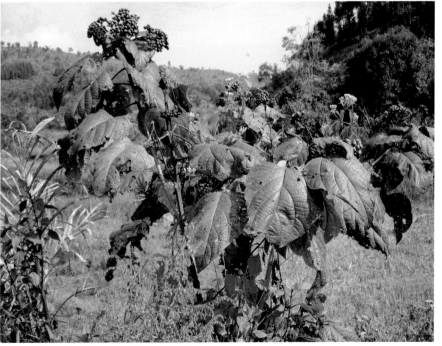

三对节

Clerodendrum serratum (Linn.) Moon

【别　　名】三台红花、对节生、大叶土常山、三多

【基　　原】来源于马鞭草科大青属三对节 **Clerodendrum serratum** (Linn.) Moon 的全株、根、叶入药。

【形态特征】灌木。高 1～4 m。小枝四棱形或略呈四棱形，幼枝密被土黄色短柔毛，尤以节上更密，老枝暗褐色或灰黄色，毛渐脱落，具皮孔；髓致密，干后不中空。叶片厚纸质，对生或三叶轮生，倒卵状长圆形或长椭圆形，长 6～30 cm，宽 2.5～11 cm，顶端渐尖或锐尖，基部楔形或下延成狭楔形，边缘具锯齿，两面疏生短柔毛，背面脉上被毛较多，侧脉 10～11 对，背面明显隆起；叶柄长 0.5～1 cm 或近无柄。聚伞花序组成直立、开展的圆锥花序，顶生，长 10～30 cm，宽 9～12 cm，密被黄褐色柔毛；苞片叶状宿存，花序主轴上的苞片 2～3 轮生，卵圆形、宽卵形或卵形，无柄，长 1.5～4.5 cm，宽 0.5～1.8 cm；小苞片较小，卵形或披针形；花萼钟状，被短柔毛，长约 5 mm，顶端平截或有 5 钝齿；花冠淡紫色、蓝色或白色，近于二唇形，花冠管较粗，长约 7 mm，5 裂片大小不一，裂片倒卵形至长圆形，长 0.6～1.2 cm；雄蕊 4，长约 2.4 cm，基部棍棒状，被毛；子房无毛，花柱 2 浅裂，与花丝均伸出花冠外。核果近球形，绿色，后变黑色，分裂为 1～4 个卵形分核，直径 0.4～1 cm，宿存萼略增大。花、果期 6～12 月。

【生　　境】生于海拔 210～1800 m 的山坡疏林或谷地沟边灌丛中。

【分　　布】广西、贵州、云南、西藏。东非及其沿海诸岛屿，向东至马来半岛以及南太平洋诸岛也有分布。

【采集加工】全年可采，全株、根、叶洗净切碎，鲜用或晒干。

【性味功能】味苦、辛，性凉；有小毒。清热解毒，截疟，接骨，祛风除湿，避孕。

【主治用法】治扁桃体炎，咽喉炎，风湿骨痛，疟疾，肝炎，胃痛，重感冒；外用治痈疖肿毒，骨折，跌打损伤。用量 30～50 g；外用适量鲜品捣烂敷患处。

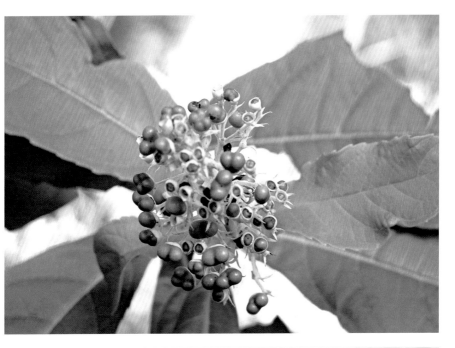

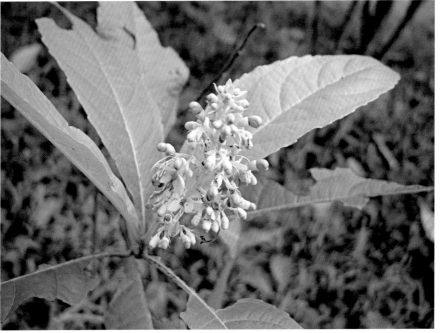

三叶蝶豆

Clitoria mariana Linn.

【别　　名】三叶蝴蝶花豆、顺气豆、大山豆

【基　　原】来源于蝶形花科蝶豆属三叶蝶豆 **Clitoria mariana** Linn. 的根、叶、花入药。

【形态特征】攀缘、缠绕状亚灌木。疏被脱落性淡黄色长硬毛。托叶卵状披针形，长 5～10 mm，有纵线纹；叶柄很长，长可达 11.5 cm；羽状复叶具 3 小叶，小叶片薄纸质，椭圆形至卵状椭圆形，长 4～11 cm，宽 1.5～2.3(5) cm，顶端钝或钝急尖，稀为短渐尖，具小凸尖，基部圆形，上面绿色，无毛，下面粉绿色，被疏毛或无毛，侧脉每边 7～11 条，在下面明显凸起；小托叶线状披针形，长 3～7 mm，具线纹，其中侧生小叶的小托叶常较顶生小叶的稍大；小叶柄短。花大，蓝色，通常单生叶腋，稀为短总状，花梗基部常具 4～5 个苞片；苞片卵形至卵状披针形，长约 2～4 mm，有线纹；小苞片着生于花萼的基部，形状与苞片相仿，但较大，长 5～8 mm，外面微被毛，边缘具长硬毛；花萼大，筒状，膜质，有纵条纹，通常无毛，裂片 5，披针形至卵状披针形，约为管长的 1/3 至 2/3，顶端长渐尖；花冠浅蓝色或紫红色，长可达 5 cm，旗瓣宽椭圆状或近倒卵状，基部渐狭成柄，翼瓣与龙骨瓣相似而近等长，远较旗瓣短，具细长的瓣柄；雄蕊二体；子房及花柱有长柔毛。荚果长圆形，长 2.5～4.5 cm，宽约 8 mm，顶端具喙，幼时有疏柔毛，后变无毛；种子 2～4 颗，近圆柱形，黑褐色。花期 5～7 月；果期 6～8 月。

【生　　境】生于海拔 1200～2200 m 的山坡灌丛。

【分　　布】云南、广西。缅甸、老挝、越南、印度、北美洲也有分布。

【采集加工】秋季挖根，洗净，切片、晒干；全年可采叶，晒干；夏、秋两季花开时采收花，晒干。

【性味功能】味甘，性温。补肾，止血，舒筋，活络。

【主治用法】治感冒，肾虚头晕，带下病，水肿，肠出血，风湿关节痛。用量 20～30 g。

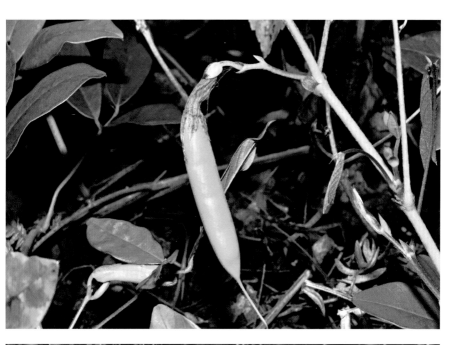

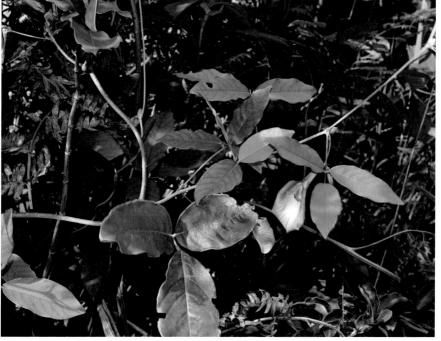

鸡蛋参

Codonopsis convolvulacea Kurz.

【别　　名】牛尾参、补血草

【基　　原】来源于桔梗科党参属鸡蛋参 **Codonopsis convolvulacea** Kurz. 的干燥地下块茎。

【形态特征】多年生草本。茎基极短而有少数瘤状茎痕。根块状，近于卵球状或卵状，长 2.5～5 cm，直径 1～1.5 cm，表面灰黄色，上端具短细环纹，下部则疏生横长皮孔。茎缠绕或近于直立，不分枝或有少数分枝，长可达 1 m，无毛或被毛。叶互生或有时对生，均匀分布于茎上或密集地聚生于茎的中下部，被毛或无毛；完全无叶柄至有长达 5.5 cm 的长叶柄；叶片几乎条形至宽大而呈卵圆形，叶基楔形、圆钝或心形，顶端钝、急尖或渐尖，全缘或具波状钝齿，质地厚而纸质或薄而成薄纸质或膜质，长 2～10 cm，宽 0.2～10 cm。花单生于主茎及侧枝顶端；花梗长 2～12 cm，无毛；花萼贴生至子房顶端，裂片上位着生，筒部倒长圆锥状，长 3～7 mm，直径 4～10 mm，裂片狭三角状披针形，顶端渐尖或急尖，全缘，长 0.4～1.1 cm，宽 1～5 mm，无毛；花冠辐状而近于 5 全裂，裂片椭圆形，长 1～3.5 cm，宽 0.6～1.2 cm，淡蓝色或蓝紫色，顶端急尖；花丝基部宽大，内密被长柔毛，上部纤细，长仅 1～2 mm，花药长 4～5 mm。蒴果上位部分短圆锥状，裂瓣长约 4 mm，蒴果下位部分倒圆锥状，长约 1～1.6 cm，直径 8 mm，有 10 条脉棱，无毛；种子极多，长圆状，无翼，长 1.5 mm，棕黄色，有光泽。花、果期 7～10 月。

【生　　境】生于海拔 1000～3000 m 的草坡或灌丛中，缠绕于高草或灌木上。

【分　　布】云南、四川。缅甸也有分布。

【采集加工】秋季挖取，块茎洗净泥土，晒干。

【性味功能】味甘、微苦、涩，性微凉。补养气血，健脾，生津清热。

【主治用法】治感冒，咳嗽，扁桃体炎，胸痛，食欲不振，营养不良。用量 50～100 g，或炖肉服。

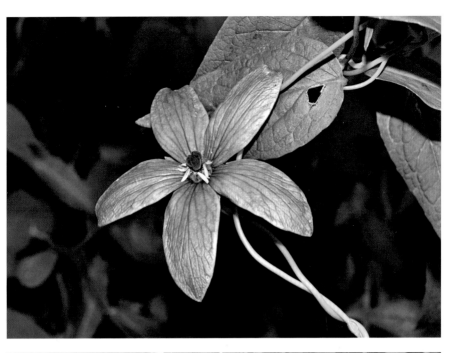

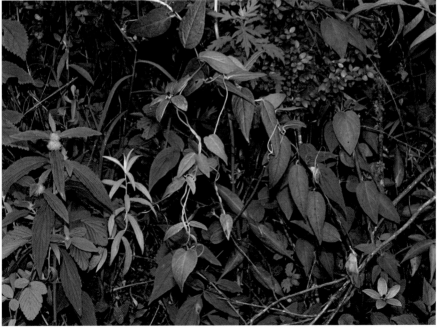

金叶子

Craibiodendron stellatum (Pierre) W. W. Sm.

【别　　名】假木荷、半天昏、芝柳叶、滑叶子、云南假木荷

【基　　原】来源于杜鹃花科金叶子属金叶子 **Craibiodendron stellatum (Pierre) W. W. Sm.** 的根入药。

【形态特征】常绿小乔木。高 3 ～ 8 m。小枝无毛。叶片厚革质，椭圆形，长 6 ～ 10(13)cm，宽 3.5 ～ 4.5(6)cm，顶端钝圆或稍微缺，基部钝楔形或近圆形，全缘，稍反卷，两面无毛，背面疏被黑色微小腺点，中脉在上面下陷，在背面隆起，侧脉 14 ～ 18 对，平行，在上面明显，在背面隆起；叶柄粗短，长约 5 mm。顶生圆锥状花序，轴长 15(20)cm，被灰色微毛；花白色，有香气，长 4 ～ 5 mm；花萼 5 深裂，裂片基部略合生，宽卵形，有毛；花冠钟形，长 3 ～ 4 mm，有毛，5 浅裂，裂片直立；雄蕊 10，长与花冠近相等，花丝有疏毛，中部内弯，花药不具附属物；子房具毛。蒴果扁球形，宽达 12 mm，室背开裂，果爿呈放射状展开。花期 7 ～ 10 月；果期 10 月至翌年 4 月。

【生　　境】生于海拔 420 ～ 2000 m 的山坡阳处。

【分　　布】云南、广东、广西、贵州。越南、柬埔寨、泰国、缅甸也有分布。

【采集加工】秋、冬季采收，根切片，晒干。

【性味功能】味涩、微辛，性温；剧毒。发表温经，活络止痛。

【主治用法】治跌打损伤，风湿麻木，外感风寒。用量研末 0.15 ～ 0.3 g，或煎汤。

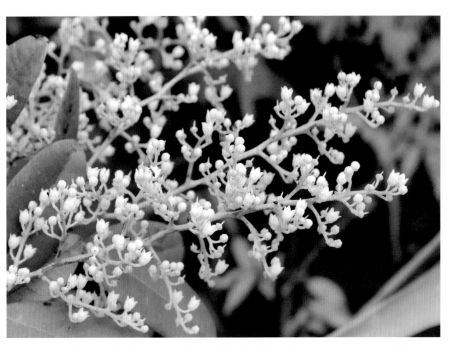

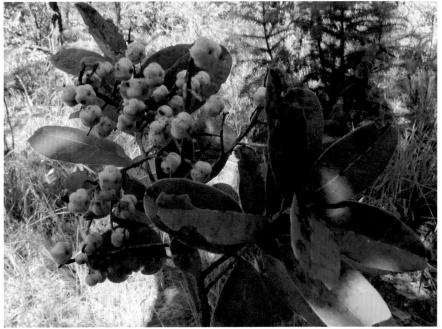

巴豆藤

Craspedolobium schochii Harms.

【别　　名】铁藤、铁血藤、黑藤、三叶藤、血藤

【基　　原】来源于蝶形花科巴豆藤属巴豆藤 Craspedolobium schochii Harms. 的根入药。

【形态特征】攀缘灌木。长约 3 m。茎具髓，初时被黄色平伏细毛，老枝渐秃净，暗褐色，具纵棱，密生褐色皮孔。羽状三出复叶，长 12～18 cm；叶柄长 4～7 cm，叶轴上面具狭沟；托叶三角形，脱落；小叶倒阔卵形至宽椭圆形，长 5～9 cm，宽 3～6 cm，顶端钝圆或短尖，基部阔楔形至钝圆，顶生小叶较大或近等大，具长小叶柄，侧生小叶两侧不等大，歪斜，上面平坦，散生平伏细毛或秃净，下面被平伏细毛，脉上甚密，中脉直伸达叶尖成小刺尖，侧脉 5～7 对，达叶缘向上弧曲，细脉网状；小叶柄粗短，长约 4 mm，被细毛。总状花序着生枝端叶腋，长 15～25 cm，常多枝聚集生成大型的复合花序，节上簇生 3～5 朵花；苞片三角状卵形，长 1.5 mm，脱落，小苞片三角形，微小，宿存；花长约 1 cm；花梗短，长 2～3 mm；花萼钟状，长约 5 mm，宽约 3 mm，与花梗、苞片均被黄色细绢毛，萼齿卵状三角形，短于萼筒；花冠红色，花瓣近等长。荚果线形，长 6～9 cm，宽 1.2 cm，密被褐色细绢毛，顶端狭尖，具短尖喙，基部钝圆，果颈比萼筒短，腹缝具狭翅，有种子 3～5 枚；种子圆肾形，扁平。花期 6～9 月；果期 9～10 月。

【生　　境】生于海拔 2000 m 以下土壤湿润的常绿阔叶林、疏林下或灌丛中。

【分　　布】云南、贵州、四川、广西。缅甸、泰国、越南也有分布。

【采集加工】秋季挖，根洗净，切片，晒干。

【性味功能】味苦、涩，性微温。行血调经，祛风除湿。

【主治用法】治内出血，月经不调，贫血，跌打损伤，腰腿痛，风湿关节痛，红崩白带。用量 30～50 g。

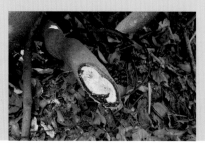

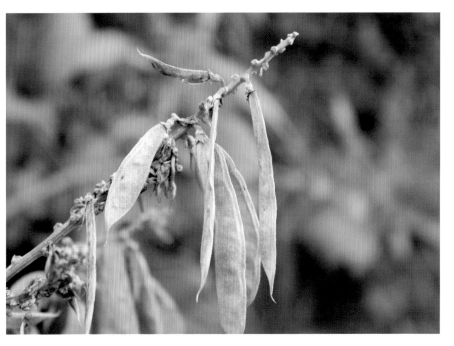

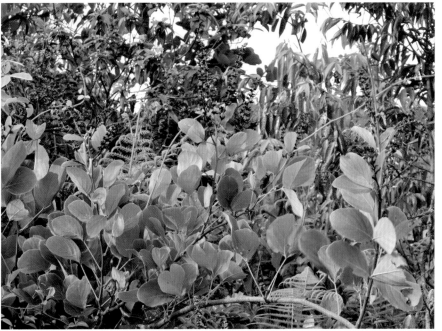

云南山楂

Crataegus scabrifolia (Franch.) Rehder.

【别　　名】山楂、文林果、山林果

【基　　原】来源于蔷薇科山楂属云南山楂 Crataegus scabrifolia (Franch.) Rehder. 的果实入药。

【形态特征】落叶乔木。高达 10 m。树皮黑灰色，枝条开展，通常无刺；小枝微屈曲，圆柱形，当年生枝紫褐色，无毛或近于无毛，二年生枝暗灰色或灰褐色，散生长圆形皮孔；冬芽三角状卵形，顶端急尖，无毛，紫褐色，具数枚外露鳞片。叶片卵状披针形至卵状椭圆形，稀菱状卵形，长 4 ～ 8 cm，宽 2.5 ～ 4.5 cm，顶端急尖，基部楔形，边缘有稀疏不整齐圆钝重锯齿，通常不分裂或在不孕枝上数叶片顶端有不规则的 3 ～ 5 浅裂，幼时上面微被伏贴短柔毛，老时减少，背面中脉及侧脉有长柔毛或近于无毛；叶柄长 1.5 ～ 4 cm，无毛；托叶膜质，线状披针形，长约 8 mm，边缘有腺齿，早落。伞房花序或复伞房花序，直径 4 ～ 5 cm；总花梗和花梗均无毛，花梗长 5 ～ 10 mm，花直径 1.5 cm；萼筒钟状，外面无毛，萼片三角状卵形或三角状披针形，约与萼筒等长；花瓣近圆形或倒卵形，长约 8 mm，宽约 6 mm，白色；雄蕊 20，比花瓣短；子房顶端被灰白色茸毛，花柱 3 ～ 5，柱头头状，约与雄蕊等长。果实扁球形，直径 1.5 ～ 2 cm，黄色或带红晕，稀被褐色斑点；萼片宿存；小核 5，内面两侧平滑，无凹痕。花期 4 ～ 6 月；果期 8 ～ 10 月。

【生　　境】生于海拔 800 ～ 2400 m 的山坡杂木林中、次生灌丛中或林缘。

【分　　布】云南、贵州、四川、广西。

【采集加工】秋季果实成熟时采摘，果实采后横切成厚 1.5 ～ 3 mm 的薄片，立即晒干，或压成饼状后再晒干。

【性味功能】味酸、甘，性微温。消食积，散瘀血，驱绦虫。

【主治用法】治肉积，症瘕，痰饮，痞满，吞酸，泻痢，肠风，腰痛，疝气，产后儿枕痛，恶露不尽，小儿乳食停滞。用量 20 ～ 40 g，或入丸、散，外用煎水洗或捣烂敷患处。

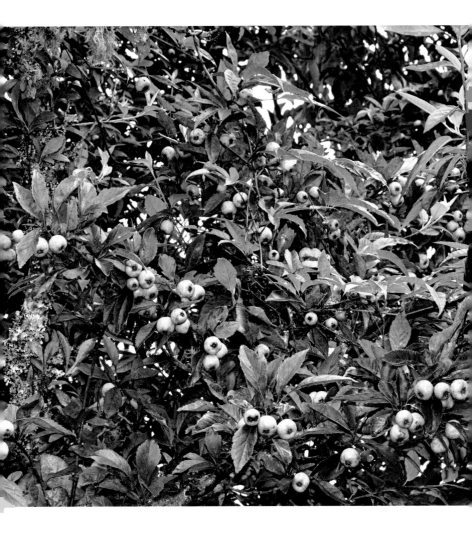

树头菜

Crateva unilocalaris Buch.-Ham.

【别　　名】鱼木、苦洞树

【基　　原】来源于白花菜科鱼木属树头菜 Crateva unilocalaris Buch.-Ham. 的茎、叶入药。

【形态特征】乔木。5～15 m 或更高。花期时树上有叶；枝灰褐色，常中空，有散生灰色皮孔。托叶细小，早落；叶柄长 (3.5)5.5～12 cm，顶端向轴面有腺体；小叶薄革质，干后褐绿色，表面略有光泽，背面苍灰色，侧生小叶基部不对称，长 (5)7～18 cm，宽 (2.5)3～8 cm，长约为宽的 2～2.5 倍，顶端渐尖或急尖；中脉带红色，侧脉 5～10 对，网状脉明显。总状或伞房状花序着生在下部有数叶全长约 10～18 cm 的小枝顶端，花的生长部位与叶的生长部位略有重叠，序轴长约 3～7 cm，有花 10～40 朵，花后序轴无显著增长，常有花梗脱落后留下的明显疤痕；花梗长 3～7 cm；萼片卵披针形，长 3～7 mm，宽 2～3 mm；花瓣白色或黄色，爪长 (4)7～10 mm，瓣片长 10～30 mm，宽 5～25 mm，有 4～6 对脉；雄蕊 (13)5～25(30)；雌蕊柄长 3.5～7 cm；子房长 3～4 mm，直径 1～2 mm，柱头头状，近无柄，在雄花中雌蕊不育且近无柄。果球形，干后灰色至灰褐色，直径约 2.5～4 cm，果皮厚约 2 mm，表面粗糙，有圆形灰色小斑点；果时花梗、花托与雌蕊柄均木质化增粗，直径 3～7 mm；种子多数，暗褐色，长 8～12 mm，宽 4～10 mm，高 3～6 mm，种皮平滑。花期 3～4 月；果期 7～8 月。

【生　　境】生于平地或海拔 1500 m 以下的湿润地区，村边道旁常有栽培。

【分　　布】云南、广东、广西。尼泊尔、印度、缅甸、老挝、越南、柬埔寨也有分布。

【采集加工】夏、秋季采收，茎、叶鲜用或晒干。

【性味功能】味苦，性寒。破血，退热。

【主治用法】催产，治胃痛，扁桃体炎，关节痛。用量 30～50 g。孕妇忌服；忌与鸡肉汤同服。

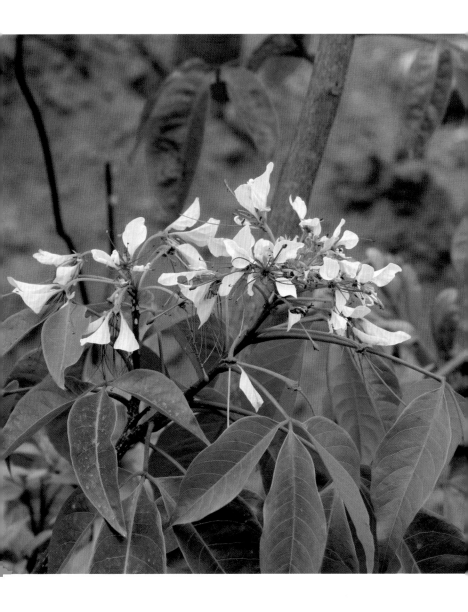

西南文殊兰

Crinum latifolium Linn.

【别　　名】罗裙带、水蕉、朱兰叶、海蕉、白花石蒜

【基　　原】来源于石蒜科文殊兰属西南文殊兰 **Crinum latifolium** Linn. 的叶、鳞茎入药。

【形态特征】多年生粗壮草本。鳞茎近球形，直径 7 ～ 8 cm。叶带形，长 70 cm 或更长，宽 3.5 ～ 6 cm 或更宽。伞形花序，有花数朵至 10 余朵，佛焰苞状总苞片 2 枚，似对生，长圆披针形，长 6 ～ 7.5 cm，宽 1 ～ 1.3 cm，顶端渐尖；小苞片多数，线形，长 4 ～ 6 cm，宽 0.5 ～ 2 mm；花梗不存在；花白色，有红晕，高脚碟状，花被管长 10 ～ 12 cm，粗 2 ～ 3 mm，弯曲；花被裂片披针形或长圆披针形，长约 7 cm，宽 1 ～ 1.5 cm，顶端短渐尖；雄蕊花丝长约 5 cm，短于花被裂片，花药线形，长 1.2 ～ 1.8 cm，花柱细长，长 19 ～ 21 cm，长于花被。花期 6 ～ 8 月。

【生　　境】生于海拔 400 ～ 1800 m 的河床、沙地。

【分　　布】云南、广西、贵州。越南、马来西亚至菲律宾也有分布。

【采集加工】全年均可采收，叶、鳞茎洗净，切碎，晒干或鲜用。

【性味功能】味辛、苦，性凉；有小毒。活血祛瘀，通络止痛，清热解毒。

【主治用法】治跌打损伤，骨折，关节痛，牙痛，恶疮肿毒，痔疮，带状疱疹，牛皮癣，蛇咬伤等。用量 3 ～ 9 g，外用适量鲜品捣敷，或绞汁涂，或炒热敷。内服宜慎。

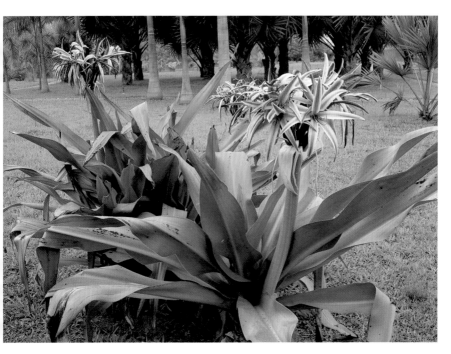

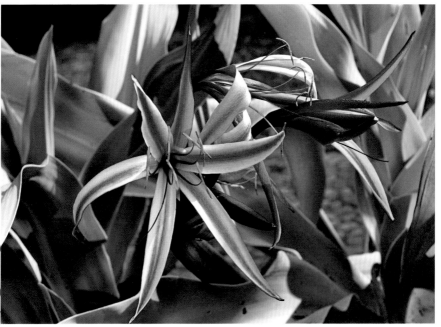

假苜蓿　　Crotalaria medicaginea Lam.

【基　　原】来源于蝶形花科猪屎豆属假苜蓿 **Crotalaria medicaginea** Lam. 的全草入药。

【形态特征】多年生草本。高 10～30 cm。铺散或近直立，分枝多而细弱；茎、枝、叶、叶柄、小叶柄、托叶、苞片、小苞片、花萼、荚果均贴生丝光质短柔毛。三出叶，叶柄长 2～6 mm；小叶片倒卵状长圆形或倒卵形，长 3～18 mm，宽 2～7 mm，叶面无毛，背面密被毛，顶端截平或微凹，具极短的尖头，基部楔形；小叶柄长 0.5～1 mm；托叶线形，长 1～2 mm，仅背面有毛，脱落。总状花序顶生、腋生或与叶对生，伸长可达 2.5～5 cm，有花 5～15 朵；苞片钻形，长约 1 mm，小苞片线形，长约 0.5 mm，着生在花柄顶部；花柄长 1～3 mm，花萼长 2～3 mm，近二唇形，上齿 2，三角形，长 2.2 mm，宽 0.8 mm，顶端锐尖，下齿 3，三角形，长 1.5～2 mm，宽 0.5 mm，顶端锐尖，萼筒长约 1 mm；花冠黄色，超出萼外，旗瓣近圆形，长 4～5 mm，宽 2.5～3 mm，顶端圆，背面上部中央处被丝光质柔毛，基部 2 胼胝体不下延，爪长约 0.5 mm，无毛；翼瓣倒卵状长圆形，长 4 mm，宽 1.2 mm，中部以下具薄片状附属物，爪稍弯曲，长约 0.5 mm，无毛；龙骨瓣近三角形，长 4 mm，宽 3 mm，喙直，长约 2 mm，扭曲。荚果近球形或卵圆形，长 4～5 mm，直径 4～4.5 mm，顶端宿存钩状果喙；种子 2 颗，斜心形，长和宽 2 mm，黑褐色、稍光亮。花期 6～9 月；果期 10～12 月。

【生　　境】生于海拔 400～2800 m 湿润的河边沙滩、干燥开阔的草坡或疏林下。

【分　　布】云南、四川、广东和台湾。缅甸、泰国、越南、老挝、印度、孟加拉国、巴基斯坦、尼泊尔、阿富汗和澳大利亚也有分布。

【采集加工】全年可采，全草晒干。

【性味功能】清热、化湿、利尿。

【主治用法】治湿热病。用量 15～30 g。

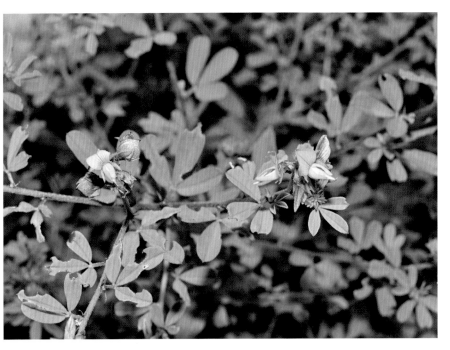

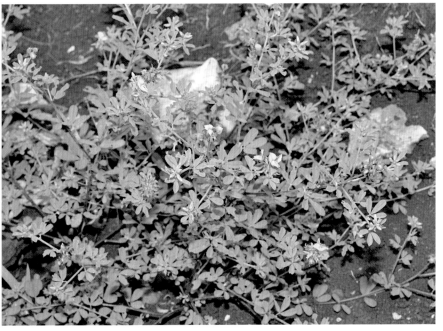

卵叶巴豆

Croton caudatus Geiseler.

【基　　原】来源于大戟科巴豆属卵叶巴豆 **Croton caudatus** Geiseler. 的全株入药。

【形态特征】攀缘灌木。高 2～3 m。嫩枝、叶柄、花序和果均密被星状糙硬毛，成长后枝条无毛。叶片纸质，卵圆形，长 3～6 cm，宽 2.5～4.5 cm，顶端短尖，有时渐尖，基部阔楔形至近圆形，边缘有不明显的细锯齿，有时齿间弯缺处有具柄腺体，成长叶上面疏生粗糙星状毛，下面密生星状毛；基出脉 3～5 条，侧脉 3～4 对；叶柄长 5～12 mm，顶端有 2 枚盘状腺体。总状花序，顶生，长 8～16 cm，苞片线形，长约 2 mm，密被星状毛；雄花：萼片卵形，长约 2.5 mm，密被星状毛；花瓣长圆形，约与萼片等长，边缘具绵毛；雄蕊约 20 枚，花丝基部密生白色绵毛；雌花：萼片卵形，长约 3 mm，外面密被星状毛；花瓣长圆形，远较萼片小；子房密被星状糙硬毛，花柱 2 裂，条形。果近球圆形，直径约 1 cm，密被棕黄色星状糙硬毛。花期 5 月。

【生　　境】生于海拔 500～600 m 的疏林中。

【分　　布】云南。印度、斯里兰卡、马来西亚也有分布。

【采集加工】全年均可采，全株鲜用或晒干备用。

【性味功能】镇静祛风，退热止痛，舒筋活络。

【主治用法】治疟疾高热不退，惊痫抽搐，急性肠胃炎，呕吐，头皮疹，口角疮。用量 9～15 g。

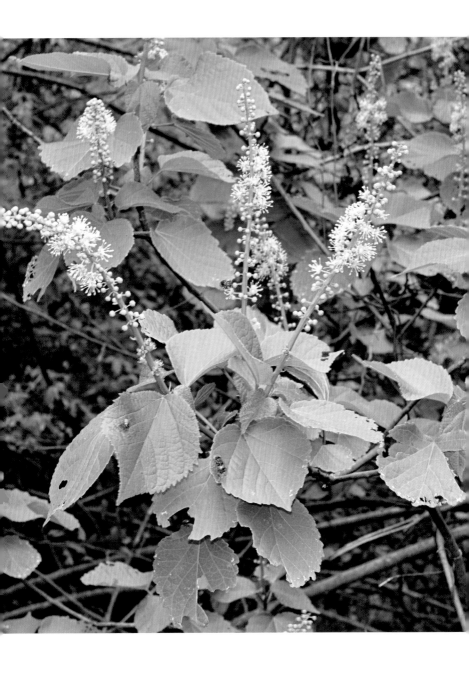

光叶巴豆

Croton laevigatus Vahl.

【别　　名】龙眼叶、养奶浆叶、大树叶

【基　　原】来源于大戟科巴豆属光叶巴豆 **Croton laevigatus** Vahl. 的根、叶入药。

【形态特征】灌木或小乔木，高可达 15 m。嫩枝、叶柄和花序均密生蜡质贴伏星状鳞毛；枝条的毛渐脱落，呈银灰色。叶密生于枝顶，叶片纸质，长圆状椭圆形至倒披针形，长 7 ～ 18(25) cm，宽 3 ～ 5.5(9) cm，顶端渐尖，基部楔形，边缘有细锯齿，齿间弯缺处常有 1 枚腺体；嫩叶上面无毛，下面散生很快脱落的星状鳞毛，成长叶两面无毛，干后苍灰色；侧脉 10 ～ 13 对；下面基部中脉两侧各有 1 枚无柄的半圆形腺体；叶柄长 1 ～ 3(5) cm；托叶钻状，长约 2 mm，早落。总状花序，簇生于枝顶，长 15 ～ 30 cm；苞片钻形，长约 1 mm，外面具疏柔毛；雄花：花梗长 2 ～ 3 mm；萼片长约 2 mm，密被贴伏星状鳞毛；花瓣长圆形，长约 2.5 mm，边缘被绵毛；雄蕊 12 ～ 15 枚，花丝下部具绵毛；雌花：萼片与雄花的相似；花瓣细小；子房密被蜡质贴伏星状鳞毛。蒴果倒卵形，长约 1 cm，直径约 8 mm，散生贴伏星状鳞毛。花期 10 ～ 12 月。

【生　　境】生于海拔 560 ～ 1500 m 的山地疏密林中。

【分　　布】云南、海南。印度、斯里兰卡也有分布。

【采集加工】全年均可采，叶鲜用或晒干；根除去泥土，切片，晒干。

【性味功能】味辛，性温；有毒。活血散瘀，退热止痛，通经，消肿。

【主治用法】治跌打损伤，骨折，疟疾，胃痛。用量 9 ～ 15 g；外用适量，鲜品捣烂敷患处。

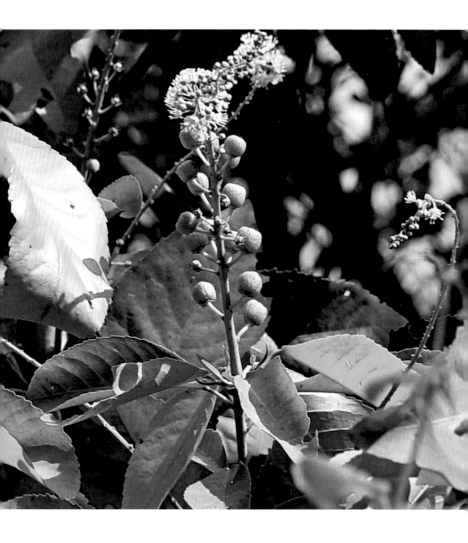

古钩藤

Cryptolepis buchananii Schult.

【别　　名】大暗消、白浆藤、牛挂脖子藤

【基　　原】来源于萝藦科白叶藤属古钩藤 **Cryptolepis buchananii** Schult. 的根、叶入药。

【形态特征】木质藤本。有乳汁。茎皮红褐色，有斑点；小枝灰绿色，无毛。叶纸质，长圆形或椭圆形，长 10～18 cm，宽 4.5～7.5 cm，顶端圆形，有小尖头，基部阔楔形，叶背苍白色，两面无毛；侧脉每边约 30 条，近水平升出。聚伞花序腋生，比叶短；花蕾长圆状，顶端尾状渐尖，旋转，长约 1 cm；萼片阔卵形，长 1.5 mm，宽 1 mm，无毛，花萼内面基部有 10 个腺体；花冠黄白色，花冠筒比花冠裂片短，长 2 mm，无毛，花冠裂片披针形，长 7 mm，宽 1.5～2 mm，无毛；副花冠裂片卵圆形，顶端钝，基部较狭，着生于花冠筒喉部之下；雄蕊着生于花冠筒中部，离生，背部具长硬毛，腹部粘生于柱头基部；花粉器匙形，基部的粘盘长圆形，四合花粉藏在载粉器内；子房无毛，花柱短，柱头盘状五角形，顶端有尖头，2 裂。蓇葖果双生，叉开成一直线，长圆状，长 6.5～8 cm，直径 1～2 cm，无毛；种子卵圆形，长 6 mm，宽 3 mm，顶端种毛长 3.5 cm。花期 3～8 月；果期 6～12 月。

【生　　境】生于海拔 500～1500 m 山地疏林中或山谷密林中，常攀援于树上。

【分　　布】云南、贵州、广西、广东。印度、缅甸、斯里兰卡、越南也有分布。

【采集加工】全年可采，根、叶晒干。

【性味功能】味淡，性寒；有毒。舒筋活络，消肿止痛，解毒。

【主治用法】治跌打损伤，骨折，腰痛，腹痛，水肿，癣疥。果实：有强心作用。用量 0.3 g，研末冲服，或泡酒服。外用鲜品适量，捣烂或根、叶研末敷患处。

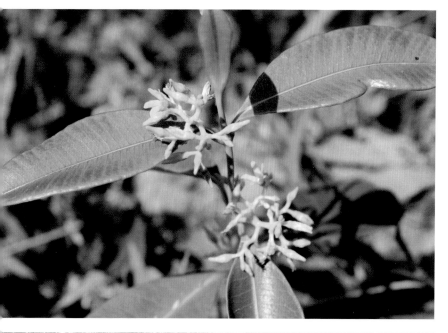

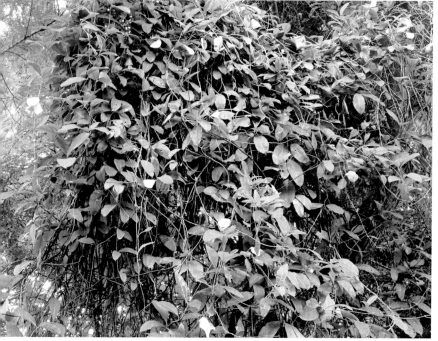

硬叶兰

Cymbidium mannii H. G. Reichenbach

【别　　名】树菼瓜、吊兰、剑兰

【基　　原】来源于兰科兰属硬叶兰 **Cymbidium mannii** H. G. Reichenbach 的全草、种子药用。

【形态特征】多年 生草本。茎肉质，粗壮而短，扁圆形，具多条棱槽，黄绿色。叶囊生，厚而坚韧，狭线形，长 30～60 cm，宽 1～2 cm，顶端钝而有不等的 2 阔裂，叶脉明显，叶片与叶鞘间有明显的节。总状花序由根茎抽出，长 30～40 cm，花白色或暗紫褐色。萼片和花瓣线状矩圆形；唇瓣前部阔矩圆形或近圆形，有肥厚弯曲的薄片 2。蒴果长椭圆形，黄色。种子粉末状。花期 3～5 月。

【生　　境】生于海拔 200～1600 m 透光的树干或巨枝分叉上。

【分　　布】云南、海南、广东、广西、贵州。尼泊尔、印度、缅甸、泰国、老挝、柬埔寨、越南也有分布。

【采集加工】全年可采，全草；秋季果实成熟时采收种子，晒干。

【性味功能】味甘、辛，性平。润肺止咳，散瘀调经。

【主治用法】治肺结核，肺炎，气管炎，咽喉炎，跌打损伤，外伤出血，月经不调，白带。用量 6～15 g。外用适量鲜品捣烂敷患处。

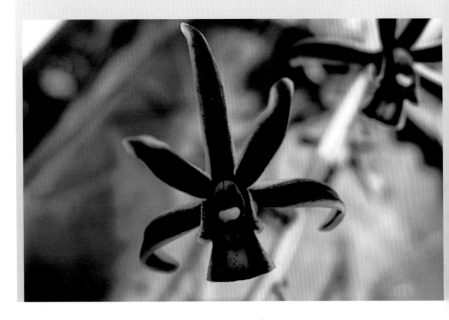

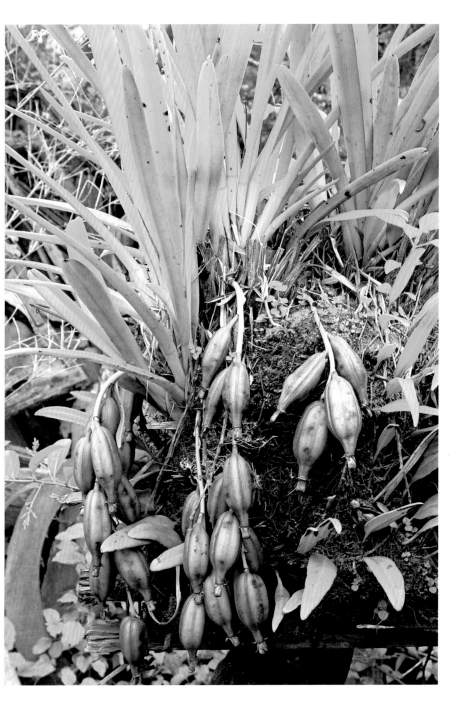

倒提壶

Cynoglossum amabile Stapf et Drumm.

【别　　名】蓝布裙

【基　　原】来源于紫草科倒提壶属倒提壶 **Cynoglossum amabile** Stapf et Drumm. 的根、全草入药。

【形态特征】多年生或二年生草本。主根狭倒圆锥形，长 10～25 cm，上部粗可达 2 cm，下部具少数分枝，干时黄褐色。根茎短，密被残枯的叶基。茎 1～3，高 20～50 cm，有时达 80 cm，粗达 1 cm，绿色，有时带红色，密被长柔毛。基生叶多数，叶片长圆状披针形或披针形，长 4～10(14) cm，宽 2～4 cm，顶端钝，基部楔形，下延入叶柄，叶面质绿色，背面较淡，全缘，两面密被白色细茸毛，中脉在背面隆起，侧脉数对，弧曲上升，汇合成缘脉，叶柄长 2～7(11) cm，密被白色细茸毛，基部扩大成鞘；茎生叶与基生叶同形，下部者具柄，上部者无柄。蝎尾状聚伞花序多花，锐角叉开，多数，复合成圆锥花序，总花梗密被细茸毛；无苞片。花芽绿色带紫；花梗长 2～5 mm，密被细茸毛；花萼淡绿带紫色，5 深裂，裂片卵形，长 3～4 mm，果时稍增大，外面密生细茸毛；花冠蓝色，长 6～7 mm，檐部 5 裂，裂片近圆形，喉部具 5 个紫色、梯形附属物，管较冠檐短；雄蕊 5，花药卵形，长约 1 mm，黄色，花药短，白色；子房 4 裂，长不足 1 mm，花柱长 1.5～2 mm，柱头极小。小坚果 4，卵形，压扁，长 3～4 mm，密被锚状刺。花、果期 4～11 月。

【生　　境】生于海拔 1100～3600 m 的林下、灌丛下、草地、路旁等处。

【分　　布】云南、四川、贵州、甘肃、西藏。不丹也有分布。

【采集加工】夏季采集全草，洗净，晒干或鲜用；秋季采根，切片，晒干。

【性味功能】味甘、苦，性凉。清热利湿，散瘀止血，止咳。

【主治用法】治疟疾，肝炎，痢疾，尿痛，白带，肺结核咳嗽。外用治创伤出血，骨折，关节脱臼。用量 30～50 g。外用适量鲜品捣敷或粉末撒患处。

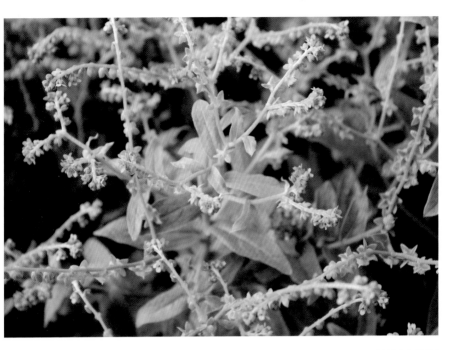

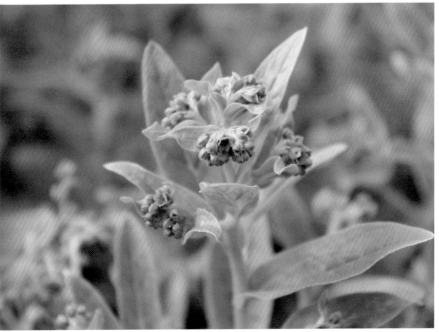

扁穗莎草

Cyperus compressus Linn.

【别　　名】莎田草、黄土香

【基　　原】来源于莎草科莎草属扁穗莎草 **Cyperus compressus** Linn. 的全草入药。

【形态特征】丛生草本。根为须根。秆稍纤细，高5～25 cm，锐三棱形，基部具较多叶。叶短于秆，或与秆等长，宽1.5～3 mm，折合或平张，灰绿色；叶鞘紫褐色。苞片3～5枚，叶状，长于花序；长侧枝聚散花序简单，具(1)2～7个辐射枝，辐射枝最长达5 cm；穗状花序近于头状；花序轴很短，具3～10个小穗；小穗排列紧密，斜展，线状披针形，长8～17 mm，宽约4 mm，近于四棱形，具8～20朵花；鳞片紧贴的覆瓦状排列，稍厚，卵形，顶端具稍长的芒，长约3 mm，背面具龙骨状凸起，中间较宽部分为绿色，两侧苍白色或麦秆色，有时有锈色斑纹，脉9～13条；雄蕊3，花药线形，药隔凸出于花药顶端；花柱长，柱头3，较短。小坚果倒卵形，三棱形，侧面凹陷，长约为鳞片的1/3，深棕色，表面具密的细点。花、果期7～12月。

【生　　境】生于空旷的田野里。

【分　　布】江苏、浙江、安徽、江西、湖南、湖北、四川、贵州、福建、广东、海南、台湾。印度、越南、日本也有分布。

【采集加工】全年可采，全草鲜用。

【性味功能】养心，调经行气。

【主治用法】治跌打损伤。外用适量，鲜品捣烂敷患处。

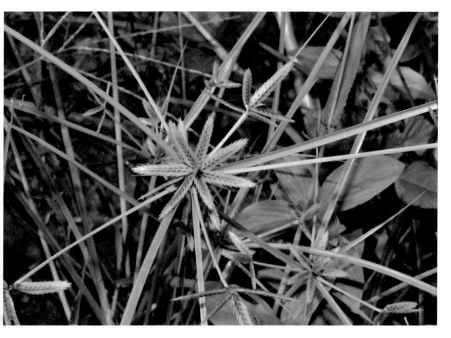

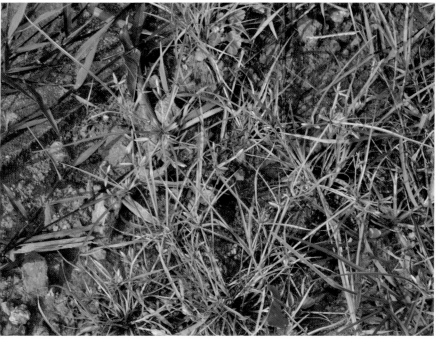

树番茄

Cyphomandra betacea Sendt.

【别　　名】缅茄

【基　　原】来源于茄树番茄属树番茄 **Cyphomandra betacea** Sendt. 的果实入药。

【形态特征】小乔木或有时为灌木。高达 3 m。枝粗壮，密被短柔毛。叶卵状心形，长 5～15 cm，宽 5～10 cm，顶端短渐尖或急尖，基部稍偏斜呈深弯缺，弯缺的 2 角常靠合而呈心形，全缘或微波状，叶面深绿，背面淡绿，被短柔毛，侧脉每边 5～7 条，叶柄长 3～7 cm，被短柔毛。蝎尾式聚伞花序，2～3 歧分枝，近腋生或腋外生。花梗长 1～2 cm，被短柔毛；花萼辐状，直径约 6 mm，被短柔毛，5 浅裂，裂片三角形，顶端急尖；花冠辐状，粉红色，直径约 1.5～2 cm，5 深裂，裂片披针形；雄蕊 5，靠合，花丝长约 1 mm，花药长圆形，长约 6 mm；子房卵形，直径约 1.5 mm，花柱圆柱形，较雄蕊稍长，柱头不明显膨大。果梗粗壮，长 3～5 cm；果卵形，多汁，长 5～7 cm，表面光滑，橘黄色或带红色。种子多数，圆盘形，直径约 4 mm，周围有狭翅。

【生　　境】栽培。

【分　　布】云南、西藏有栽培。原产南美。

【采集加工】果实成熟时采收，晒干。

【性味功能】味甘，性平。健脾益胃。

【主治用法】治脾胃虚弱症。用量 10～30 g。

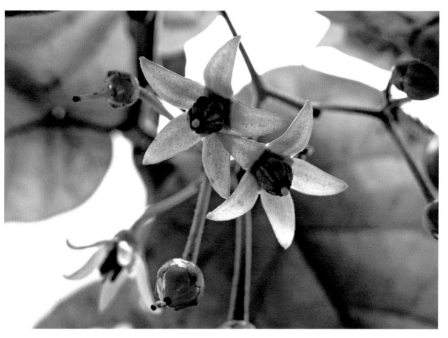

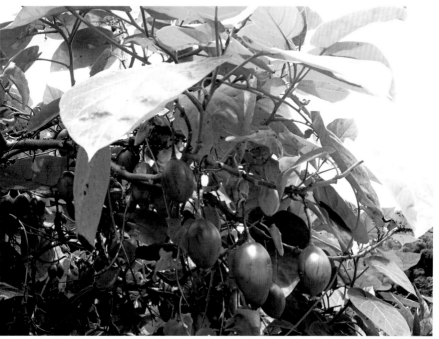

钝叶黄檀

Dalbergia obtusifolia (Baker) Prain.

【别　　名】牛肋巴、牛筋木

【基　　原】来源于蝶形花科黄檀属钝叶黄檀 **Dalbergia obtusifolia** (Baker) Prain. 的根入药。

【形态特征】乔木。高 13～17 m。枝阔展。羽状复叶长 20～30 cm；托叶早落；小叶 2～3 对，近革质，椭圆形或倒卵形，有时基部的小叶片近圆形，顶生的小叶最大，长 5～14 cm，宽 4.5～8 cm，两端圆形或顶端有时微缺，基部阔楔形，上面绿色，有光泽，下面淡绿色或青白色；小叶柄长约 5 mm。圆锥花序顶生或腋生，长 15～20 cm，直径 12～15 cm；总花梗和花梗被黄色短柔毛；基生小苞片卵形，被毛，副萼状小苞片卵形，长不及花萼之半，早落；花萼钟形，萼齿 5，卵形，较萼筒短，顶端钝，最下 1 枚略长于其余 4 枚；花冠淡黄色，花瓣具稍长的柄，旗瓣长圆形，顶端微缺，翼瓣内侧基部具耳，龙骨瓣弯拱，基部具耳；雄蕊 10 枚，单体，花丝不等长；子房椭圆形，具长柄，胚珠 3 颗，花柱长，柱头小。荚果长圆形至带状，长 4～8 cm，宽 1～1.5 cm，果瓣革质，对种子部分有明显网纹。种子 1～2 颗，肾形，长约 10 mm，宽约 6 mm，种皮棕色，平滑。花期 11 月至翌年 2 月；果期 4～10 月。

【生　　境】生于海拔 650～1300 m 的林中、河边或荒地。

【分　　布】特产于云南。

【采集加工】夏、秋季采收，根洗净，切片，晒干。

【性味功能】收敛止血。

【主治用法】治外伤出血。外用适量研成粉末撒敷患处。

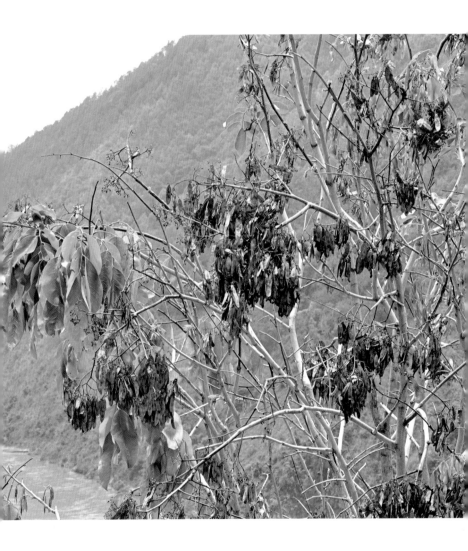

滇黔黄檀

Dalbergia yunnanensis Franch.

【别　　名】秧青、虹香藤、杠香

【基　　原】来源于蝶形花科黄檀属滇黔黄檀 **Dalbergia yunnanensis** Franch. 的根入药。

【形态特征】大藤本、攀援灌木状小乔木。高达 7 m。有近于匍匐的干，枝有时钩状。奇数羽状复叶，互生，长 20～30 cm；叶轴被微柔毛；托叶早落；小叶 13～19，长圆状椭圆形，长 2.5～5 cm，宽 1.3～2 cm，顶端圆形，有时微缺，基部圆形，两面被细伏贴柔毛，在下面中脉上毛较密；叶轴有微柔毛。聚伞状圆锥花序生于上部叶腋间；总花梗与花序枝有微柔毛；花萼钟状，外面有微柔毛，萼齿被纤毛，上面 2 个近于合生，最下面 1 个最长，与萼筒等长；花冠白色，瓣片有爪，旗瓣长圆形；雄蕊 9 枚，单体；子房无毛，有较长的子房柄，花柱短。荚果长圆形或长圆状椭圆形，长 5～6.5 cm，宽 2～2.5 cm，在种子处有明显网脉。种子 1(2～3) 颗，圆肾形。花期 4～5 月；果期 10 月。

【生　　境】生于海拔 1400～2200 m 的山地密林或灌丛中。

【分　　布】广西、四川、贵州、云南等地。

【采集加工】全年均可采挖，根洗净，切片，晒干。

【性味功能】味淡、辛，性温。祛风解表，理气消积。

【主治用法】治风寒头痛，发热，食积饮胀，腹痛。用量 9～15 g。

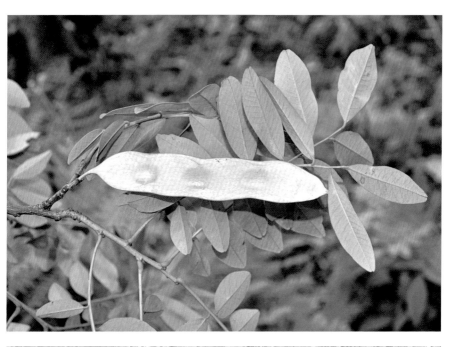

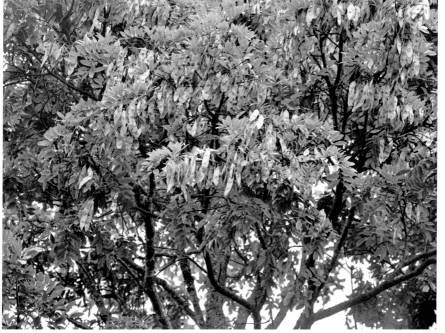

大叶虎皮楠

Daphniphyllum majus Mull.-Arg.

【别　　名】云南虎皮楠

【基　　原】来源于虎皮楠科虎皮楠属大叶虎皮楠 **Daphniphyllum majus** Mull.-Arg. [*Daphniphyllum yunnanense* C. C. Huang] 的根、叶药用。

【形态特征】灌木或乔木。高达 10 m。小枝灰褐色，具凸起小皮孔。叶纸质，较大，长圆状椭圆形或倒卵状长圆形，长 22～37 cm，宽 7～14 cm，顶端渐尖或急尖，基部楔形至阔楔形，叶面绿色，背面具白霜，中脉在叶面平，背面极隆起，侧脉 15～18 对，两面凸起，网脉两面略凸；叶柄长 6.5～12 cm。雄花序长约 2 cm，花梗长约 2 mm；萼片 4，卵形，长约 2.5 mm，宽约 1.5 mm；雄蕊 9～12 枚，花丝极短，花药新月形，内弯，长 1.5～2 mm，顶端尖；雌花未见。果序长约 4 cm，直立；果梗长约 1.5 cm，向上增粗；果倒卵状椭圆形，长 1～1.2 cm，直径 6～7 mm，表面具瘤状凸起，顶端具 2 枚叉开的宿存花柱，基部具 4 枚宿存萼片，萼片披针形，长约 3 mm。花期 5 月；果期 11～12 月。

【生　　境】生于海拔 1100～1500 m 的常绿阔叶林中。

【分　　布】云南。缅甸、泰国和越南也有分布。

【采集加工】全年可采，根、叶晒干。

【性味功能】味苦、涩，性凉。清热解毒，活血散瘀。

【主治用法】治感冒发热，乳蛾，脾脏肿大，毒蛇咬伤，骨折。用量 15～30 g。

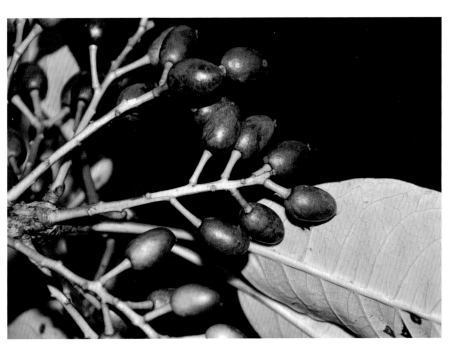

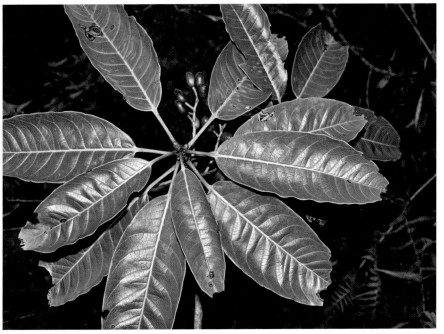

曼陀罗

Datura stramonium Linn.

【别　　名】醉葡萄、天茄子、胡茄子

【基　　原】来源于茄科曼陀罗属曼陀罗 **Datura stramonium** Linn. 的种子、叶入药。

【形态特征】草本或半灌木状。茎粗壮，圆柱状，淡绿色或带紫色，下部木质化。叶广卵形，基部不对称楔形，边缘有不规则波状浅裂，裂片顶端急尖，有时亦有波状牙齿。花单生于枝叉间或叶腋，直立，有短梗；花萼筒状，筒部有5棱角；花冠漏斗状，下半部带绿色，上部白色或淡紫色，长6～10 cm。蒴果直立生，卵状，表面生有坚硬针刺或有时无刺而近平滑，成熟后淡黄色。种子卵圆形，稍扁黑色。

【生　　境】生于海拔1100～3300 m的村边、路旁、草地。

【分　　布】栽培；世界各大洲都有分布。

【采集加工】秋季采收果；全年可采收叶，晒干。

【性味功能】种子：性味辛、苦，性温；有毒。镇静，止痛，安神，止咳，平喘。叶：性味辛、苦，性温；有毒。止痛，镇静，止咳，平喘。

【主治用法】种子：治关节骨痛，胃痛腹痛，咳嗽气喘。叶：治关节骨痛，腰腿酸痛，咳喘不止，心烦意乱。用量0.05～0.1 g。

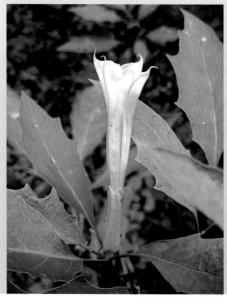
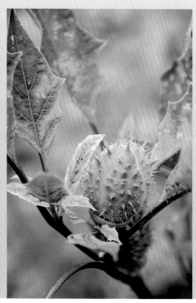

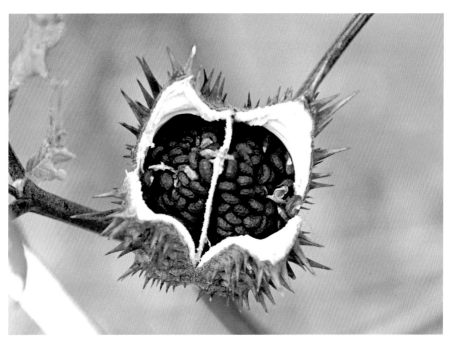

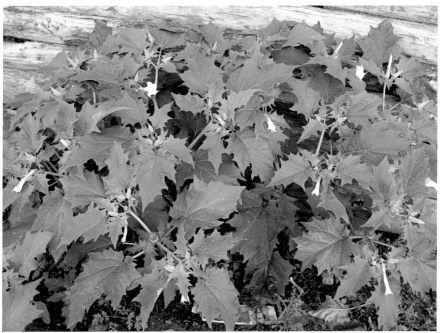

长叶水麻

Debregeasia longifolia (Burm. f.) Wedd.

【别　　名】水麻杆、麻柳叶、麻叶树、小苏麻、荨麻树、水珠麻

【基　　原】来源于荨麻科水麻属长叶水麻 **Debregeasia longifolia** (Burm. f.) Wedd. 的茎、叶入药。

【形态特征】灌木或小乔木。高 2 ～ 3(6)m。小枝密生伸展的褐色或灰褐色粗毛。叶片纸质，倒卵状长圆形至长圆状披针形或披针形，长 9 ～ 20 cm，宽 2 ～ 5 cm，顶端渐尖，基部宽楔形至圆形，边缘密生细牙齿或细锯齿，上面被糙毛，有时有泡状隆起，下面被灰色、灰白色或蓝灰色毡毛，脉上有短粗毛，侧生 1 对基出脉伸至叶片下部 1/3，侧脉 5 ～ 8 对，斜伸至近叶缘处网结，细脉在下面可见；叶柄长 1 ～ 4 cm，被毛同小枝；托叶长圆形或椭圆状披针形，长 6 ～ 10 mm，2 裂至中部，背面有短柔毛。雌雄异株，稀同株；花序生于当年生枝和老枝叶腋，长 1 ～ 2 cm，具短总梗，2 ～ 4 回二歧分枝，稀二叉分枝，分枝顶端有 1 球状团伞花序，序轴被伸展的短毛。雄花：花被片 4，长 1.5 ～ 2 mm；雄蕊 4；退化雌蕊倒卵圆形，长约 0.6 mm；小苞片较花被片短。雌花：花被倒卵状筒形，下部紧缩呈柄状，长约 0.8 mm，顶端有 4 齿；柱头画笔头状。果序球形，直径 3 ～ 4 mm；瘦果葫芦状，长 1 ～ 1.5 mm；宿存花被与果几乎合生，肉质，鲜时橙红色。花期 5 ～ 8 月；果期 8 ～ 12 月。

【生　　境】生于海拔 800 ～ 2100 m 的河谷、溪边或林缘潮湿地。

【分　　布】湖北、广西、四川、贵州、云南、西藏等地。印度、尼泊尔、不丹、斯里兰卡、中南半岛各国和印度尼西亚也有分布。

【采集加工】全年均可采，茎、叶鲜用或晒干。

【性味功能】味辛、苦，性凉。祛风止咳，清热利湿。

【主治用法】主治伤风感冒，咳嗽，热痹，膀胱炎，无名肿毒，牙痛。用量 9 ～ 15 g。外用适量，鲜品捣烂敷患处。

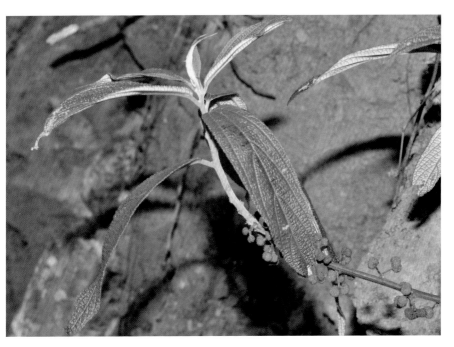

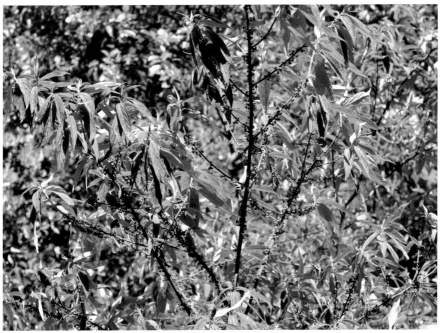

猫儿屎

Decaisnea insignis (Griff.) Hook. f. & Thoms.

【别　　名】矮杞树、猫儿子、猫屎瓜

【基　　原】来源于木通科猫儿屎属猫儿屎 **Decaisnea insignis** (Griff.) Hook. f. & Thoms. 的根、果入药。

【形态特征】直立灌木。高5 m。茎有圆形或椭圆形的皮孔；枝粗而脆，易断，渐变黄色，有粗大的髓部；冬芽卵形，顶端尖，鳞片外面密布小疣凸。羽状复叶长50～80 cm，有小叶13～25片；叶柄长10～20 cm；小叶膜质，卵形至卵状长圆形，长6～14 cm，宽3～7 cm，顶端渐尖或尾状渐尖，基部圆或阔楔形，上面无毛，下面青白色，初时被粉末状短柔毛，渐变无毛。总状花序腋生，或数个再复合为疏松、下垂顶生的圆锥花序，长2.5～3(4)cm；花梗长1～2 cm；小苞片狭线形，长约6 mm；萼片卵状披针形至狭披针形，顶端长渐尖，具脉纹，中脉部分略被皱波状尘状毛或无毛。雄花：外轮萼片长约3 cm，内轮的长2.5 cm；雄蕊长8～10 mm，花丝合生呈细长管状，长3～4.5 mm，花药离生，长约3.5 mm，药隔伸出于花药之上成阔而扁平、长2～2.5 mm的角状附属体，退化心皮小，通常长约为花丝管之半或稍超过，极少与花丝管等长。雌花：退化雄蕊花丝短，合生呈盘状，长约1.5 mm，花药离生，药室长1.8～2 mm，顶具长1～1.8 mm的角状附属物；心皮3，圆锥形，长5～7 mm，柱头稍大，马蹄形，偏斜。果下垂，圆柱形，蓝色，长5～10 cm，直径约2 cm，顶端截平但腹缝顶端延伸为圆锥形凸头，具小疣凸，果皮表面有环状缢纹或无；种子倒卵形，黑色，扁平，长约1 cm。花期4～6月；果期7～8月。

【生　　境】生于海拔900～3600 m的山坡灌丛或沟谷杂木林下阴湿处。

【分　　布】云南、广西、贵州、江西、浙江、安徽、湖北、四川、陕西等地。

【采集加工】夏、秋季挖根，秋季采摘成熟果实。晒干。

【性味功能】味甘、辛，性平。根：清肺止咳，祛风除湿；果：清热解毒，润燥。

【主治用法】根：治肺痨咳嗽，风湿关节痛。果：治皮肤皲裂及肛裂，阴痒。外用治肛门周围糜烂。用量50～100 g，水煎或泡酒服；外用适量鲜品，煎水洗或取浓汁外搽患处。

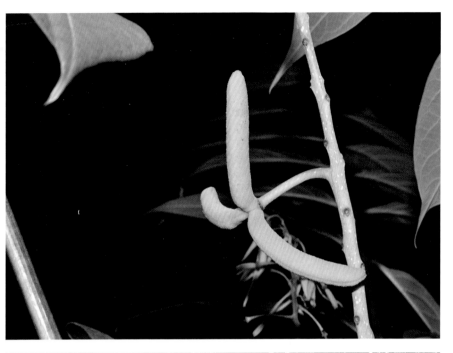

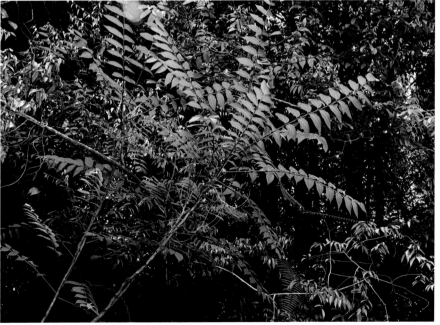

茶条木

Delavaya toxocarpa Franch.

【别　　名】黑枪杆、滇木瓜、米香树

【基　　原】来源于无患子科茶条木属茶条木 **Delavaya toxocarpa** Franch. 的种子油入药。

【形态特征】灌木或小乔木。高 3～8 m。树皮褐红色；小枝略有沟纹，无毛。叶柄长 3～4.5 cm；小叶薄革质，中间一片椭圆形或卵状椭圆形，有时披针状卵形，长 8～15 cm，宽 1.5～4.5 cm，顶端长渐尖，基部楔形，具长约 1 cm 的柄，侧生的较小，卵形或披针状卵形，近无柄，全部小叶边缘均有稍粗的锯齿，很少全缘，两面无毛；侧脉纤细，两面略凸起。花序狭窄，柔弱而疏花；花梗长 5～10 mm；萼片近圆形，凹陷，大的长 4～5 mm，无毛；花瓣白色或粉红色，长椭圆形或倒卵形，长约 8 mm，鳞片阔倒卵形、楔形或正方形上部边缘流苏状；花丝无毛；子房无毛或被稀疏腺毛。蒴果深紫色，裂片长 1.5～2.5 cm；种子直径 10～15 mm。花期 4 月；果期 8 月。

【生　　境】生于海拔 500～2000 m 处的密林中，有时亦见于灌丛。

【分　　布】云南、广西。越南也有分布。

【采集加工】夏季采收种子后榨油。

【性味功能】有毒。

【主治用法】治疥癣。外用适量鲜品捣烂敷患处。

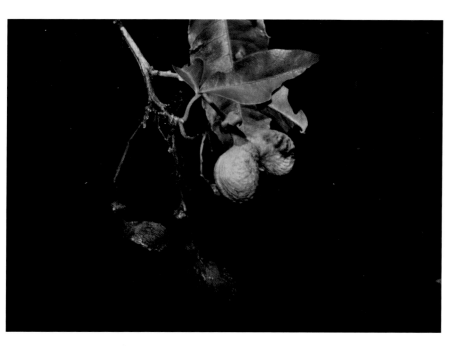

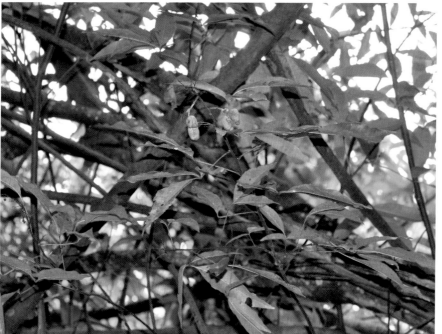

兜唇石斛

Dendrobium aphyllum (Roxb.) C. E. C. Fisch.

【别　　名】无叶石斛

【基　　原】来源于兰科石斛属兜唇石斛 **Dendrobium aphyllum** (Roxb.) C. E. C. Fisch. 的茎、全草入药。

【形态特征】附生草本。茎下垂，肉质，细圆柱形，长30～60(90)cm，粗4～10mm，不分枝，具多数节；节间长2～3.5 cm。叶纸质，二列互生于整个茎上，披针形或卵状披针形，长6～8 cm，宽2～3 cm，顶端渐尖，基部具鞘；叶鞘纸质，干后浅白色，鞘口呈杯状张开。总状花序几乎无花序轴，每1～3朵花为一束，从落了叶或具叶的老茎上发出；花序柄长约2～5 mm，基部被3～4枚鞘；鞘膜质，长2～3 mm；花苞片浅白色，膜质，卵形，长约3 mm，顶端急尖；花梗和子房暗褐色带绿色，长2～2.5 cm；花开展，下垂；萼片和花瓣白色带淡紫红色或浅紫红色的上部或有时全体淡紫红色；中萼片近披针形，长2.3 cm，宽5～6 mm，顶端近锐尖，具5条脉；侧萼片相似于中萼片而等大，顶端急尖，具5条脉，基部歪斜；萼囊狭圆锥形，长约5 mm，末端钝；花瓣椭圆形，长2.3 cm，宽9～10 mm，顶端钝，全缘，具5条脉；唇瓣宽倒卵形或近圆形，长、宽约2.5 cm，两侧向上围抱蕊柱而形成喇叭状，基部两侧具紫红色条纹并且收狭为短爪，中部以上部分为淡黄色，中部以下浅粉红色，边缘具不整齐的细齿，两面密布短柔毛；蕊柱白色，其前面两侧具红色条纹，长约3 mm；药帽白色，近圆锥形，顶端稍凹缺，密布细乳突状毛，前端边缘宽凹缺。蒴果狭倒卵形，长约4 cm，粗1.2 cm，具长约1～1.5 cm的柄。花期3～4月；果期6～7月。

【生　　境】生于海拔400～1500 m的疏林中树干上或山谷岩石上。

【分　　布】云南、贵州、四川、广西。印度、尼泊尔、不丹、缅甸、老挝、越南、马来西亚也有分布。

【采集加工】取石斛的茎部烘焙，通过专业工具扭成螺旋形称为枫斗。

【性味功能】味微苦，性凉。清热消炎。

【主治用法】治咳嗽，咽喉痛，口干舌燥，烧、烫伤。全草治小儿惊风，食物中毒。用量6～15 g。

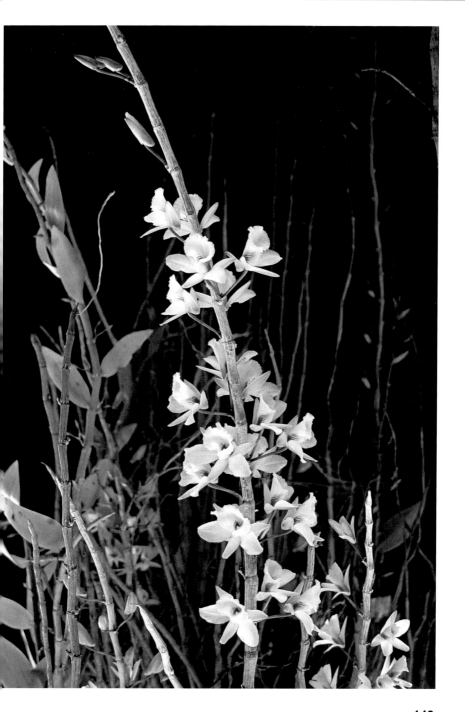

矮石斛

Dendrobium bellatulum Rolfe.

【别　　名】小美石斛、矮石斛

【基　　原】来源于兰科石斛属矮石斛 **Dendrobium bellatulum** Rolfe. 的茎入药。

【形态特征】附生草本。茎直立或斜立，粗短，纺锤形或短棒状，长 2 ~ 11 cm，具 3 ~ 6 节，节间长 1.5 ~ 2 cm，中部粗 3 ~ 18 mm，具许多波状纵条棱。叶 2 ~ 4 枚，近顶生，革质，舌形，卵状披针形或长圆形，长 15 ~ 35 mm，宽 10 ~ 18 mm，顶端钝圆并且不等侧 2 裂，基部下延为抱茎的鞘，两面和叶鞘均密被黑色短毛，至少幼时如此。总状花序顶生或近茎顶端发出；花序具 1 ~ 3 朵花；花序柄长 2 ~ 3 mm，基部具 2 ~ 3 枚披针形的鞘；花苞片膜质，卵状披针形，长 7 ~ 10 mm；花梗和子房长约 2.5 cm；花开展，除唇瓣的中裂片金黄色和侧裂片的内面橘红色外，均为白色；中萼片卵状披针形，长约 2.5 cm，宽约 1 cm，顶端急尖，具 7 条脉；侧萼片斜卵状披针形，长 2.5 cm，宽 1 cm，顶端急尖，具 7 ~ 8 条脉；萼囊宽圆锥形，长 10 ~ 12 mm；花瓣倒卵形，等长于中萼片而较宽，顶端近圆形，具 5 条脉；唇瓣近提琴形，长约 3 cm，3 裂；侧裂片近半卵形；中裂片近肾形，下弯，顶端浅 2 裂；唇盘具 5 条脊突，在脊突上和脊突之间具有不规则的疣突。蕊柱长约 5 mm；药帽圆锥形，密被乳突。果绿色，长圆形，长 1.5 cm，直径 1.4 cm，果柄长 2.5 cm。花期 4 ~ 6 月；果期 10 月。

【生　　境】附生于海拔 1250 ~ 2100 m 的山地疏林中树干上。

【分　　布】分布于云南。印度、缅甸、泰国、老挝、越南也有分布。

【采集加工】取石斛的茎部烘焙，通过专业工具扭成螺旋形称为枫斗。

【性味功能】味甘、淡，性微寒。生津益胃、清热养阴。

【主治用法】主治热病伤津，口干烦渴，病后虚热，阴伤目睗，胃痛干呕。用量 20 ~ 40 g。

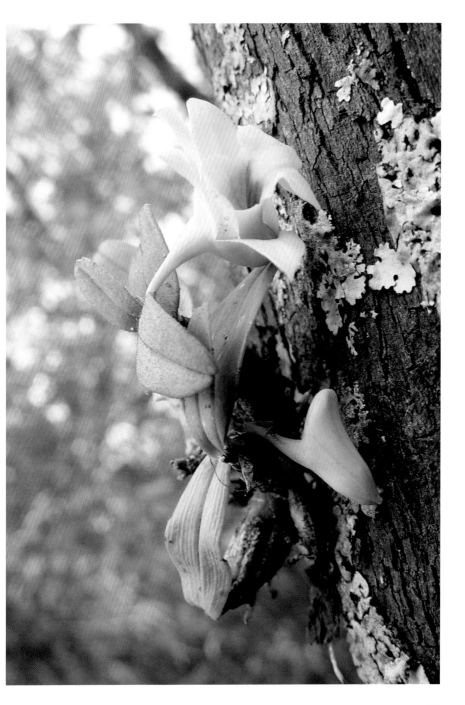

鼓槌石斛

Dendrobium chrysotoxum Lindl.

【别　　名】粗黄草、金弓石斛

【基　　原】来源于兰科石斛属鼓槌石斛 **Dendrobium chrysotoxum** Lindl. 的茎入药。

【形态特征】附生草本。茎直立，肉质，纺锤形，长 6～30 cm，中部直径 1.5～5 cm，具 2～5 节间，具多数圆钝的条棱，干后金黄色，近顶端具 2～5 枚叶。叶革质，长圆形，长达 19 cm，宽 2～3.5 cm 或更宽，顶端急尖而钩转，基部收狭，但下不延为抱茎的鞘。总状花序近茎顶端发出，斜出或稍下垂，长达 20 cm；花序轴粗壮，疏生多数花；花序柄基部具 4～5 枚鞘；花苞片小，膜质，卵状披针形，长 2～3 mm，顶端急尖；花梗和子房黄色，长达 5 cm；花质地厚，金黄色，稍带香气；中萼片长圆形，长 1.2～2 cm，中部宽 5～9 mm，顶端稍钝，具 7 条脉；侧萼片与中萼片近等大；萼囊近球形，宽约 4 mm；花瓣倒卵形，等长于中萼片，宽约为萼片的 2 倍，顶端近圆形，具约 10 条脉；唇瓣的颜色比萼片和花瓣深，近肾状圆形，长约 2 cm，宽 2.3 cm，顶端浅 2 裂，基部两侧多少具红色条纹，边缘波状，上面密被短茸毛；唇盘通常呈"A"隆起，有时具"U"形的栗色斑块；蕊柱长约 5 mm；药帽淡黄色，尖塔状。花期 3～5 月。

【生　　境】附生于海拔 520～1620 m 的阳光充足的常绿阔叶林中树干上或疏林下岩石上。

【分　　布】云南。印度、缅甸、泰国、老挝、越南也有分布。

【采集加工】取石斛的茎部烘焙，通过专业工具扭成螺旋形称为枫斗。

【性味功能】味甘、淡，性微寒。养阴生津，止渴，润肺。

【主治用法】治热病伤津，口干烦渴，病后虚热。用量 20～40 g。

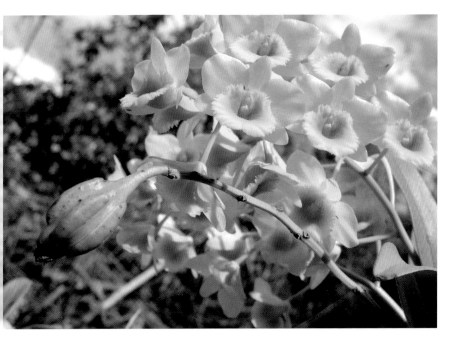

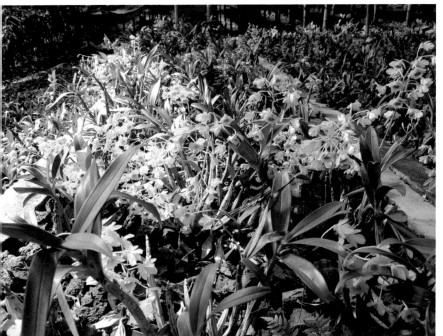

晶帽石斛

Dendrobium crystallinum Rchb. f.

【基　　原】来源于兰科石斛属晶帽石斛 **Dendrobium crystallinum** Rchb. f. 的茎入药。

【形态特征】附生草本。茎直立或斜立，稍肉质，圆柱形，长 60～70 cm，直径 5～7 mm，不分枝，具多节，节间长 3～4 cm。叶纸质，长圆状披针形，长 9.5～17.5 cm，宽 1.5～2.7 cm，顶端长渐尖，基部具抱茎的鞘，具数条两面隆起的脉。总状花序数个，出自去年生落了叶的老茎上部，具 1～2 朵花；花序柄短，长 6～8 mm，基部被 3～4 枚长 3～5 mm 的鞘；花苞片浅白色，膜质，长圆形，长 1～1.5 cm，顶端锐尖；花梗和子房长 3～4 cm；花大，开展；萼片和花瓣乳白色，上部紫红色；中萼片狭长圆状披针形，长 3.2 cm，宽 7 mm，顶端渐尖，具 5 条脉；侧萼片与中萼片相似，等大，顶端渐尖，基部稍歪斜，具 5 条脉；萼囊小，长圆锥形，长 4 mm，宽 2 mm；花瓣长圆形，长 3.2 cm，宽 1.2 cm，顶端急尖，边缘多少波状，具 7 条脉；唇瓣橘黄色，上部紫红色，近圆形，长 2.5 cm，全缘，两面密被短茸毛；蕊柱长 4 mm；药帽狭圆锥形，密布白色晶体状乳突，前端边缘具不整齐的齿。蒴果长圆柱形，长 6 cm，直径 1.7 cm。花期 5～7 月；果期 7～8 月。

【生　　境】附生于海拔 540～1800 m 的山地林缘或疏林中树干上。

【分　　布】云南。缅甸、泰国、老挝、柬埔寨、越南也有分布。

【采集加工】取石斛的茎部烘焙，通过专业工具扭成螺旋形称为枫斗。

【性味功能】味甘、淡，性寒。清热除烦，清肝息风，利尿解毒。

【主治用法】治热病津伤之烦渴，肝阳上亢证，食物中毒。长期服用对提高抵抗力、免疫力效果显著。用量 15～30 g。

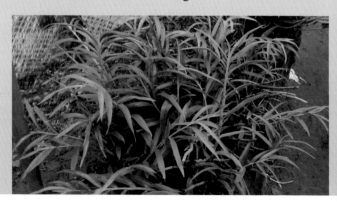

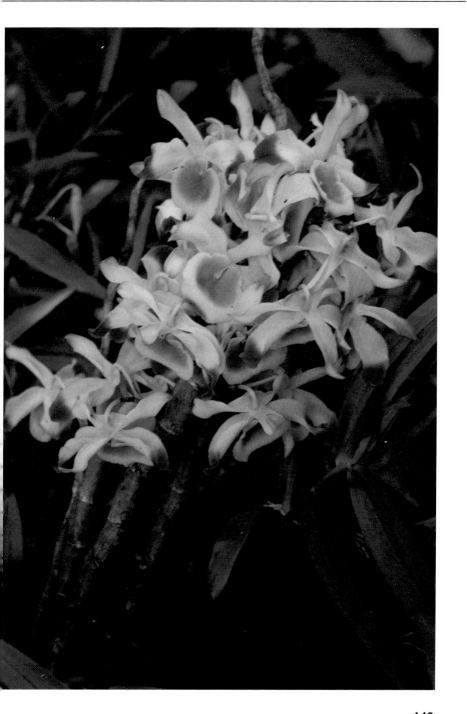

迭鞘石斛

Dendrobium denneanum Kerr.

【别　　名】黄草、紫斑金兰、大马鞭草

【基　　原】来源于兰科石斛属迭鞘石斛 **Dendrobium denneanum** Kerr. 的茎入药。

【形态特征】附生草本。茎直立，圆柱形，上部弯曲，叶呈 2 列，狭长圆形或长圆状披针形，总状花序常生于无叶的茎上端。疏生 2 至 7 朵花；花序柄基部具数枚圆筒状套叠的鞘状苞片；花橘黄色，花期 4 至 6 月。

【生　　境】附生于中海拔常绿阔叶林或沟谷密林树上。

【分　　布】云南、广西、贵州等地。

【采集加工】取石斛的茎部烘焙，通过专业工具扭成螺旋形称为枫斗。

【性味功能】味甘、淡，性寒。滋发生益胃，生津止渴。

【主治用法】治热病伤津，口干烦渴，病后虚热。用量 20 ～ 40 g。

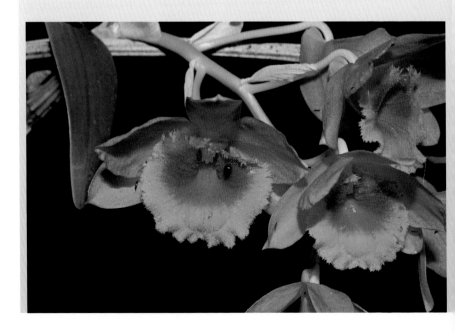

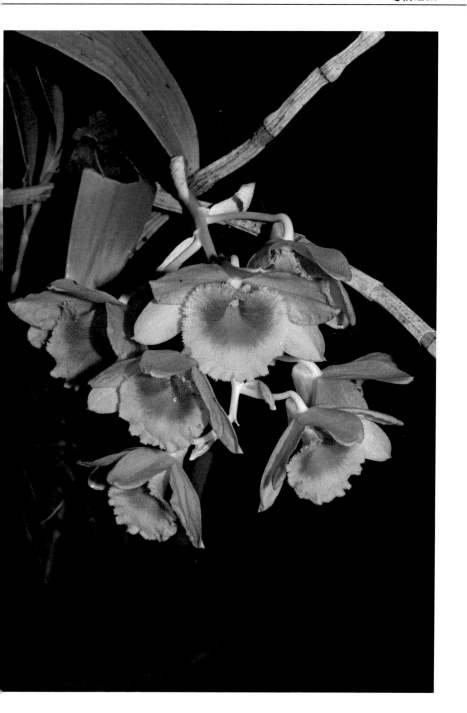

齿瓣石斛

Dendrobium devonianum Paxt.

【别　　名】大黄草、水打棒、中黄草、旱马棒

【基　　原】来源于兰科石斛属齿瓣石斛 **Dendrobium devonianum** Paxt. 的茎入药。

【形态特征】附生草本。茎下垂，稍肉质，细圆柱形，长 50 ～ 70 (100)cm，直径 2 ～ 5 mm，不分枝，具多数节；节间长 2.5 ～ 4 cm，干后常呈淡褐色带污黑。叶纸质，二列互生于整个茎上，舌形，狭卵状披针形，长 8 ～ 13 cm，宽 1.2 ～ 2.5 cm，顶端长渐尖，基部具抱茎的鞘；叶鞘常具紫红色斑点，干后纸质。总状花序常多个，出自于落了叶的老茎上，每个具 1 ～ 2 朵花；花序柄绿色，长约 4 mm，基部具 2 ～ 3 枚干膜质的鞘；花苞片膜质，卵形，长 3 ～ 4 mm，顶端锐尖；花梗和子房绿色带褐色，长 2 ～ 2.5 cm；花质地薄，开展，具香气；萼片顶端白色带青紫色，中萼片卵状披针形，长约 2.5 cm，宽 9 mm，顶端急尖，具 5 条紫色的脉；侧萼片与中萼片相似但基部稍歪斜；萼囊近球形，长约 4 mm；花瓣与萼片同色，卵形，长 2.6 cm，宽 1.3 cm，顶端近急尖，基部收狭为短爪，边缘具短流苏，具 3 条脉，其两侧的主脉多分枝；唇瓣白色，前部紫红色，中部以下两侧具紫红色条纹，近圆形，长 3 cm，基部收窄为短爪，边缘具复式流苏，上面密布短毛；唇盘两侧各具 1 个黄色斑块；蕊柱白色，长约 3 mm，前面两侧具紫红色条纹；药帽白色，近圆锥形，顶端稍凹，密布细乳突，前端边缘具不整齐的齿。蒴果纺锤形，红绿色，长 3.5 cm，直径 1.2 cm，具长 1.5 ～ 2 cm 的果柄。花期 6 ～ 8 月；果期 8 ～ 9 月。

【生　　境】附生于海拔 750 ～ 2000 m 的山地密林中或茶园树干上。

【分　　布】云南、西藏、贵州、广西。不丹、印度、缅甸、泰国、越南也有分布。

【采集加工】取石斛的茎部烘焙，通过专业工具扭成螺旋形称为枫斗。

【性味功能】味甘、淡、微咸，性寒。滋阴益胃，生津止渴。

【主治用法】治热病伤津，口干烦渴，病后虚热。用量 20 ～ 40 g。

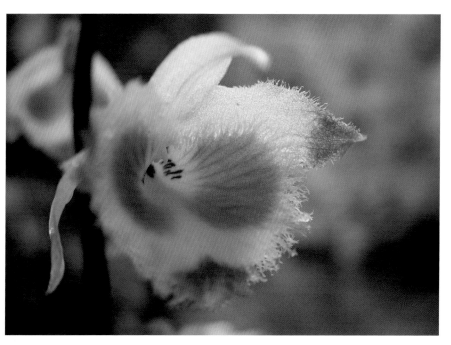

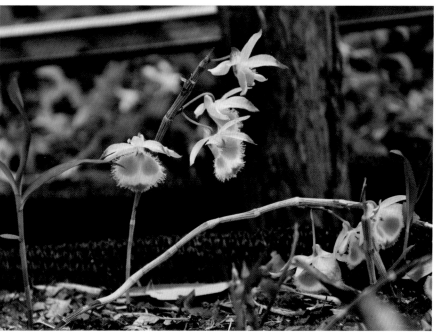

流苏石斛

Dendrobium fimbriatum Hook.

【别　　名】马鞭石斛

【基　　原】来源于兰科石斛属流苏石斛 **Dendrobium fimbriatum** Hook. 的茎入药。

【形态特征】附生草本。茎粗壮，斜立或下垂，质地硬，圆柱形或有时基部上方稍呈纺锤形，长 50～100 cm，直径 8～12(20)mm，不分枝，具多数节，干后淡黄色或淡黄褐色，节间长 3.5～4.8 cm，具多数纵槽。叶二列，革质，长圆形或长圆状披针形，长 8～18.5 cm，宽 2～3.6 cm，顶端渐尖，有时稍 2 裂，基部具紧抱于茎的革质鞘。总状花序长 5～15 cm，疏生 6～12 朵花；花序轴较细，多少弯曲；花序柄长 2～4 cm，基部被数枚套叠的鞘；鞘膜质，筒状，位于基部的最短，长约 3 mm，上部的长达 1 cm；花苞片膜质，卵状披针形，长 3～5 mm，顶端锐尖；花梗和子房浅绿色，长 2.5～3 cm；花金黄色，质地薄，开展，稍具香气；中萼片长圆形，长 1.3～1.8 cm，宽 6～8 mm，顶端钝，边缘全缘，具 5 条脉；侧萼片卵状披针形，与中萼片等长而稍狭，顶端钝，基部歪斜，全缘，具 5 条脉；萼囊近圆形，长约 3 mm；花瓣长圆状椭圆形，长 1.2～1.9 cm，宽 7～10 mm，顶端钝，边缘微啮蚀状，具 5 条脉；唇瓣比萼片和花瓣的颜色深，近圆形，长 15～20 mm，基部两侧具紫红色条纹并且收狭为长约 3 mm 的爪，边缘具复流苏，唇盘具 1 个新月形横生的深紫色斑块，上面密布短茸毛；蕊柱黄色，长约 2 mm，具长约 4 mm 的蕊柱足；药帽黄色，圆锥形，光滑，前端边缘具细齿。花期 4～6 月。

【生　　境】附生于海拔 1000～3100 m 的密林中树干上及石上。

【分　　布】云南、贵州、广西、广东、海南。印度、尼泊尔、不丹、缅甸、泰国、越南、马来西亚也有分布。

【采集加工】取石斛的茎部烘焙，通过专业工具扭成螺旋形称为枫斗。

【性味功能】味甘、淡、微咸，性寒。滋阴益胃，生津止渴。

【主治用法】治热病伤津，口干烦渴，病后虚热。用量 20～40 g。

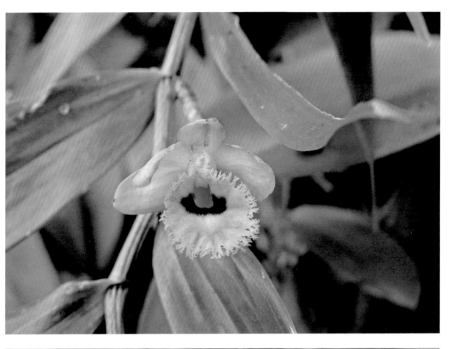

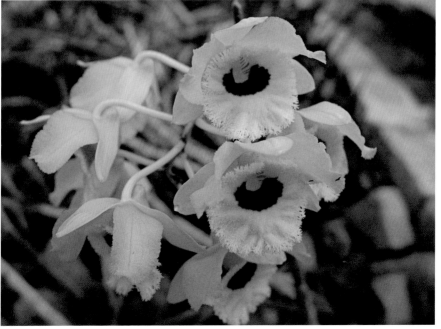

勐海石斛

Dendrobium minutiflorum S. C. Chen et Tsi

【基　　原】来源于兰科石斛属勐海石斛 **Dendrobium minutiflorum** S. C. Chen et Tsi 的茎入药。

【形态特征】附生草本。植株矮小。茎狭卵形或略呈纺锤形，长 1.5～3 cm，连同叶鞘粗 4～5 mm，具 3～4 节，当年生的被叶鞘所包裹。叶薄革质，通常 2～3 枚，狭长圆形，长 1.5～5.5 cm，宽 4～7 mm，顶端钝并且不等侧 2 裂，基部扩大为鞘；叶鞘偏鼓状，抱茎，纸质，干后浅白色，鞘口斜截。总状花序常 1～3 个，直立，顶生或侧生于当年生茎的上部，长 2～4 cm；花序轴纤细，粗约 0.5 mm，具数朵小花；花苞片膜质，卵形，长约 3 mm，宽约 1 mm，顶端急尖；花梗和子房长约 4 mm；花绿白色或淡黄色，开展；中萼片狭卵形，长 6.5 mm，宽 2.5 mm，顶端锐尖，具 5 条脉；侧萼片卵状三角形，长 6.5 mm，基部歪斜，宽约 5 mm，顶端锐尖，具 5 条脉，仅中央 3 条脉到达顶端；萼囊长圆形，长约 5 mm，末端钝；花瓣长圆形，长 6 mm，宽 2 mm，顶端锐尖，具 3 条脉；唇瓣近长圆形，长 5 mm，宽 4 mm，中部以上 3 裂；侧裂片顶端尖牙齿状，边缘全缘或具不明显的齿；中裂片横长圆形，边缘多少皱波状，顶端凹缺；唇盘具由 3 条褶片连成一体的宽厚肉脊，脊的顶端终止于中裂片基部；蕊柱粗短，长 2 mm，基部扩大；药帽前端边缘微撕裂状。蒴果倒卵形，长宽近相等，7 mm，具 3 个棱。花期 8～9 月。

【生　　境】附生于海拔 1000～1400 m 的山地疏林中树干上。

【分　　布】云南。

【采集加工】取石斛的茎部烘焙，通过专业工具扭成螺旋形称为枫斗。

【性味功能】味甘、淡、微咸，性寒。滋阴益胃，生津止渴。

【主治用法】治热病伤津，口干烦渴，病后虚热。用量 20～40 g。

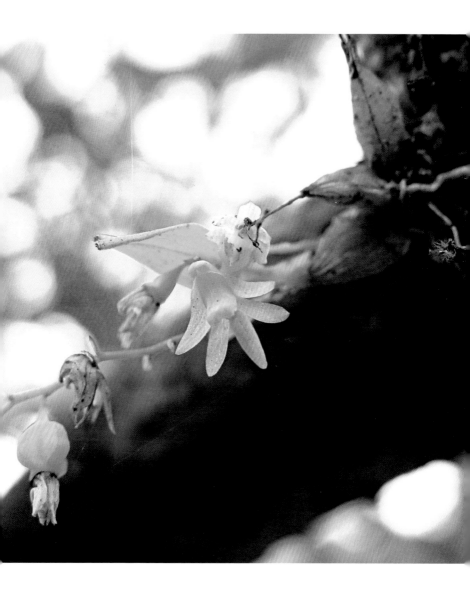

肿节石斛

Dendrobium pendulum Roxb.

【基　　原】来源于兰科石斛属肿节石斛 **Dendrobium pendulum** Roxb. 的茎入药。

【形态特征】附生草本。茎斜立或下垂，肉质状肥厚，圆柱形，通常长 22 ～ 40 cm，粗 1 ～ 1.6 cm，不分枝，具多节，节肿大呈算盘珠子样，节间长 2 ～ 2.5 cm，干后淡黄色带灰色。叶纸质，长圆形，长 9 ～ 12 cm，宽 1.7 ～ 2.7 cm，顶端急尖，基部具抱茎的鞘；叶鞘薄革质，干后鞘口多少张开。总状花序通常出自落了叶的老茎上部，具 1 ～ 3 朵花；花序柄较粗短，长 2 ～ 5 mm，基部被 1 ～ 2 枚长约 6 mm 的筒状鞘；花苞片浅白色，纸质，宽卵形，长约 8 mm，顶端钝；花梗黄绿色，连同淡紫红色的子房长 3 ～ 4 cm；花大，白色，上部紫红色，开展，具香气，干后蜡质状；中萼片长圆形，长约 3 cm，宽 1 cm，顶端锐尖，具 5 条脉；侧萼片与中萼片等大，同形，顶端锐尖，基部稍歪斜，具 5 条脉；萼囊紫红色，近圆锥形，长约 5 mm；花瓣阔长圆形，长 3 cm，宽 1.5 cm，顶端钝，基部近楔形收狭，边缘具细齿，具 6 条脉和多数支脉；唇瓣白色，中部以下金黄色，上部紫红色，近圆形，长约 2.5 cm，中部以下两侧围抱蕊柱，基部具很短的爪，边缘具睫毛，两面被短茸毛；蕊柱长约 4 mm，下部扩大，背面稍被细乳突，药帽近圆锥形，被细乳突状毛，前端稍收狭而近截形并具啮蚀状。花期 3 ～ 4 月。

【生　　境】附生于海拔 1050 ～ 1600 m 的山地疏林中树干上。

【分　　布】云南。印度、缅甸、泰国、老挝、越南也有分布。

【采集加工】取石斛的茎部烘焙，通过专业工具扭成螺旋形称为枫斗。

【性味功能】味甘，性微寒。益胃生津，养阴清热。

【主治用法】治热伤津液，低热烦渴，舌红少苔，胃阴不足，口渴咽干，呕逆少食，胃脘隐痛，肾阴不足，视物昏花。用量 20 ～ 40 g。

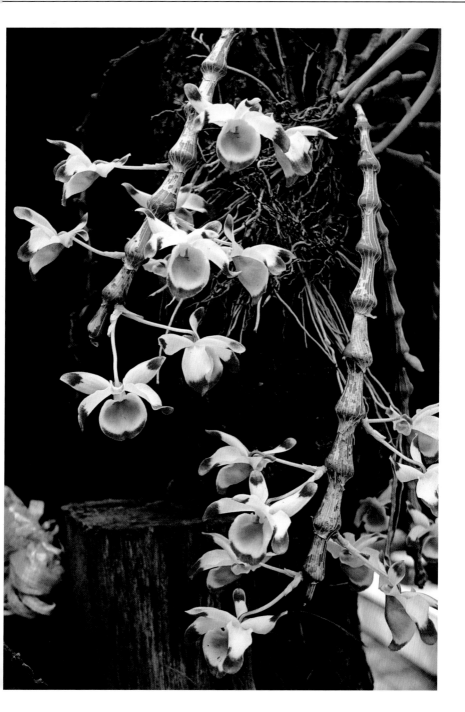

报春石斛

Dendrobium primulinum Lindl.

【基　　原】来源于兰科石斛属报春石斛 **Dendrobium primulinum** Lindl. 的茎入药。

【形态特征】附生草本。茎下垂，厚肉质，圆柱形，通常长 20～35 cm，粗 8～13 mm，不分枝，具多数节，节间长 2～2.5 cm。叶纸质，二列，互生于整个茎上，披针形或卵状披针形，长 8～10.5 cm，宽 2～3 cm，顶端钝并且不等侧 2 裂，基部具纸质或膜质的叶鞘。总状花序具 1～3 朵花，通常从落了叶的老茎上部节上发出；花序柄着生的茎节处呈舟状凹下，长 2 mm，基部被 3～4 枚长 2～3 mm 的膜质鞘；花苞片浅白色，膜质，卵形，长约 5～9 mm，顶端钝；花梗和子房黄绿色，长 2～2.5 cm；花开展，下垂；萼片和花瓣淡玫瑰色；中萼片狭披针形，长 3 cm，宽 6～8 mm，顶端近锐尖，具 3～5 条脉；侧萼片与中萼片同形而等大，顶端近锐尖，基部歪斜，具 3～5 条脉；萼囊狭圆锥形，长约 5 mm，末端钝；花瓣狭长圆形，长 3 cm，宽 7～9 cm，顶端钝，具 3～5 条脉，全缘；唇瓣淡黄色带淡玫瑰色顶端，宽倒卵形，长小于宽，宽约 3.5 cm，中下部两侧围抱蕊柱，边缘具不整齐的细齿，两面密布短柔毛，唇盘具紫红色的脉纹；蕊柱白色，长约 3 mm；药帽白色，椭圆状圆锥形，顶端微凹，密布乳突状毛，前端边缘宽凹缺。花期 3～4 月。

【生　　境】附生于海拔 700～1800 m 的山地疏林中树干上。

【分　　布】云南。印度、尼泊尔、缅甸、泰国、老挝、越南也有分布。

【采集加工】取石斛的茎部烘焙，通过专业工具扭成螺旋形称为枫斗。

【性味功能】味微苦，性凉。益胃生津，养阴清热。

【主治用法】治烫伤，半边瘫痪，湿疹。用量 20～40 g。

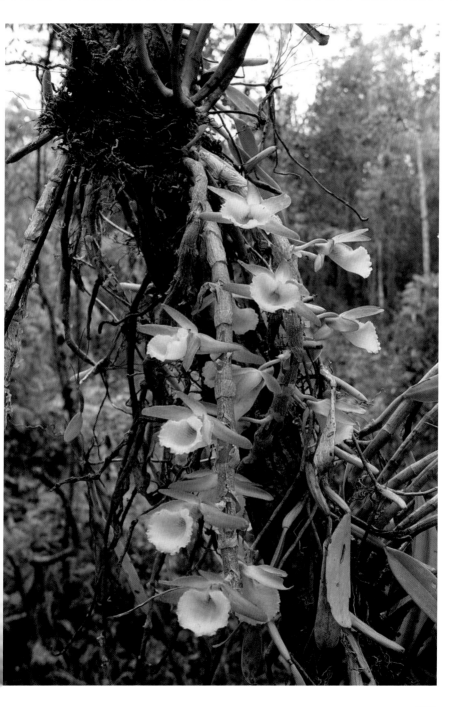

球花石斛

Dendrobium thyrsiflorum Rchb. f.

【基　原】来源于兰科石斛属球花石斛 **Dendrobium thyrsiflorum** Rchb. f. 的茎入药。

【形态特征】附生草本。茎直立或斜立，圆柱形，粗壮，长 12～46 cm，粗 7～16 mm，基间收狭为细圆柱形，不分枝，具数节，节间长 2～7 cm，黄褐色并且具光泽，有数条纵棱。叶 3～4 枚互生于茎的上端，革质，椭圆形、长圆形或长圆状披针形，长 9～16 cm，宽 2.4～6 cm，顶端急尖，基部不下延为抱茎的鞘，但收狭为长约 6 mm 的柄。总状花序侧生于带有叶的老茎上端，下垂，长 10～16 cm，密生许多花，花序柄基部被 3～4 枚纸质鞘；花苞片浅白色，纸质，倒卵形，长 10～15 mm，宽 5～13 mm，顶端圆钝，具数条脉，干后不席卷；花梗和子房浅白色带紫色条纹，长 2.5～3 cm；花开展，质地薄，黄色或白色；中萼片卵形，长约 1.5 cm，宽 8 mm，顶端钝，全缘，具 5 条脉；侧萼片稍斜卵状披针形，长 1.7 cm，宽 7 mm，顶端钝，全缘，具 5 条脉；萼囊近球形，宽约 4 mm；花瓣近圆形，长 14 mm，宽 12 mm，顶端圆钝，基部具长约 2 mm 的爪，具 7 条脉和许多支脉，基部以上边缘具不整齐的细齿；唇瓣金黄色，半圆状三角形，长 15 mm，宽 19 mm，顶端圆钝，基部具长约 3 mm 的爪，上面密布短茸毛，背面疏被短茸毛；爪的前方具 1 枚倒向的舌状物；蕊柱白色，长 4 mm；蕊柱足淡黄色，长 4 mm；药帽白色，前后压扁的圆锥形。花期 4～7 月；果期 12 月。

【生　境】附生于海拔 750～1800 m 的山地林中树干上。

【分　布】云南。印度、缅甸、泰国、老挝、越南也有分布。

【采集加工】取石斛的茎部烘焙，通过专业工具扭成螺旋形称为枫斗。

【性味功能】味甘，性微寒。益胃生津，养阴清热。

【主治用法】治热伤津液，低热烦渴，舌红少苔；胃阴不足，口渴咽干，呕逆少食，胃脘隐痛，肾阴不足，视物昏花。用量 20～40 g。

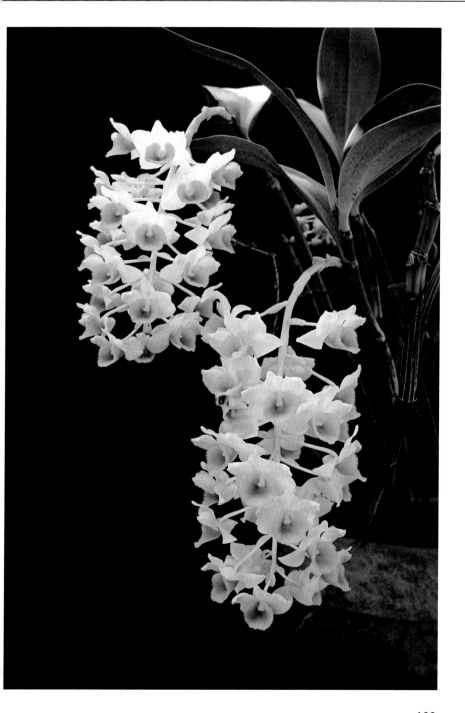

翅梗石斛

Dendrobium trigonopsis Rchb. f.

【基　　原】来源于兰科石斛属翅梗石斛 **Dendrobium trigonopsis** Rchb. f. 的茎入药。

【形态特征】附生草本。茎丛生，肉质状，呈纺锤形或有时呈棒状，长 5 ～ 11 cm，中部直径 12 ～ 15 mm，不分枝，具 3 ～ 5 节，节间长约 2 cm，干后金黄色。叶厚革质，3 ～ 4 枚，近顶生，长圆形，长 8 ～ 9.5 cm，宽 12 ～ 25 mm，顶端锐尖，基部具抱茎的短鞘，在上面中肋凹下，在背面的脉上被稀疏的黑色粗毛。总状花序出自具叶的茎中部或近顶端，常具 2 朵花，花序柄长 1 ～ 4 cm；花苞片肉质，卵状三角形，长约 5 mm，顶端锐尖；花梗和子房黄绿色，长 3 ～ 4 cm，子房三棱形；花下垂，稍张开，质地厚，除唇盘稍带浅绿色外，均为蜡黄色；中萼片和侧萼片近相似，狭披针形，长约 3 cm，宽 1 cm，顶端急尖，中部以上两侧边缘上举，在背面中肋隆起呈翅状，侧萼片的基部仅部分着生在蕊柱足上；萼囊近球形，长约 4 mm；花瓣卵状长圆形，长约 2.5 cm，宽 1.1 cm，顶端急尖，具 8 条脉；唇瓣直立，与蕊柱近平行，长 2.5 cm，基部具短爪，3 裂；侧裂片围抱蕊柱，近倒卵形，顶端圆形，上部边缘具细齿；中裂片近圆形，窄于两侧裂片顶端之间的宽，唇盘密被乳突；蕊柱长约 6 mm，蕊柱齿上缘具数个浅缺刻；药帽圆锥形，长约 5 mm，光滑。花期 3 ～ 4 月。

【生　　境】附生于海拔 1150 ～ 1600 m 的山地林中树干上。

【分　　布】云南。缅甸、泰国、老挝也有分布。

【采集加工】取石斛的茎部烘焙，通过专业工具扭成螺旋形称为枫斗。

【性味功能】味甘，性微寒。益胃生津，养阴清热。

【主治用法】治热伤津液，低热烦渴，舌红少苔，胃阴不足，口渴咽干，呕逆少食，胃脘隐痛，肾阴不足，视物昏花。用量 20 ～ 40 g。

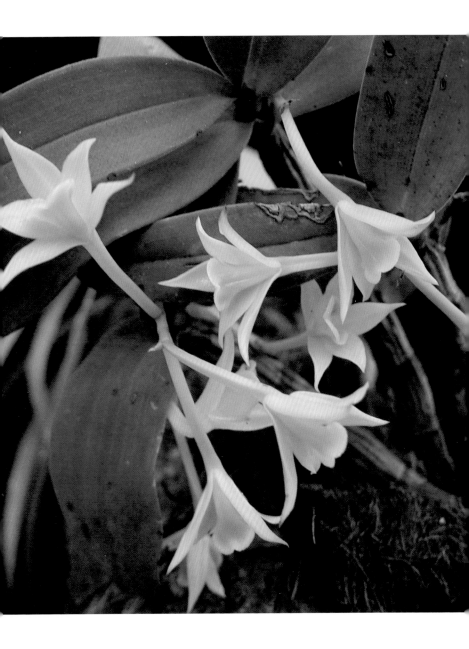

大苞鞘石斛
Dendrobium wardianum Warner.

【别　　名】腾冲石斛

【基　　原】来源于兰科石斛属大苞鞘石斛 **Dendrobium wardianum** Warner. 的茎入药。

【形态特征】附生草本。茎斜立或下垂，肉质，肥厚，圆柱形，长 16～46 cm，直径 7～15 mm，不分枝，具多节；节间多少肿胀呈棒状，长 2～4 cm，干后硫黄色带污黑。叶薄革质，二列，狭长圆形，长 5.5～17 cm，宽 1.7～2.5 cm，顶端急尖，基部具鞘；叶鞘紧抱于茎，干后鞘口常张开。总状花序从落了叶的老茎上部发出，具 1～3 朵花；花序柄粗短，长 2～5 mm，基部具 3～4 枚宽卵形的鞘；花苞片纸质，大型，宽卵形，长 2～3 cm，宽 1.5 cm，顶端近圆形；花梗和子房白色带紫红色，长 4～5 cm；花大，开展，白色带紫色顶端；中萼片长圆形，长 4.5 cm，宽 1.8 cm，顶端钝，具 8～9 条主脉和许多近横生的支脉；侧萼片与中萼片近等大，顶端钝，基部稍歪斜，具 8～9 条主脉和许多近横生的支脉；萼囊近球形，长约 5 mm；花瓣宽长圆形，与中萼片等长而较宽，达 2.8 cm，顶端钝，基部具短爪，具 5 条主脉和许多支脉；唇瓣白色带紫色顶端，宽卵形，长约 3.5 cm，宽 3.2 cm，中部以下两侧围抱蕊柱，顶端圆形，基部金黄色并且具短爪，两面密布短毛，唇盘两侧各具 1 个暗紫色斑块；蕊柱长约 5 mm，基部扩大；药帽宽圆锥形，无毛，前端边缘具不整齐的齿。花期 4～5 月。

【生　　境】附生于海拔 1350～1900 m 的山地疏林中树干上或村寨前后的古树上。

【分　　布】云南。不丹、印度、缅甸、泰国、越南也有分布。

【采集加工】取石斛的茎部烘焙，通过专业工具扭成螺旋形称为枫斗。

【性味功能】味甘，性微寒。益胃生津，养阴清热。

【主治用法】治热伤津液，低热烦渴，舌红少苔，胃阴不足，口渴咽干，呕逆少食，胃脘隐痛，肾阴不足，视物昏花。用量 20～40 g。

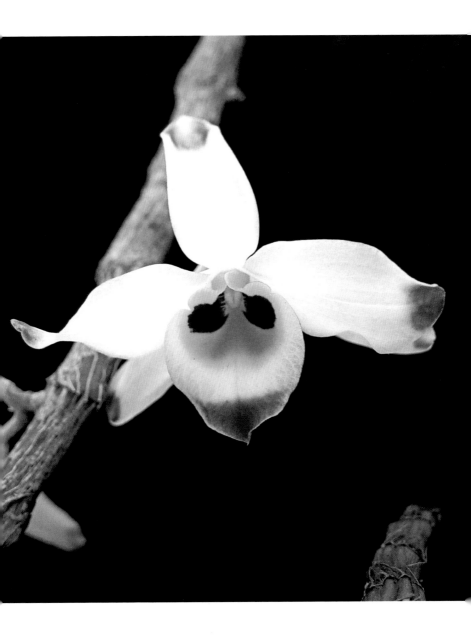

火麻树

Dendrocnide urentissima (Gagnep.) Chew.

【别　　名】树火麻、麻风树、电树

【基　　原】来源于荨麻科艾麻属火麻树 **Dendrocnide urentissima (Gagnep.) Chew.** 的树皮入药。

【形态特征】乔木。高 3～15 m，胸径 8～20 cm。树皮灰白色，皮孔椭圆形；小枝浑圆，中空，上部被短茸毛和刺毛，后渐变无毛，叶痕明显，半圆形。叶大，生于枝的顶端，纸质，心形，长 15～25 cm，宽 12～22 cm，顶端渐尖，基部心形，边缘全缘或有不明显的细齿，上面深绿色，生糙伏毛和稀疏的刺毛，下面被短茸毛和极小的红色腺点，脉上疏生刺毛，钟乳体细点状，上面较明显，基出脉 3～5 条，下面一对较细短，上面一对弧曲，达中部近边缘，与侧脉网结，侧脉 5～7 对，弧曲，在近边缘处彼此网结；叶柄长 7～15 cm，初时被短茸毛和疏生小刺毛；托叶宽三角状卵形，长约 1 cm，背面被短柔毛，早落。花序雌雄异株，生小枝近顶部叶腋，长圆锥状；雄花序具短梗，长约 20 cm，序轴上密生短柔毛；雌花序长达 50 cm，花序梗长达 25 cm，序轴和花枝上密生短柔毛和刺毛，常有极小的红色腺点。雄花近无梗，在芽时直径 2 mm；花被片 5，卵形，外面被微毛；雄蕊 5；退化雌蕊倒圆锥形，长近 1 mm，顶端截平。雌花无梗，4～6 朵花呈一列着生于稍肉质微膨大的团伞花序托上，在果时，花梗增长，团伞花序托不明显；花被片 4，稍不等大，侧生 2 枚稍大，卵形，长 0.8 mm，背腹生 2 枚三角状卵形、长约 0.6 mm、外面密被微毛和稀疏的小刺毛；柱头丝形，长 2～3 mm。瘦果近圆形，歪斜，压扁，长约 3 mm，熟时变黑红色，两面有明显的疣点，花梗在果时浑圆，在柄的顶端具关节。花期 9～10 月（广西），1～2 月（云南）；果期 10～12 月（广西），4～5 月（云南）。

【生　　境】生于海拔 800～1300 m 石灰岩山的混交林中。

【分　　布】云南、广西。越南也有分布。

【采集加工】全年可采，树皮切片，晒干。

【性味功能】味淡，性凉。杀虫除积。

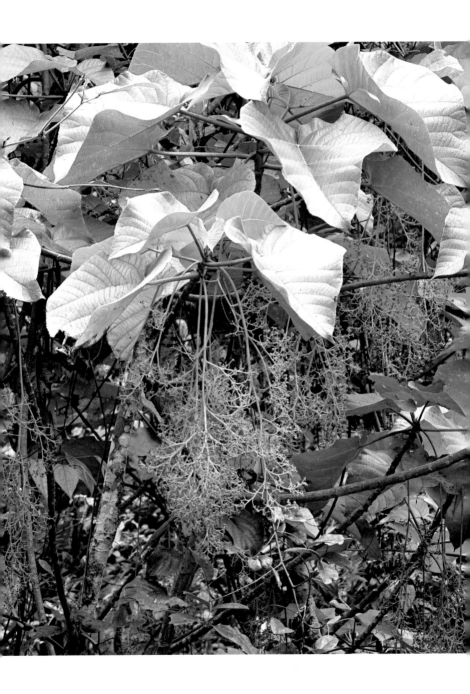

云南山蚂蝗

Desmodium yunnanense Franch.

【主治用法】治蛔虫病。用量30～50 g。

【基　　原】来源于蝶形花科山蚂蝗属云南山蚂蝗 **Desmodium yunnanense** Franch. 的根入药。

【形态特征】灌木，高1.2～3 m。多分枝，幼枝具棱或沟槽，密被白色或灰色茸毛，老时渐变无毛。叶为羽状三出复叶；托叶卵形至披针形，长7～8 mm，宽1.5～2.5 mm，先端渐尖，外面密被茸毛，脱落；叶柄长2～5 cm，叶轴长1～2 cm，密被灰色或白茸毛；小托叶披针形，长达4 mm；叶厚纸质，上面密被灰色短茸毛，下面密被灰色或白色茸毛，边全缘或波状，中脉和侧脉两面凸起，侧脉每边5～6条，网脉两面明显或有时因叶背茸毛厚而不甚明显；顶生小叶长8～17 cm，宽5～15 cm，侧生小叶较之小一半。顶生圆锥花序长16～27 cm，总花梗密被短茸毛；每苞片腋内具2～6花；苞片狭卵形，长5～7 mm，宽1.5～3 mm，外面密被茸毛，内面无毛；花梗长0.6～1 cm，被茸毛；花萼长4～4.5 mm，外面被短茸毛，4裂，裂片卵形，与萼筒等长或较短，上部裂片宽卵形，全缘，侧裂片较短；花冠粉红色或紫色，长10～13 mm，旗瓣近圆形或椭圆形，先端微凹或缺，基部具短瓣柄，翼瓣具耳和瓣柄，龙骨瓣较短无毛，具瓣柄；雄蕊单体，长10～12 mm；子房被柔毛。荚果扁平，长4～6 cm，宽约5 mm，腹缝线近直，背缝线波状，具4～7节，荚节长7～9 mm，具网纹，幼时被毛，成熟时渐变无毛。花期8～9月，果期9～10月。

【生　　境】生于海拔1200～2200 m的干燥山坡、灌丛及松栎林中。

【分　　布】云南、四川。

【采集加工】秋、冬季采挖，切片，晒干。

【性味功能】味苦，性平。润肺止咳，祛风活络，解毒消肿。

【主治用法】治跌打损伤，风湿性关节炎，腰痛，乳腺炎，毒蛇咬伤，咳嗽等。

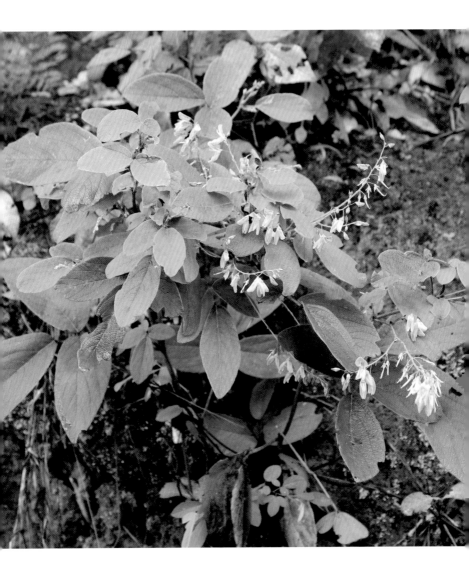

羯布罗香

Dipterocarpus turbinatus Gaertn. f.

【别　　名】埋喃满痒(傣语)、龙脑香

【基　　原】来源于龙脑香科龙脑香属羯布罗香 **Dipterocarpus turbinatus** Gaertn. f. 的树汁、叶入药。

【形态特征】乔木。高约30 m。含芳香树脂。树皮灰白色或深褐色，纵裂枝条密被灰色的茸毛，有时脱落无毛，具明显的环状托叶痕。叶片革质，卵状长圆形，长20～35 cm，宽8～13 cm，顶端渐尖，基部圆形或微心形，侧脉15～20对，背面明显凸起，被星状毛；叶柄长2～3 cm，密被深褐色或暗黄色的茸毛。总状花序腋生，有花3～6朵；萼片5，基部连合成钟状，被白粉；花瓣5，粉红色，线状长圆形，外面被灰色的茸毛；花药线形，药隔附属体丝状；子房密被毛，花柱圆柱状，中部以下被毛。果实长卵形，直径约3 cm，被白粉，果翅线状披针形，长约12～15 cm，宽约3 cm，有1条脉，沿脉两侧具小凸起，无毛。花期2～3月；果期6～7月。

【生　　境】生于山地林中。

【分　　布】云南、西藏。印度、巴基斯坦、缅甸、泰国、柬埔寨等也有分布。

【采集加工】全年可采树汁、叶晒干。

【性味功能】味辛、苦，性凉。开窍醒神，散热止痛。

【主治用法】治中风口噤，热病神昏，惊痫痰迷，气闭耳聋，目赤翳障，口疮，喉痹，疮疡。用量0.15～0.3 g。外用适量鲜品研末撒，或吹、搽、点，或调敷患处。气血虚者及孕妇禁服。

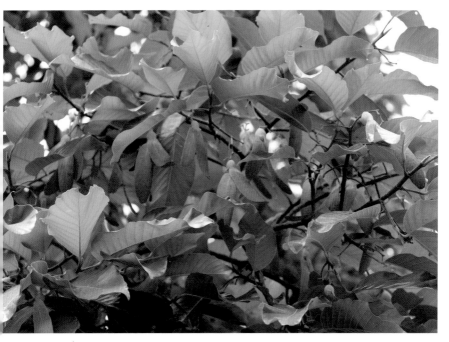

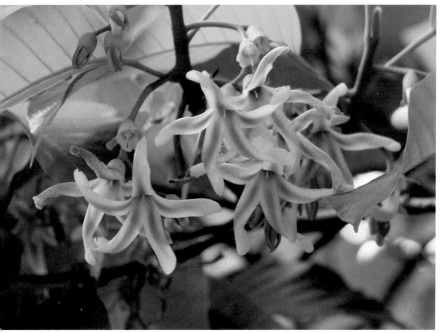

长叶竹根七

Disporopsis longifolia Craib.

【别　　名】竹根七、黄精、长叶假万寿竹

【基　　原】来源于百合科竹根七属长叶竹根七 Disporopsis longifolia Craib. 的根、茎入药。

【形态特征】多年生草本。根状茎链珠状，直径 1～2 cm。茎高 60～100 cm。叶纸质，椭圆形、椭圆状披针形或狭椭圆形，长 10～20(27)cm，宽 2.5～6(10)cm，顶端长渐尖或稍尾状，两面无毛，具短柄。花 5～10 朵簇生于叶腋，白色，近直立或平展；花梗长 12～15 mm，无毛；花被长 8～10 mm，由于花被筒口缢缩而略成葫芦形；裂片狭椭圆形，长 4～6 mm；副花冠裂片肉质，与花被裂片对生，长 1.5～2 mm，宽约 0.8 mm，顶端微缺；花药长圆形，长 2.5～3 mm，基部叉开，背部于极短的花丝着生于副花冠裂片顶端凹缺处；子房卵圆形，长约 4 mm，花柱长 1～1.2 mm，基部有一缢痕。浆果卵状球形，直径 12～15 mm，熟时白色，具 2～5 颗种子。花期 5～6 月；果期 10～12 月。

【生　　境】生于海拔 160～1720 m 的林下、灌丛中或林缘。

【分　　布】云南、广西。越南、老挝和泰国也有分布。

【采集加工】全年均可采收，根、茎洗净，鲜用或晒干。

【性味功能】味甘、微辛，性平。益气养阴，润肺，活血。

【主治用法】治病后体弱，阴虚肺燥，咳嗽痰黏，跌打损伤。用量 9～15 g。外用适量，鲜品捣烂敷患处。

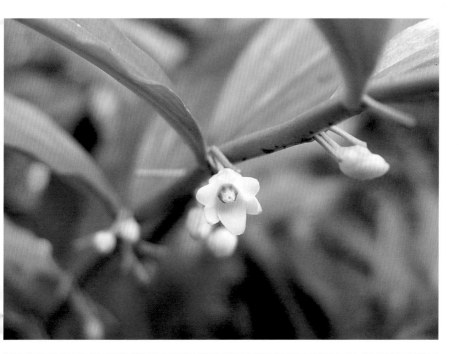

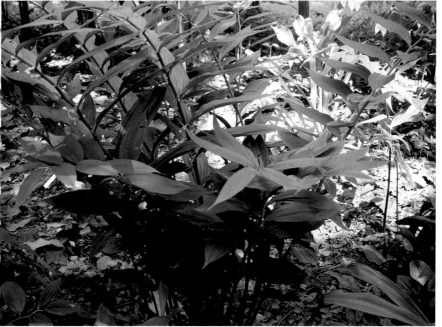

深裂竹根七

Disporopsis pernyi (Hua) Diels

【别　　名】竹根假万寿竹

【基　　原】来源于百合科竹根七属深裂竹根七 **Disporopsis pernyi** (Hua) Diels 的根状茎入药。

【形态特征】多年生常绿草本，高 30～50 cm；根状茎圆柱形，粗 5～10 cm，淡黄色，呈环节（鳞片痕），节上生根，根细圆柱形，极少分枝，每株根茎常具 2 个以上直立茎，一茎不同龄，二年生的与当年生的并存，成丛生状，具叶和花，基部有一膜质鳞片，茎圆柱形，绿色具紫斑，下部 15～25 cm 无叶，光滑，叶 7～9 枚，生之字形曲折的茎上部，互生，多少二列，叶片两面绿色，披针形，长 7～9 cm，宽 2～3 cm，中部以上渐尖，基部圆形，具长约 0.5 mm 的柄，全缘无毛，茎出脉 3 条，近平行，上面下凹，背面隆起，脉间有Ⅱ级平行脉 3～4 条，较细弱，花 1～2 朵生叶腋，白色或上部淡绿色，下垂，花梗长 0.5～0.8 cm，淡绿色无毛，下弯，花被近筒状，上部稍缢缩，口部稍开，全长 1.3～1.5 cm，管长 5～7 cm，粗 5～6 cm，花被裂片椭圆形，先端急尖，长 7～8 mm，宽 3～4 mm，内面绿色，稍外弯，副花冠白色，与花被裂片对生，下部与花被片合生，上半部分裂，镊合成锥形，裂片膜质，披针形，花药 4 mm，2 深裂，花丝极短，花药白色，长约 3 mm，生副花冠裂片裂口基部，子房淡绿色，卵形，长 6～7 mm，粗 4 mm，无毛，花柱长约 3 mm，柱头全缘，点状，和花药平齐。花期 5 月，果期 11～12 月。

【生　　境】生于海拔 2500 m 的石山、林下或山谷水旁。

【分　　布】云南、四川、贵州、湖南、广西、广东、江西、浙江、台湾。

【采集加工】全年可采收根状茎，切片，晒干。

【性味功能】味甘，性平。养阴润肺，生津止咳。

【主治用法】治虚咳多汗，产后虚弱。用量 9～15 g。

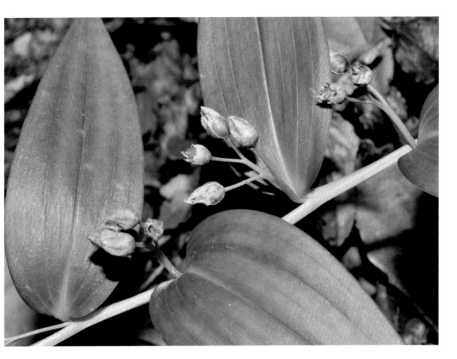

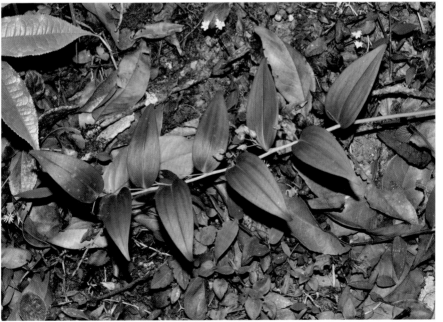

西南猫尾木

Dolichandrone stipulata (Wall.) Benth. et Hook. f.

【别　　名】埋锅借(傣语)、猫尾木

【基　　原】来源于紫葳科猫尾木属西南猫尾木 **Dolichandrone stipulata** (Wall.) Benth. et Hook. f. 的叶入药。

【形态特征】乔木，高 10～15 m；嫩枝、嫩叶及花序轴密被黄褐色短柔毛。奇数羽状复叶长达 30 cm；小叶 7～11 枚，长椭圆形至椭圆状卵形，长 12～19 cm，宽 4～8 cm，顶端短渐尖或钝，基部阔楔形全近圆形，偏斜，侧脉 8～10 对，两面近无毛，有时两面被稀疏黑色腺点，全缘，侧生小叶近无柄，顶生小叶柄长 1～2 cm。花序为顶生总状聚伞花序，被锈黄色柔毛，有花 4～10 朵；花梗长 2.5～5.5 cm。花萼佛焰苞状，长约 5.5 cm，直径约 4 cm，密被锈黄色茸毛。花冠黄白色，长约 10 cm，筒红褐色，花冠直径达 10 cm，筒基部直径达 1～1.5 cm，裂片边缘具不规则的齿刻，具皱纹。雄蕊 4，2 强，花丝紫色，着生于花冠筒上，花药丁字形着生，药室大，椭圆形。花盘环状。子房被毛，花柱纤细，柱头 2 裂，扁平。蒴果披针形，长达 36 cm，粗 2～4 cm，厚约 1 cm。种子长椭圆形，连翅长 3.5～5 cm，宽 1～1.3 cm。花期 9～12 月；果期 2～3 月。

【生　　境】生于海拔 348～1700 m 的密林或疏林中。

【分　　布】云南、海南、广西。越南、泰国、老挝、柬埔寨、缅甸也有分布。

【采集加工】全年可采收，叶晒干。

【性味功能】味微苦，性凉。清热解毒，退热。

【主治用法】治高热不语，感冒发热。用量 15～30 g。

【附　　方】治食物、药物引起的不良反应，各种热毒引起的疔疮脓肿等。用量 15～30g。

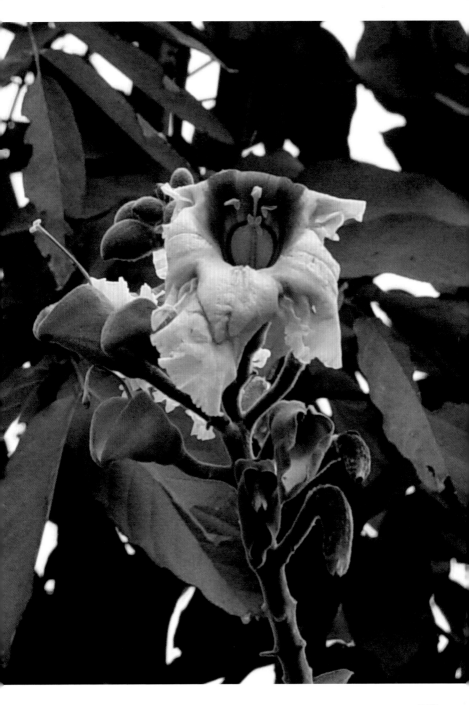

长柱山丹

Duperrea pavettaefolia (Kurz) Pitard.

【别　　名】叫勐远(傣语)

【基　　原】来源于茜草科长柱山丹属长柱山丹 **Duperrea pavett-aefolia** (Kurz) Pitard. 的茎干、根入药。

【形态特征】灌木或乔木。高 1.5 ～ 6 m。小枝被浅黄色紧贴的短硬毛。叶纸质，长圆状椭圆形、长圆状披针形或倒披针形，长 7 ～ 25 cm，宽 3 ～ 7 cm，顶端渐尖，基部楔形，叶面无毛或近无毛，背面有乳头状微柔毛，脉上被紧贴的短柔毛，侧脉 7 ～ 12 对，在叶面平坦，在叶背面凸起；叶柄长 3 ～ 8 mm，被紧贴的短硬毛；托叶膜质，卵状长圆形，长 8 ～ 10 mm，顶端芒尖，背面被紧贴的短硬毛。花序密被锈色短硬毛，苞片线形，被柔毛；花梗长 3 ～ 5 mm，被柔毛；萼管长约 2 mm，稍被锈色、紧贴的短硬毛，花萼裂片线形，长 4 ～ 5 mm，外面被柔毛，内面无毛；花冠白色，外面密被锈色、紧贴的短硬毛，冠管纤细，长 16 ～ 18 mm，花冠裂片有脉纹，长 4 ～ 5 mm，顶端凸尖；花丝极短或无，花药线状长圆形，长约 3 mm；花柱纤细，长约 3 cm，中部被疏柔毛，柱头椭圆形，粗糙。浆果扁球形，长 7 ～ 10 mm，直径 10 ～ 12 mm，顶部冠以环形的宿萼；种子扁球形，长和宽均 5 ～ 6 mm，背部隆起，腹面略扁。花期 4 ～ 6 月；果期 8 ～ 12 月。

【生　　境】生于海拔 50 ～ 1540 m 处的山坡或山谷溪边林中。

【分　　布】云南、广西、海南。越南、老挝、柬埔寨、泰国、缅甸、印度也有分布。

【采集加工】夏、秋季可采，茎干、根晒干。

【性味功能】清热解毒，消肿止痛。

【主治用法】治食物、药物引起的不良反应，各种热毒引起的疔疮脓肿等。用量 15 ～ 30 g。

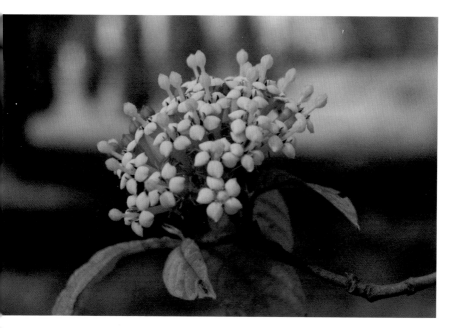

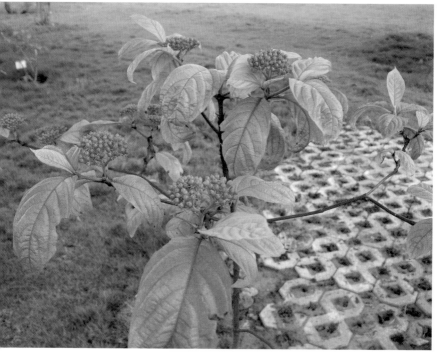

密花胡颓子

Elaeagnus conferta Roxb.

【别　名】羊奶果

【基　原】来源于胡颓子科胡颓子属密花胡颓子 **Elaeagnus conferta** Roxb. 的根、果入药。

【形态特征】常绿攀缘灌木。幼枝密被银白色或灰黄色鳞片，老枝鳞片脱净，灰黑色，有刺。叶片纸质，椭圆形或阔椭圆形，长 6～16 cm，宽 3～6 cm，顶端钝尖或骤渐尖，尖头三角形，基部圆形或楔形，全缘，表面幼时被银白色鳞片，成熟后脱落，干燥后深绿色，背面密被银白色和散生淡褐色鳞片，侧脉 5～7 对，弧形向上弯曲，两面均明显，细脉不甚明显；叶柄淡黄色，长 8～10 mm。花银白色，外面密被鳞片或鳞毛，多花簇生叶腋短小枝上成短总状花序，花枝极短，长 1～3 mm，花序比叶柄短；每花基部具一小苞片，苞片线形，黄色，比花梗长，长 2～3 mm；花梗极短，长约 1 mm；萼筒短小，坛状钟形，长 3～4 mm，其顶部急收缩，花萼裂片卵形，开展，长 2.5～3 mm，顶端钝尖，内面散生白色星状柔毛，包围子房的萼管细小，卵形，长约 1 mm；雄蕊的花丝与花药等长或稍长，花药细小，长圆形，长约 1 mm；花柱直立，疏生白色星状柔毛，稍超过雄蕊，达裂片中部，向上渐细小，柱头顶端弯曲。果实大，长椭圆形或长圆形，长达 20～40 mm，直立，成熟时红色；果梗粗短。花期 10～11 月；果期翌年 2～3 月。

【生　境】生于海拔 200～1400 m 的热带密林中，也见栽培于房前屋后。

【分　布】云南、广西。中南半岛、印度尼西亚、印度、尼泊尔也有分布。

【采集加工】夏、秋季可采根，切片，晒干；果实成熟时采果，晒干。

【性味功能】根：祛风通络，行气止痛；果：味酸，性平。收敛止泻。

【主治用法】治消化不良，咳嗽气喘，咳血，腰部扭伤，痔疮，疝气等。用量 50～100 g。

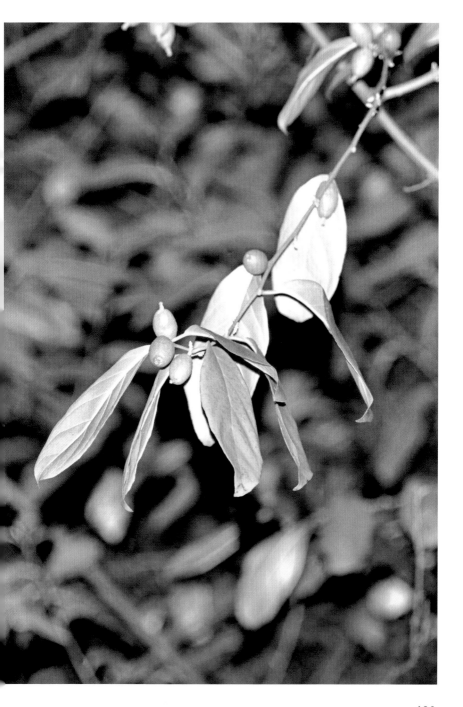

鸡柏紫藤

Elaeagnus loureirii Champ.

【别　　名】南胡颓子、金锁匙、角罗风、金耳环

【基　　原】来源于胡颓子科胡颓子属鸡柏紫藤 Elaeagnus lou-reirii Champ. 的全株入药。

【形态特征】常绿攀缘灌木。高2～3 m。幼枝纤细伸长，密被锈色鳞片，老枝鳞片脱落，深黑色，有刺。叶片纸质或薄革质，椭圆形至长椭圆形或卵状椭圆形至披针形，长5～10 cm，宽2～4.5 cm，顶端渐尖或骤渐尖，基部圆形，稀阔楔形，边缘呈微波状，稍反卷，表面幼时具褐色鳞片，成熟后脱落而有凹下斑痕，淡绿色或绿色，背面棕红色或褐黄色，密被鳞片，侧脉5～7对，与中脉开展成50°的角，两面均略明显；叶柄褐色，长8～15 mm。花密被褐色或深锈色鳞片，常数花簇生叶腋极短小枝上，花枝锈色，长1～4 mm；花梗长7～10 mm；萼筒钟形，长(7)10～11 mm，喉部压扁后宽5～7 mm，在裂片下面微收缩，向基部稍狭窄，在子房上明显收缩，裂片长三角形，长(4)5～7 mm，顶端渐尖，内面密被褐色鳞片，仅在裂片基部有少数星状毛，包围子房的萼管长圆形或长椭圆形，长2 mm；雄蕊的花丝长1.5～1.8 mm，花药长圆形，长2 mm；花柱细长，常弯曲，无毛，柱头偏向一边膨大，长3 mm，不超过雄蕊。果实椭圆形，长15～22 mm，被褐色鳞片；果梗长7～11 mm，细而下弯。花期10月至翌年5月；果期4～7月。

【生　　境】生于海拔1000～2400 m的山地疏林中。

【分　　布】云南、江西、广东、香港、广西。

【采集加工】全年可采，全株洗净，切段，晒干。

【性味功能】味酸、涩，性微温。止咳平喘，收敛止泻，祛风活血。

【主治用法】治哮喘，咳嗽，泄泻，咯血，慢性骨髓炎，子痛，胃痛；外用于疮癣，痔疮，肿毒，跌打肿痛。用量根9～18 g、茎叶30～60 g。外用鲜品适量，研末撒或煎水熏洗。

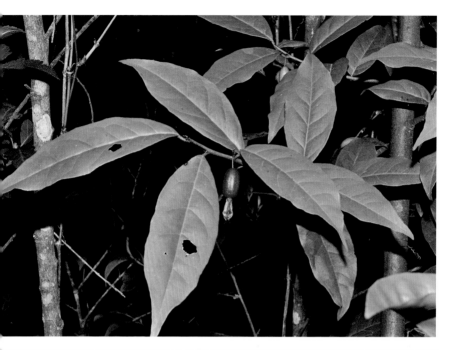

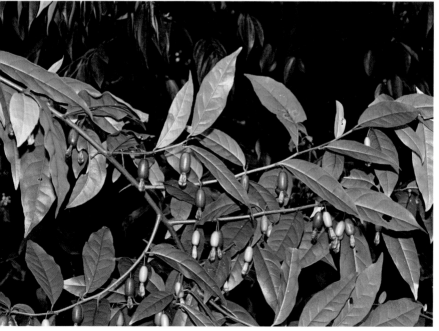

短葶飞蓬

Erigeron breviscapus (Vant.) Hand. -Mazz.

【别　　名】灯盏细辛、灯盏花、土细辛

【基　　原】来源于菊科飞蓬属短葶飞蓬 **Erigeron breviscapus** (Vant.) Hand. -Mazz. 的全草入药。

【形态特征】多年生草本。高 (4)15 ～ 40(70)cm。根茎木质，长达 5 cm，粗达 6 mm，常斜升或横走。茎单生或数条，直立，基部直径 1 ～ 3 mm，绿色或稀带紫色，不分枝或稀具少数分枝，具纵棱，被白色短硬毛和具柄腺毛。基生叶多数，密集成莲座状，叶片倒披针形、狭倒披针形或狭倒卵形，连叶柄长 1 ～ 9.5 cm，宽 0.3 ～ 3.5 cm，顶端圆或钝，具尖头，基部渐狭成具翅的柄，边缘全缘，两面绿色，被疏或密的短硬毛，边缘毛较密，极稀近无毛，中脉在两面凸起，侧脉 1 ～ 2 对；茎生叶少数，疏离，自下向上渐小，叶片披针形、狭披针形或披针状线形，长 1 ～ 5 cm，宽 0.1 ～ 1 cm，顶端钝或尖，基部半抱茎，其他同基生叶。头状花序直径 2 ～ 3 cm，单生于茎和分枝顶端；总苞半球形，直径 1 ～ 1.7 cm；总苞片约 3 层，与花盘近等长，披针状线形，长 6 ～ 8 mm，宽 0.5 ～ 0.8 mm，顶端渐尖，绿色、淡绿色或有时顶端带紫红色，外层背面被密或疏的白色短硬毛和混生具柄腺毛，内层具狭膜质边缘，背面近无毛。雌花约 3 层，舌状，舌片线形，长 8 ～ 10 mm，宽 0.8 ～ 1 mm，扁平，蓝色、蓝紫色或紫红色，稀白色，管部长 2 ～ 3 mm，上部疏被微毛；两性花花冠筒状，长 3 ～ 4 mm，黄色，冠檐狭钟状筒形，顶端 5 浅裂，冠管长 1 ～ 1.5 mm。瘦果狭长圆形，长约 1.5 mm，扁压，被向上紧贴的微柔毛；冠毛 2 层，淡褐色，刚毛状，外层极短，内层长约 4 mm。花、果期几全年。

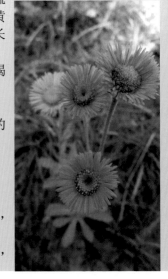

【生　　境】生于海拔 1100 ～ 3500 m 的松林下、林缘、灌丛下、草坡、路旁或田边。

【分　　布】湖南、广西、贵州、四川、云南、西藏等地。

【采集加工】秋季采收，将全草晒干。

【性味功能】味辛、微苦，性温。祛风除湿，活络止痛，健脾消积。

【主治用法】治瘫痪，风湿关节痛，牙痛，

胃痛，小儿疳积，小儿麻痹及脑膜炎后遗症。用量 30 ～ 50 g，水煎服，或研末蒸鸡蛋吃，或泡酒服。

【附　　方】1. 治感冒头痛，筋骨疼痛，鼻窍不通：短葶飞蓬，水煎服。

2. 治小儿麻痹后遗症及脑炎后遗症瘫痪：短葶飞蓬 20 ～ 30 g。研末，蒸鸡蛋吃。

3. 治小儿疳积，蛔虫病，感冒，肋痛：短葶飞蓬 30 ～ 50 g。水煎服。

4. 治牙痛：鲜短葶飞蓬全草，捣烂加红糖敷痛处。

5. 治疔毒，疖疮：短葶飞蓬，捣烂外敷患处。

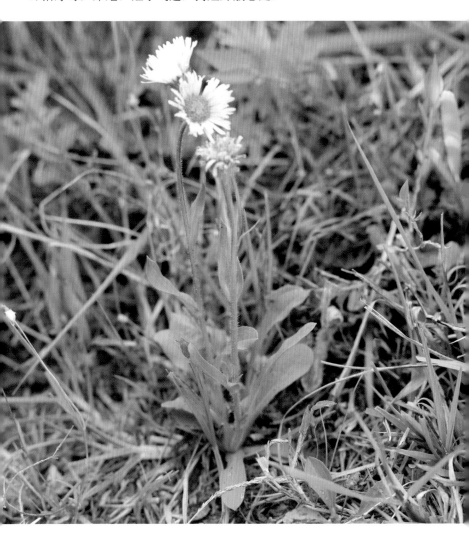

丛毛羊胡子草

Eriophorum comosum (Wall.) Nees.

【别　　名】卵穗苔草、白颖苔草、羊胡子草

【基　　原】来源于莎草科羊胡子草属丛毛羊胡子的 **Eriophorum comosum (Wall.) Nees.** 的花、全草入药。

【形态特征】多年生草本。根状茎短而粗。秆密丛生，高 15～80 cm，钝三棱形，少有圆柱状，无毛，基部具宿存的黑色或褐色的鞘。基生叶多数，长超过花序，宽 0.5～1 mm，线形，边缘向内卷，具细锯齿，向上渐狭成刚毛状，顶端三棱形。苞片叶状，长于花序；小苞片披针形，上部刚毛状，边缘有细齿；长侧枝聚伞花序伞房状，长 6～22 cm，具极多数小穗；小穗单个或 2～3 个簇生，长圆形，在开花时为椭圆形，长 6～12 mm，基部有空鳞片 4；空鳞片两大两小，小的长约为大的 1/2，卵形，顶端具小短尖，褐色，膜质，中肋明显，呈龙骨状凸起，有花鳞片形状与空鳞片相同而稍大，长 2.3～3 mm；下位刚毛极多数，成熟时长超过鳞片，长达 7 mm，无细齿；雄蕊 2，花药顶端具紫黑色、披针形的短尖，短尖长约为药的 1/3；柱头 3 枚。小坚果狭长圆形，扁三棱形，顶端锐尖，有喙，深褐色，有的下部具棕色斑点，长 2.5 mm(连喙)，宽约 0.5 mm。花、果期 6～11 月。

【生　　境】生于海拔 1100～3000 m 的岩壁上、干热河谷山坡草丛中。

【分　　布】云南、西藏、四川、贵州、广西、湖北、甘肃等地。印度北部、喜马拉雅山、阿富汗、缅甸北部、越南也有分布。

【采集加工】夏季花盛开时采摘花，鲜用或烘干；全年可采全草，晒干。

【性味功能】味辛，性温。根：祛风散寒，通经络，平喘咳。花：平喘止咳。

【主治用法】治风寒感冒，喘咳，风湿骨痛，跌打损伤。用量 10～15 g。

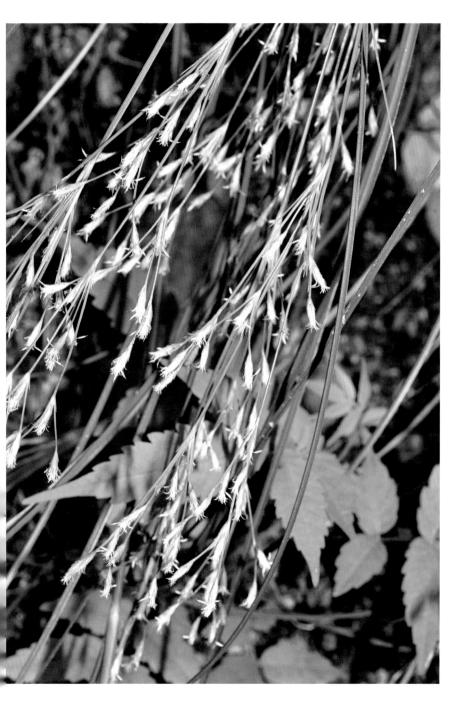

云南卫矛

Euonymus yunnanensis Franch.

【别　　名】金丝杜仲、线叶卫矛、石小豆、黄皮杜仲

【基　　原】来源于卫矛科卫矛属云南卫矛 **Euonymus yunnanensis** Franch. 的根皮、茎皮入药。

【形态特征】多常绿灌木。高达 3 m。枝圆柱状，暗褐色至褐色，坚硬，小枝柔软，具棱。叶片革质，线形至椭圆形，常为倒卵状椭圆形，多变异，长 5 ～ 9 cm，宽 6 ～ 24 mm，顶端尖或钝，基部渐狭，边缘具稀疏圆齿，并向背反卷，侧脉不明显；叶柄长 3 ～ 5 mm。花序梗长 2 ～ 3.5 cm，具 1 ～ 2 回分枝及多花，常仅中部花发育；花 5 数，直径 2 ～ 2.5 cm，花梗长 1.5 ～ 2.5 cm；萼片三角形，宿存；花瓣淡绿色，卵形，向背反卷，边缘全缘。蒴果柱状菱形至倒菱形，具 5 棱及浅沟，鲜时红色，干时黄褐色，直径 1.2 ～ 1.4 cm，长 1.5 ～ 1.8 cm；种子每室常 2 枚，椭圆状，暗褐色，基部具橘红色假种皮。花期 3 ～ 4 月；果期 5 ～ 7 月。

【生　　境】生于海拔 1700 ～ 2400 m 的林中。

【分　　布】云南、四川。

【采集加工】全年可采收，根皮、茎皮晒干。

【性味功能】味微苦、涩，性温；有毒。祛风除湿，散瘀消肿。

【主治用法】治跌打损伤，腰腿痛，风湿疼痛。用量 30 ～ 50 g。

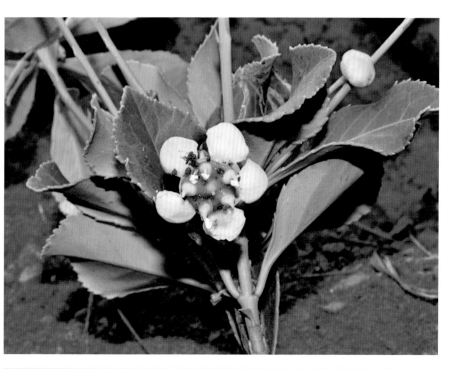

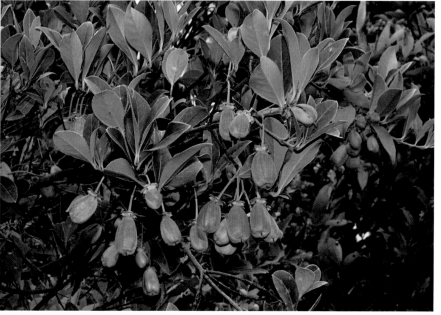

紫茎泽兰

Eupatorium adenophorum Spreng.

【别　　名】解放草、马鹿草、大黑草

【基　　原】来源于菊科紫茎泽兰属紫茎泽兰 **Eupatorium adenophorum** Spreng. 的全草入药。

【形态特征】多年生草本，有时呈亚灌木状，高 20 ～ 150 cm。茎直立，紫红色，稀仅下部或基部紫红色，基部粗 4 ～ 10 mm，有时更粗，具斜展的分枝，极稀不分枝，茎和枝被白色或淡褐色短腺毛，上部毛较密，下部稀疏至近无毛。叶对生，叶片三角状卵形、菱状卵形、菱状三角形或近三角形，长 4 ～ 10 cm，宽 2 ～ 7 cm，先端急尖至渐尖，基部楔形、宽楔形或稀平截，边缘具圆锯齿，表面绿色，背面淡绿色，两面疏生短腺毛，沿脉毛较密，基出脉 3 条，侧脉纤细，叶脉在背面凸起；叶柄长 2 ～ 5 cm，常呈紫红色，密被白色或淡褐色短腺毛。头状花序径 4 ～ 6 mm，有 40 ～ 50 小花，数个排成密集的伞房状花序，再组成开展的圆锥状或复伞房状花序；花序梗长 5 ～ 10 mm，密被短腺毛，具 1 ～ 5 枚线形小苞片；总苞宽钟形，径 4 ～ 5 mm；总苞片约 2 层，近等长，条形或披针状条形，长 4 ～ 5 mm，宽 0.7 ～ 1 mm，先端渐尖，背面具 2 条隆起的纵肋，疏被短腺毛；花序托稍凸起，径约 1.5 mm，无毛，具多数小窝孔。花冠白色，极稀淡黄色或淡红色，长 3.5 ～ 4 mm，冠檐钟形或狭钟形，具 5 个三角形的裂片，冠管极细，与冠檐近等长或稍长。瘦果圆柱状，长约 1.5 mm，具 5 肋，成熟时黑色；冠毛白色，1 层，细刚毛状，长 3.5 ～ 4 mm，先端稍增粗，极易断落。花果期 2 ～ 5 月。

【生　　境】海拔 950 ～ 2200 m 的各种生境下常见。

【分　　布】云南、广西、贵州。原产墨西哥。美洲、太平洋岛屿、菲律宾、中南半岛、印度尼西亚、澳大利亚等地广泛生长。

【采集加工】全年可采全草，晒干。

【性味功能】味辛、苦，性凉。疏风解表，调经活血，解毒消肿。

【主治用法】治风热感冒，温病初起之发热，月经不调，闭经，崩漏，无名肿毒，热毒疮疡，风疹瘙痒。内服：煎汤，6 ～ 15 g。外用：鲜品捣敷患处。

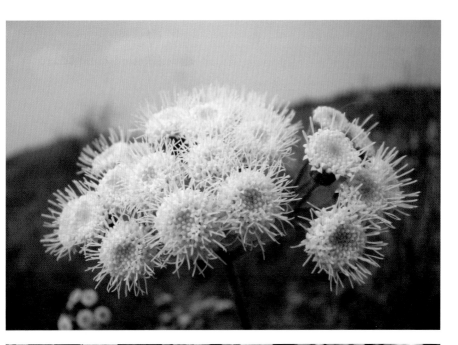

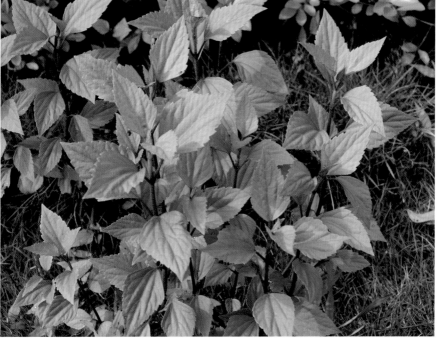

异叶泽兰

Eupatorium heterophyllum DC.

【别　　名】红梗草、红升麻、土细辛、接骨丹

【基　　原】来源于菊科泽兰属异叶泽兰 **Eupatorium heterophyllum** DC. 的全草入药。

【形态特征】多年生草本，有时亚灌木状。高 0.5～1.5(2)m。根茎短，须根多数，延长，粗达 3 mm，灰褐色。茎直立，淡褐色或常带紫红色，基部粗 1～2 cm，分枝斜展，茎枝被带紫红色的具节柔毛，下部毛较疏。叶对生，中部叶较大，3 全裂、深裂或浅裂，中裂片长椭圆形或披针形，长 5～6 cm，宽 1.5～3 cm，顶端渐尖，基部楔形，侧裂片与中裂片同形，但较小，有时叶片不分裂，长圆形、长椭圆状披针形或稀长卵形，全部叶表面绿色，粗糙，被白色短柔毛和密具黄色腺点，背面灰绿色，密被白色茸毛，边缘具整齐的圆齿，羽状脉 3～7 对，叶脉在背面凸起，叶柄长 2～6(10)cm，密被具节短柔毛。头状花序直径 4～6 mm，有 5 朵小花，多数在茎和枝顶端排列成复伞房状花序；花序梗长 2～5 mm；总苞钟形；总苞片 3 层，外层卵形或宽卵形，长约 2 mm，中层和内层长椭圆形，长 7～9 mm，全部总苞片紫红色或淡紫红色，顶端圆，背面疏生白色短柔毛。小花花冠白色或粉红色，长 4～5 mm，外面疏具黄色腺点，冠管短，冠檐狭钟形，顶端 5 裂。瘦果圆柱形，下部渐窄，长 3～3.5 mm，5 棱，散生黄色腺点，无毛；冠毛白色，长 4～5 mm。花、果期 6～11 月。

【生　　境】生于海拔 1400～3900 m 的林下、林缘、灌丛中、山坡草地、溪边或路旁。

【分　　布】云南、四川、贵州、西藏。

【采集加工】全年可采，全草洗净，晒干。

【性味功能】味甘、苦，性微温。活血祛瘀，除湿止痛，消肿利水。

【主治用法】治产后瘀血不行，月经不调，水肿，跌打损伤。用量 15～30 g。

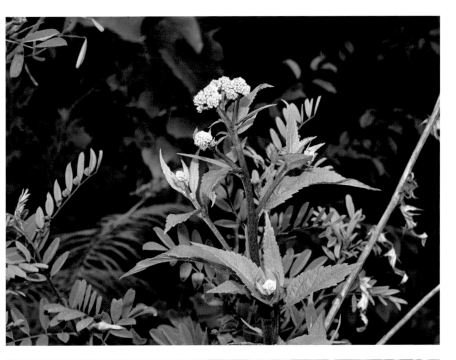

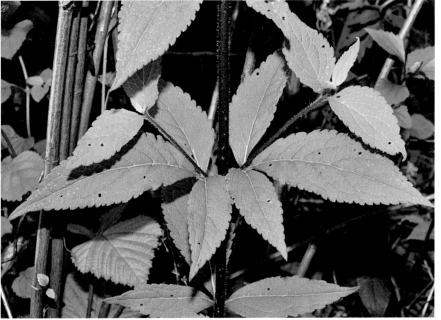

霸王鞭

Euphorbia royleana Boiss.

【别　　名】金刚杵、冷水金丹、金刚纂、刺金刚

【基　　原】来源于大戟科大戟属霸王鞭 **Euphorbia royleana** Boiss. 的全株、乳汁入药。

【形态特征】肉质灌木。具丰富乳汁。茎高 5～7 m，直径 4～6 cm，上部多分枝，具不明显的 5～7 棱，每棱均有棱脊，棱脊具波状齿。叶互生，常密集于枝顶，叶片倒卵形、倒披针形至匙形，长 5～15 cm，宽 1～4 cm，顶端钝或近截平，基部渐狭，全缘，侧脉不明显，肉质；托叶刺状，长 3～5 mm，成对着生于叶迹两侧，宿存。花序二歧聚伞状着生于节间凹陷处，基部具长约 5 mm 的短柄；总苞杯状，高与直径均约 2.5 mm，黄色；腺体 5，椭圆形，暗黄色。蒴果三棱状，直径 1～1.5 cm，长 1～1.2 cm。种子圆柱状，长 3～3.5 mm，直径 2.5～3 mm，褐色，腹面具沟纹，无种阜。花、果期 5～7 月。

【生　　境】生于云南、四川的金沙江、红河河谷，常成大片群落。

【分　　布】云南、广西、四川。印度、巴基斯坦、喜马拉雅地区诸国也有分布。

【采集加工】全年可采，全株和乳汁随采随用。

【性味功能】味苦涩，性平；有毒。祛风解毒，杀虫止痒。

【主治用法】治疮疡肿毒，牛皮癣。外用适量鲜品取浆汁搽涂。忌内服。

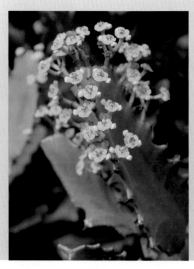
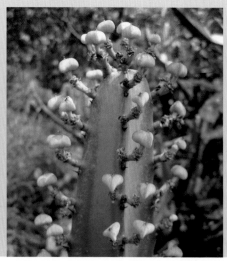

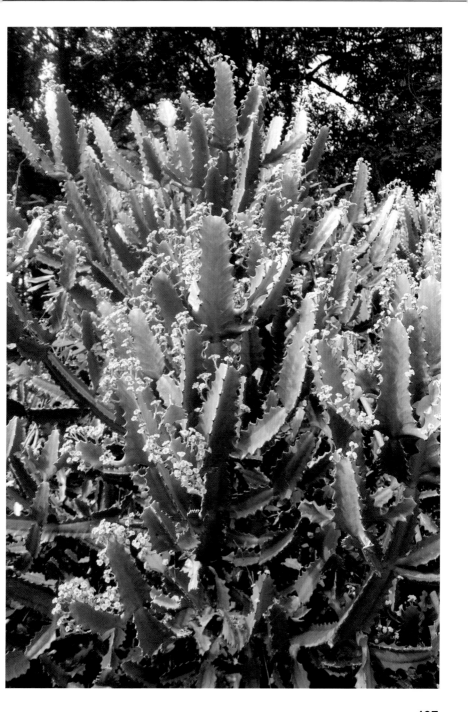

单叶吴萸

Evodia simplicifolia Ridl.

【别　　名】烘浪碗（傣语）

【基　　原】来源于芸香科吴茱萸属单叶吴萸 **Evodia simplicifolia** Ridl. 的叶入药。

【形态特征】小乔木。高达 5 m。小枝灰绿色，髓部大，枝叶无毛。单小叶，有时兼有 3 小叶，叶片长椭圆形，长 8 ～ 15 cm，宽 2.5 ～ 6 cm，全缘，纸质，油点多，但细小，侧脉颇明显，与中脉夹角约 80°；叶柄长 1 ～ 2 cm，具 3 小叶的叶柄长达 5 cm。花序腋生，通常长不超过 4 cm，有花约 10 ～ 30 朵或较少；花梗甚短或无梗；萼片及花瓣均 4 片；花瓣长 1.5 ～ 2 mm，顶端的部分向内弯折；雌花有 4 枚具花药但无花粉的不育雄蕊，子房圆球形，花柱比子房长，柱头头状。分果瓣棕至茶褐色，薄壳质，长约 5 mm，散生肉眼可见的半透明油点，每分果瓣有成熟种子 1 粒；种子卵形，背部浑圆，腹面略平坦，长约 4.5 mm，厚约 3.5 mm，褐黑色，种脐细小，约占腹面长度之 1/3 ～ 1/4。花期 4 ～ 5 月及 9 ～ 10 月；果期 6 月及 11 月。

【生　　境】生于海拔 650 ～ 1300 m 的山地疏林中。

【分　　布】云南。越南、老挝、泰国、柬埔寨等地也有分布。

【采集加工】全年可采收，叶晒干。

【性味功能】味苦，性凉。祛风除湿，消炎止痛。

【主治用法】治痹痛偏于热症者，颈淋巴结肿，腮腺炎，胃溃疡，跌打损伤。用量 9 ～ 15 g。

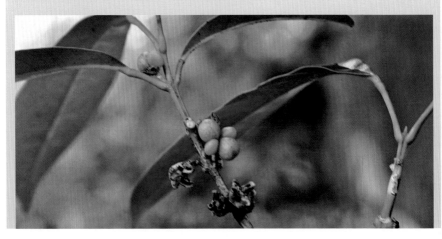

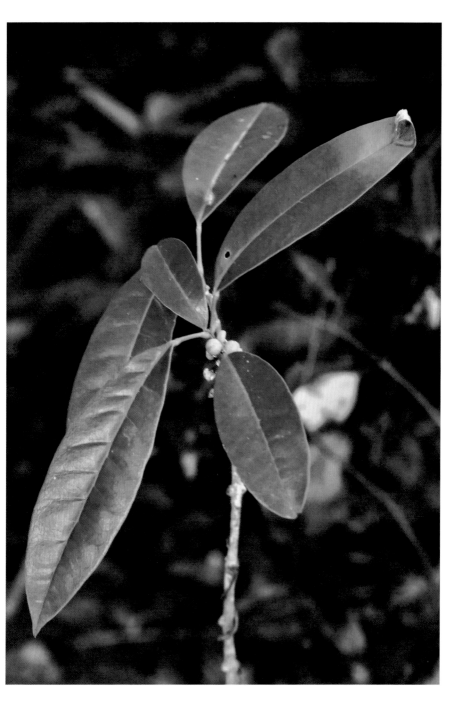

墨江千斤拔

Flemingia chappar Buck.-Ham.

【基　　原】来源于蝶形花科千斤拔属墨江千斤拔 **Flemingia chappar** Buck.-Ham. 的根入药。

【形态特征】直立小灌木。高约 1 m。小枝纤细，密被棕色茸毛。单叶互生，纸质或近革质，圆心形，长与宽约 4～4.5 cm，顶端圆形或钝，基部微心形，上面脉上贴生棕色短毛，其余无毛或微被短柔毛，下面有棕色小腺点并被棕色茸毛。小聚伞花序包藏于膜质、宿存的贝状苞片内，再排成长数厘米的总状花序；贝状苞片长约 2 cm，宽 3.8 cm，顶端凹缺，无毛，具明显的网脉；花萼 5 裂，裂片披针形；旗瓣倒卵形，翼瓣长圆形，龙骨瓣略弯曲。荚果椭圆形，长约 1 cm，宽约 6 mm，密被棕色茸毛。果期 5 月。

【生　　境】生于海拔 800～1700 m 的林下。

【分　　布】云南。缅甸、老挝、柬埔寨、印度、孟加拉国、泰国也有分布。

【采集加工】秋后采挖，根洗净，切段，晒干。

【性味功能】味甘，性微温。消炎止痛。

【主治用法】治肾炎，膀胱炎，骨膜炎。用量 15～30 g。

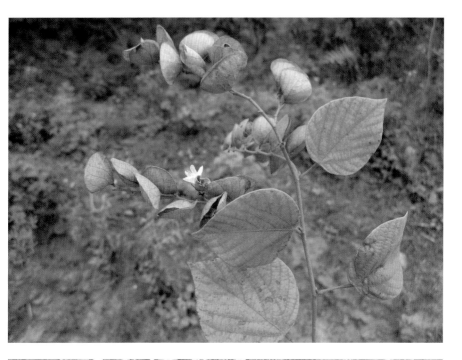

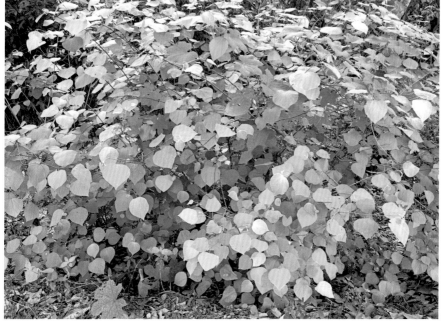

腺毛千斤拔

Flemingia glutinosa (Prain) Y. T. Wei et S. Lee

【基　　原】来源于蝶形花科千斤拔属腺毛千斤拔 Flemingia glutinosa (Prain) Y. T. Wei et S. Lee 的根入药。

【形态特征】直立亚灌木。高 0.4～2 m。常多分枝。小枝圆柱状，密被基部膨大的长腺毛和灰色短茸毛。叶具指状 3 小叶；托叶披针形至卵状披针形，长 6～10 mm，具纵纹，顶端长尖，通常宿存；叶柄长 1.5～4 cm，无翅，具细纵棱，被茸毛和腺毛；顶生小叶片椭圆形，长 4～9 cm，宽 1.5～3 cm，顶端渐尖，基部楔形至宽楔形，上面被短柔毛或偶间有稀疏长柔毛，下面被短柔毛并密被红褐色小腺点，基出脉 3，侧脉每边 7～9 条，上面通常平，下面凸起，侧生小叶稍小，斜椭圆形，顶端钝至渐尖，基部斜圆形，长 1～3 cm 或有时更长，叶面侧脉与叶面相平，下面密被红褐色小腺点，被短柔毛。圆锥花序顶生或腋生，长 1.5～5 cm，初时密被金黄色、基部膨大的长腺毛及茸毛；总花梗长 1 至数 cm；花小，长 5～7 mm，常密集于分枝上端；苞片小，卵形至卵状披针形，密被灰色至灰黄色短柔毛；花梗极短；花萼裂片 5，披针形，略比萼管长，花萼与花梗均密被灰色茸毛；花冠黄色，与花萼等长或稍伸出萼外，长约 5 mm；旗瓣近长圆形，基部具瓣柄和两小耳，翼瓣倒卵状长圆形至椭圆形，基部具细瓣柄，一侧具耳，龙骨瓣近半圆形，顶端尖，基部具细瓣柄。荚果狭椭圆形，长 1～1.4 cm，宽 0.5～0.7 cm，顶端有小凸尖，被基部扩大的淡黄色腺毛；种子 2 颗，近圆形，直径约 2 mm，黑褐色。花、果期 2～5 月。

【生　　境】生于海拔 1440 m 的山坡、平原、路旁或灌丛中。

【分　　布】云南、广西。缅甸、老挝、越南、泰国也有分布。

【采集加工】秋后采收，根切片，晒干。

【性味功能】味微苦、辛，性温。行血，除湿。

【主治用法】治风湿关节痛，体虚白带，慢性阑尾炎。用量 15～30 g。

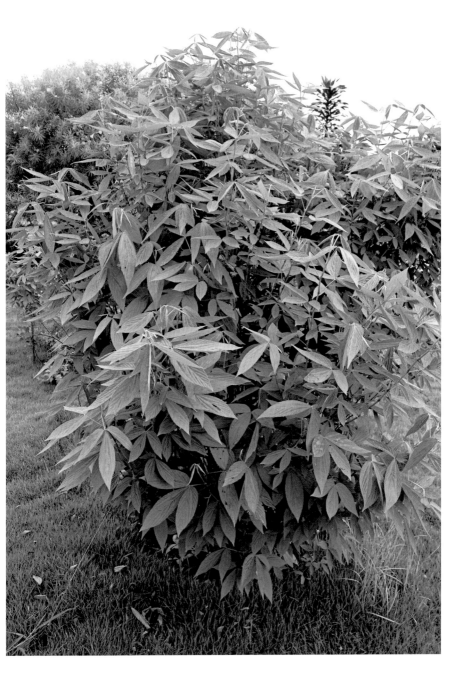

宽叶千斤拔

Flemingia latifolia Benth.

【别　　名】阔叶千斤拔

【基　　原】来源于蝶形花科千斤拔属宽叶千斤拔 **Flemingia latifolia** Benth. 的根入药。

【形态特征】直立灌木。高 1～2 m。幼枝三棱柱形，密被锈色贴伏茸毛。叶具指状 3 小叶；托叶大，披针形，长 1～2 cm，顶端渐尖，被毛与幼枝相同，早落；叶柄粗壮，长 3～10 cm，常具狭翅，被灰色短柔毛；小叶片纸质至厚纸质，顶生小叶片椭圆形或椭圆状披针形，偶为倒卵形，长 8～14 cm，宽 4～6(8.5)cm，顶端渐尖或急尖，基部宽楔形或圆形，两面被短柔毛，下面沿脉上较密，密被黑褐色腺点，基出脉 3，侧生小叶偏斜，宽披针形，基部一侧圆形，另一侧狭楔形，基出脉常 4 条；小叶柄长 3～6 mm，密被锈色茸毛。总状花序腋生或顶生，1～3 个簇生于同一叶腋内，长 3～11 cm，密被锈色茸毛；花大，长 1～1.2 cm，排列极紧密；苞片椭圆形或椭圆状披针形，长约 0.7～1 cm，顶端常钝，外面密被锈色茸毛；花梗短，长约 2 mm；花萼长约 10 mm，裂片长 4～7 mm，下部 1 枚最长；花冠紫红色或粉红色，较花萼长，旗瓣倒卵形或倒卵状椭圆形，基部具 2 钝耳，翼瓣长圆形至倒卵状长圆形，微弯，具细长的瓣柄和向下的尖耳，龙骨瓣较翼瓣宽，半圆形，亦具长瓣柄和尖耳；雄蕊 2 体；子房椭圆形，被丝质毛，花柱细长。荚果椭圆形，膨胀，长 1.2～1.5 cm，宽 7～8 mm，被锈色的茸毛，顶端具小尖喙；种子 2 颗，近圆形，直径约 2 mm，黑色。花、果期几乎全年。

【生　　境】生于海拔 710～2730 m 的干热河谷灌丛中。

【分　　布】广西、四川。越南、老挝、缅甸、印度也有分布。

【采集加工】秋后采挖，根洗净，切段，晒干。

【性味功能】味辛、微苦，性温平。壮腰健肾，除风利湿，活血通络，消瘀解毒。

【主治用法】治风湿骨痛，腰肌劳损，慢性肾炎，跌打损伤，痈肿，偏瘫，阳痿，妇女白带。用量 50～100 g。

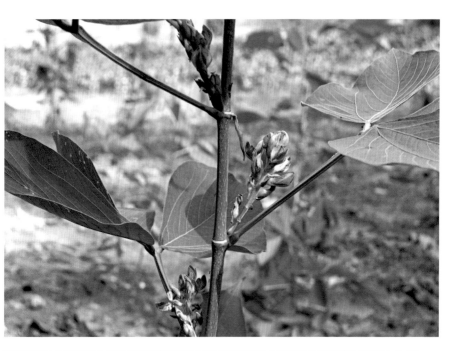

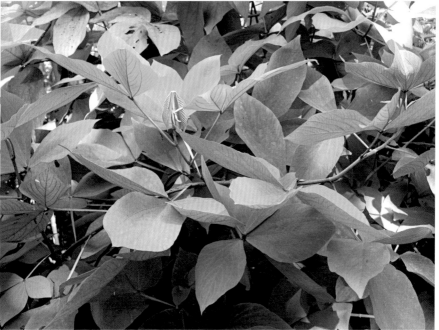

滇金石斛

Flickingeria albopurpurea Seidenf.

【基　　原】来源于兰科金石斛属滇金石斛 **Flickingeria albopurpurea** Seidenf. 的茎入药。

【形态特征】附生草本。根状茎匍匐，粗 4 ～ 8 mm，节间长 3 ～ 7 mm，每相距 3 ～ 6 个节间发出 1 个茎。茎黄色或黄褐色，通常下垂，多分枝；第一级分枝之下的茎长 2 ～ 12 cm，具 2 ～ 4 个节间。假鳞茎金黄色，稍扁纺锤形，长 3 ～ 8 cm，粗 7 ～ 20 mm，具 1 个节间，顶生 1 枚叶。叶革质，长圆形或长圆状披针形，长 9 ～ 19.5 cm，宽 2 ～ 3.6 cm，顶端钝并且微 2 裂，基部收狭为很短的柄。花序出自叶腋和叶基部的远轴面一侧，具 1 ～ 2 朵花；花序柄几不可见，被覆数枚鳞片状鞘；花梗和子房淡黄色，长 5 mm；花质地薄，开放仅半天则凋谢，萼片和花瓣白色；中萼片长圆形，长 10 mm，宽 3.5 mm，顶端锐尖，基部稍收狭，具 3 条主脉和多数横脉以及支脉；侧萼片斜卵状披针形，长 10 mm，中部宽 3.5 mm，顶端锐尖，基部歪斜而较宽，具 3 条主脉和多数横脉以及支脉；萼囊与子房交成直角，长约 5 mm，末端钝，淡黄色；花瓣狭长圆形，长 9 mm，宽 2.2 mm，顶端急尖，具 3 条主脉和少数横脉以及支脉；唇瓣白色，长 1.2 mm，3 裂；侧裂片（后唇）内面密布紫红色斑点，直立，近卵形，顶端圆钝，摊平后两侧裂片顶端之间的宽 7 mm；中裂片（前唇）长约 5 mm，上部扩大，呈扇形，宽 7 mm，顶端稍凹缺，凹口中央具 1 个短凸，后侧边缘折皱状；唇盘从后唇至前唇基部具 2 条密布紫红色斑点的褶脊，褶脊在后唇上面平直而在前唇上面呈深紫色并且变宽成皱波状；蕊柱粗短，正面白色并且密布紫红色斑点，长约 3 mm，具长约 5 mm 的蕊柱足；药帽白色，半球形，前端近半圆形，其边缘具微细的齿。花期 6 ～ 7 月。

【生　　境】生于海拔 800 ～ 1200 m 的山地疏林中树干上或林下岩石上。

【分　　布】云南。泰国、越南、老挝也有分布。

【采集加工】全年可采，茎切段，晒干。

【性味功能】味甘，性微寒。益胃生津，养阴清热。

【主治用法】治热伤津液，低热烦渴，舌红少苔；胃阴不足，口渴咽干，呕逆少食，胃脘隐痛，肾阴不足，视物昏花。用量 20 ～ 40 g。

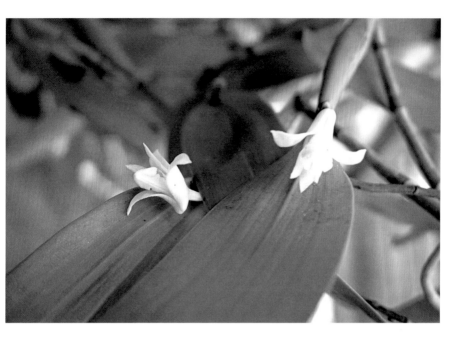

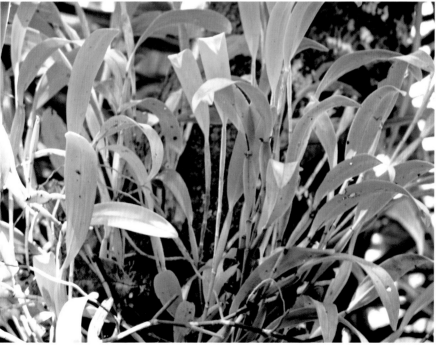

一叶萩

Flueggea suffruticosa (Pall.) Baill.

【别　　名】山嵩树、狗梢条、白几木、叶底珠

【基　　原】来源于大戟科白饭树属一叶萩 **Flueggea suffruticosa** (Pall.) Baill. 的嫩枝叶、根入药。

【形态特征】灌木。高 1～3 m。多分枝，全株无毛。小枝浅绿色，近圆柱形，有棱槽，具不明显的皮孔。叶片纸质，椭圆形或长椭圆形，稀倒卵形，长 1.5～8 cm，宽 1～3 cm，顶端急尖至钝，基部钝至楔形，全缘或间有不整齐的波状齿或细锯齿，下面浅绿色；侧脉每边 5～8 条，两面凸起，网脉略明显；叶柄长 2～8 mm；托叶卵状披针形，长约 1 mm。宿存。花小，雌雄异株，簇生于叶腋；雄花：3～18 朵簇生；花梗长 2.5～5.5 mm；萼片通常 5，椭圆形、卵形或近圆形，长 1～1.5 mm，宽 0.5～1.5 mm，全缘或具不明显的细齿；雄蕊 5，花丝长 1～2.2 mm，花药卵圆形，长 0.5～1 mm；花盘腺体 5；退化雌蕊圆柱形，高 0.6～1 mm，顶端 2～3 裂；雌花：花梗长 2～15 mm；萼片 5，椭圆形至卵形，长 1～1.5 mm，近全缘，背部呈龙骨状凸起；花盘盘状，全缘或近全缘；子房卵圆形，3(2) 室，花柱 3，长 1～1.8 mm，分离或基部合生，直立或外弯。蒴果三棱状扁球形，直径约 5 mm，成熟时淡红褐色，有网纹，3 片裂；果梗长 2～15 mm，基部常有宿存的萼片；种子卵形而一侧偏压状，长约 3 mm，褐色而有小疣状凸起。花期 3～8 月；果期 6～11 月。

【生　　境】生于海拔 800～2500 m 的山坡灌丛中、山沟或路边。

【分　　布】除西北尚未发现外，全国各省区均有分布。蒙古、俄罗斯、日本、朝鲜等也有分布。

【采集加工】嫩枝叶，春末至秋末均可采收嫩枝叶，割取连叶的绿色嫩枝，扎成小把，阴干；全年可采根，除去泥沙，洗净，切片、晒干。

【性味功能】味辛、苦，性温；有毒。活血舒筋，健脾益肾。

【主治用法】治风湿腰痛，四肢麻木，偏瘫，阳痿，面神经麻痹，小儿麻痹后遗症。用量 6～9 g。

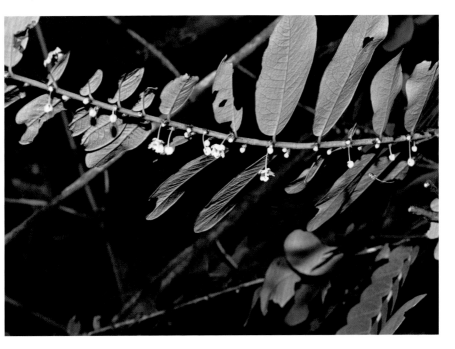

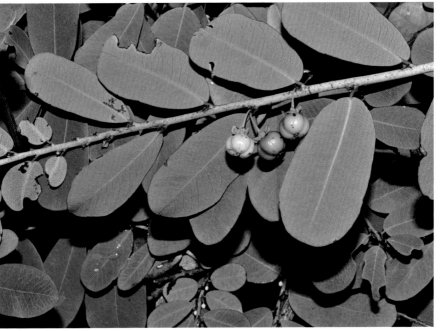

白枪杆

Fraxinus malacophylla Hemsl.

【别　　名】根根药、铁股路、大树皮、大皮药、毛叶子树

【基　　原】来源于木犀科梣属白枪杆 **Fraxinus malacophylla** Hemsl. 的根入药。

【形态特征】乔木。高 5 ～ 10 m。幼枝压扁，密被锈色茸毛，老枝褐色，近圆柱形，微被柔毛或几无毛，皮孔明显。复叶长 6 ～ 20 cm，叶轴密被锈色茸毛；小叶 5 ～ 11 枚，革质，长圆形、长圆状披针形、披针形或倒披针形，长 4 ～ 12 cm，宽 2 ～ 3.5 cm，顶端急尖或钝，基部楔形，偏斜，两面被锈色软茸毛，以背面最密，边缘微波状；侧脉 8 ～ 14 对，与中脉叶面凹陷，背面凸出；侧生小叶近无柄。聚伞状圆锥花序顶生及腋生，长 8 ～ 13 cm，花序轴及花梗均密被锈色茸毛，花梗长 1 ～ 2 mm；苞片宿存，线形，长约 2 mm，密被锈色茸毛；花萼钟状，长约 1 mm，基部被柔毛，浅裂，裂片近三角形或近于平截；花冠白色，无毛，裂片 4，长圆形，长约 3 mm，宽 1.2 mm，顶端狭尖，边缘内弯；雄蕊 2，着生花冠基部，花丝长约 1.5 mm，无毛，花药椭圆形，长 1.5 mm，顶端圆。翅果匙形，长 3 ～ 4 cm；宽 5 ～ 7 mm，顶端钝或微凹，与宿存萼均被柔毛。花期 5 ～ 6 月；果期 8 ～ 11 月。

【生　　境】生于海拔 500 ～ 1960 m 的石灰岩山地杂木林中。

【分　　布】云南、广西。

【采集加工】秋冬采收，根洗净，切片，晒干。

【性味功能】味苦，涩，性寒。清热，利尿，通便。

【主治用法】治膀胱炎，膀胱结石，小便不利，便秘，疟疾。用量 15 ～ 30 g。

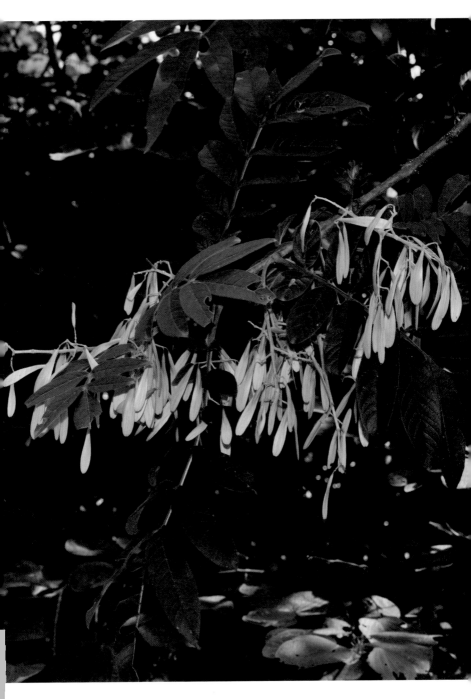

大叶藤黄

Garcinia xanthochymus Hook. f. ex T. Anders.

【别　　名】人面果、歪歪果、歪脖子果

【基　　原】来源于藤黄科藤黄属大叶藤黄 Garcinia xanthochymus Hook. f. ex T. Anders. 的茎、叶的浆汁入药。

【形态特征】乔木。高 8～20 m，胸径 15～45 cm。树皮灰褐色，分枝细长，多而密集，平伸，顶端下垂，通常披散重叠，小枝和嫩枝具明显纵棱。叶两行排列，厚革质，具光泽，椭圆形、长圆形或长方状披针形，长 (14)20～34 cm，宽 (4)6～12 cm，顶端急尖或钝，稀渐尖，基部楔形或宽楔形，中脉粗壮，两面隆起，侧脉密集，多达 35～40 对，网脉明显；叶柄粗壮，基部马蹄形，微抱茎，枝条顶端的 1～2 对叶柄通常玫瑰红色，长 1.5～2.5 cm，干后有棱及横皱纹。伞房状聚伞花序，有花 (2)5～10(14) 朵，腋生或从落叶叶腋生出，总梗长约 6～12 mm；花两性，5 数，花梗长 1.8～3 cm；萼片和花瓣 3 大 2 小，边缘具睫毛；雄蕊花丝下部合生成 5 束，顶端分离，分离部分长约 3 mm，扁平，每束具花药 2～5，基部具方形腺体 5 枚，腺体顶端有多数孔穴，长约 1 mm，与萼片对生；子房圆球形，通常 5 室，花柱短，约 1 mm，柱头盾形，中间凹陷，通常深 5 裂，稀 4 或 3 裂，光滑。浆果圆球形或卵球形，成熟时黄色，外面光滑，有时具圆形皮孔，顶端凸尖，有时偏斜，柱头宿存，基部通常有宿存的萼片和雄蕊束。种子 1～4 枚，外面具多汁的瓢状假种皮，长圆形或卵球形，种皮光滑，棕褐色。花期 3～5 月；果期 8～11 月。

【生　　境】生于海拔 100～1400 m 的沟谷和丘陵地潮湿的密林中。

【分　　布】云南、广西，广东有栽培。孟加拉、缅甸、泰国也有分布。

【采集加工】随用随取鲜汁。

【性味功能】味苦、酸，性凉。驱虫。

【主治用法】治蚂蟥(水蛭)入鼻。用鲜汁适量，滴入鼻腔。

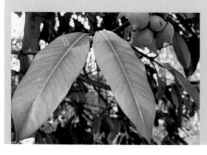
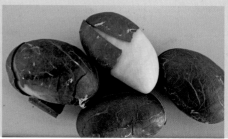

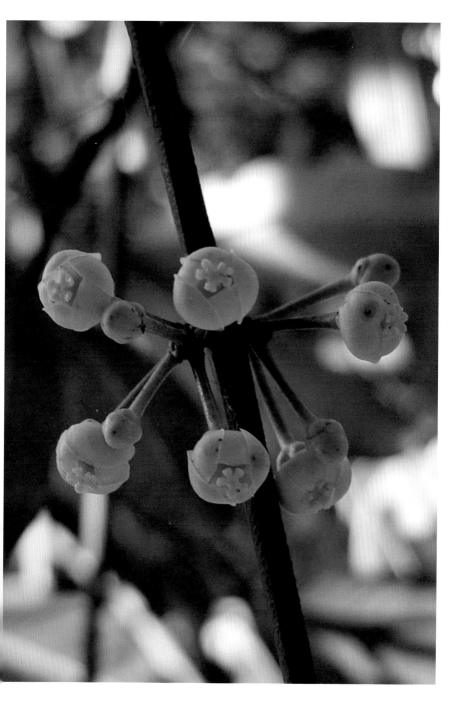

地檀香　　　Gaultheria forrestii Diels.

【别　　名】透骨消、岩子果、香叶子、冬青叶

【基　　原】来源于杜鹃花科白珠树属地檀香 Gaultheria forrestii Diels. 的根入药。

【形态特征】常绿灌木或小乔木。高 1～4 m，稀达 6 m。树皮灰黑色。枝粗糙，有香味。叶薄革质，长圆形、狭卵形至披针状椭圆形，长 4～7.5(11)cm，宽 2～4 cm，顶端锐尖，基部楔形，两面无毛，叶面亮绿色，背面色淡，微苍白或干后成黄棕色，密被锈色腺点，边缘具疏锯齿，中脉在表面微下陷，连同侧脉、网脉均明显，侧脉约 5 对，弧形上举，在背面隆起；叶柄粗短，长 2～3(5)mm，上面具槽，褐色，无毛。总状花序腋生，细长，长 2～3(5)cm，密被细柔毛，花多而密集；花梗粗而极短，长 2.5 mm 以下，被白色细柔毛；小苞片 2，对生，着生于花梗下部，宽三角形，长约 2.5 mm，最宽处约 2.5 mm，背有脊，无毛，腹面被白色茸毛，边缘有睫毛；花萼裂片 5，覆瓦状排列，三角状卵形，长约 2.8 mm，顶端具硬尖头，外面无毛，内面无毛或有白色微柔毛，边缘无毛或微有缘毛；花冠白色，坛形，长约 4.5 mm，两面无毛，口部 5 浅裂，裂片微反卷；雄蕊 10 枚，花丝长约 1.5 mm，下部宽扁，被白色微毛，花药 2 室，每室顶端有 2 芒，芒长约 0.5 mm；子房球形，直径约 1 mm，被白色微毛，花柱长约 2 mm，无毛，柱头略成头状。浆果状蒴果球形，直径约 4.5 mm，成熟时暗蓝色。花期 4～7 月；果期 8～11 月。

【生　　境】生于海拔 600～3600 m 的干燥阳处。

【分　　布】云南、四川、贵州。

【采集加工】秋季采根，夏季采叶，晒干。

【性味功能】味苦、辛，性温。祛风除湿。

【主治用法】治风湿瘫痪，冻疮。用量 30～100 g，或浸酒。

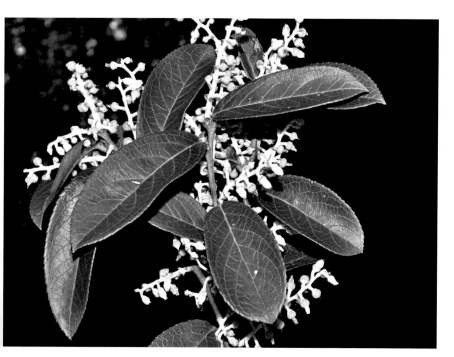

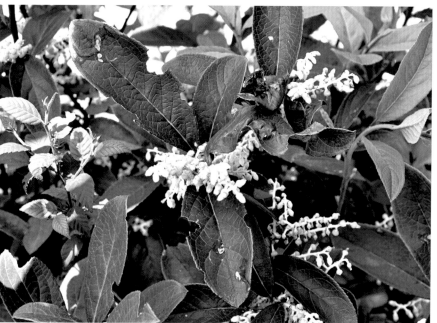

滇龙胆草

Gentiana rigescens Franch.

【别　　名】滇龙胆、龙胆、苦胆草、胆草

【基　　原】来源于龙胆科龙胆属滇龙胆草 **Gentiana rigescens** Franch. 的根、全草入药。

【形态特征】多年生草本。高 30～50 cm。须根肉质。主茎粗壮，有分枝，枝多数，丛生，直立，木质化，近圆柱形，中空，幼时具乳突，老时变光滑。无莲座状基生叶丛；茎生叶多对，下部 2～4 对小，鳞片形，中上部叶卵状长圆形、倒卵形或卵形，长 1～4 cm，宽 0.7～2 cm，顶端钝，基部楔形，具乳突或光滑，叶面深绿色，背面黄绿色，叶脉 1～3 条，上面不显，下面凸起，叶柄长 5～8 mm，边缘具乳突。花多数簇生枝顶，稀腋生、无梗；花萼锥形，长 10～12 mm，萼管膜质，裂片绿色，不整齐，2 大，3 小，大者倒卵状长圆形或长圆形，长 5～8 mm，顶端钝，具小尖头，基部狭缩成爪，中脉明显，小者线形或披针形，长 2～3 mm，顶端渐尖，基部不狭缩；花冠漏斗形或钟形，蓝紫色，冠檐具多数深蓝色或绿色斑点，长 2.5～3 cm，裂片宽三角形，长约 5 mm，顶端具尾尖，全缘或边缘下部有细齿，褶偏斜，三角形，长 1～1.5 mm，顶端钝，全缘；雄蕊着生花冠管下部，整齐，花丝线状钻形，长 13～15 mm，花药长圆形，长 2～3 mm；子房线状披针形，长 10～13 mm，两端渐狭，柄长 8～10 mm，花柱线形，长 1～2 mm，柱头 2 裂，裂片线形，外卷。蒴果内藏，椭圆形，长 10～12 mm，顶端尖或钝，基部钝，柄长 15 mm；种子长圆形，长约 1 mm，表面有蜂窝状网隙。花期 7～9 月；果期 10～12 月。

【生　　境】生于海拔 1000～2800 m 的山坡草地、林下或灌丛中。

【分　　布】云南、四川、贵州、湖南、广西。

【采集加工】夏、秋季采挖，根、全草晒干。

【性味功能】味苦、涩，性大寒。清肝火，除湿热，健胃。

【主治用法】治目赤头痛，耳聋耳肿，胁痛，口苦，咽喉肿痛等。用量 3～6 g。

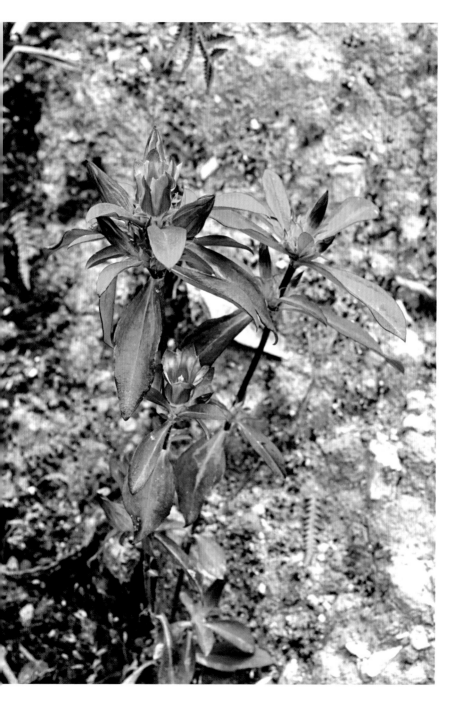

大蝎子草

Girardinia diversifolia (Link) Friis.

【基　原】来源于荨麻科蝎子草属大蝎子草 **Girardinia diversifolia** (Link) Friis. 的全草入药。

【形态特征】一年生直立草本。茎高达 2 m，下部常木质化，具 5 棱，生长刺毛和向上贴生的细糙毛或伸展的短柔毛。叶具长柄；叶片草质，轮廓宽卵形、扁圆形或五角形，长、均宽 8～25 cm，具 (3)5～7 深裂片，稀不裂，裂片或叶片顶端长渐尖，叶片基部宽心形或近截形，边缘自基部有粗大牙齿或重牙齿，上面绿色，疏生刺毛和糙伏毛，下面生较密的细糙毛或短硬毛，基出 3 脉，叶柄长 3～15 cm，被毛同茎；托叶宽大，卵状心形或长圆状卵形，长 8～17 mm，顶端明显 2 裂，外面疏生细糙毛。雌雄异株或同株，后种情况雌花序生于上部叶腋；雄花序常 3 次二叉状分枝，长达 15 cm；雌花序呈穗状或少分枝的圆锥状，果时长 10～25 cm，具长梗，下部常间断，主轴具贴生的细糙毛或伸展的粗毛，小团伞花序轴上密生长刺毛和细糙毛。雄花花蕾时直径约 1 mm；花被片 4，卵形，内凹，外面疏生细糙毛；退化雌蕊杯状。雌花小，长约 0.5 mm；花被片大的 1 片呈舟形，长约 0.4 mm，(在果时增长到近 1 mm)，顶端有 3 齿，小的 1 片线形，较短；子房狭长圆状卵形，边缘生刚毛。瘦果近心形，双凸透镜状，直径约 2 mm，成熟时深褐色，有粗疣点，边缘生刚毛。花期 9～10 月；果期 10～11 月。

【生　境】生于山谷、溪旁、山地林边或疏林下。

【分　布】西藏、云南、贵州、四川、湖北。尼泊尔、印度北部、印度尼西亚、埃及也有分布。

【采集加工】全年可采，全草鲜用或晒干。

【性味功能】味苦、辛，性凉；有毒。祛痰，利湿，解毒。

【主治用法】治咳嗽痰多，水肿。外用治疮毒。用量鲜品 50～100 g；外用适量煎水洗。

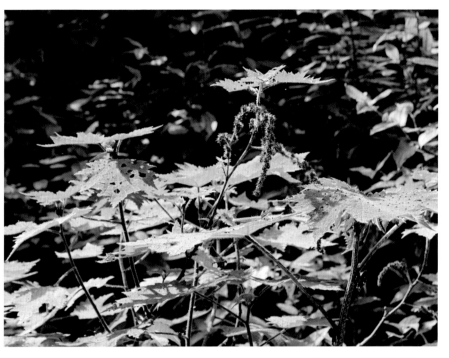

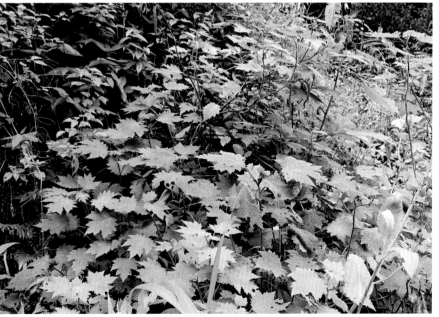

嘉 兰

Gloriosa superba Linn.

【别　　名】乱令（傣语）

【基　　原】来源于百合科嘉兰属嘉兰 **Gloriosa superba** Linn. 的根状茎入药。

【形态特征】草本。长 2.5 m。根状茎横生，肥大，块状，肉质。茎下部叶散生，上部的互生、轮生或散生，近无柄，叶片披针形，长圆形，顶端长渐狭，基部常圆形，长 8～10 cm，宽 2～4 cm，叶尖具长 4～6 cm 的线形长尾，末稍卷曲；中肋上面不明显，背面明显隆起，侧脉极细密，与中肋平行。花单生茎上部叶腋，花梗长 10～15 cm，顶部下弯；花大，花被红色，裂片 6 枚，基部带黄色，向后(上)反折，线状长圆形，长 7～8 cm，宽约 1.5 cm，渐尖，边缘具 4～5 对皱波；雄蕊 6，花丝紫色，长 4～5 cm，稍后折，花药黄色，长 1.2 cm，背面中下部丁字着生；子房暗紫色，圆柱状，下垂(向下)，长 1.3 cm，中部稍肿胀，具 6 条细槽，花柱细，长达 5 cm。从基部向外折，丝状，长约 5 mm。柱头细小，蒴果椭圆状，长 4～5 cm，粗约 2.5 cm。花期 7～8 月。

【生　　境】生于海拔 560～1500 m 的密林或湿润草丛中。

【分　　布】云南、海南，现我国热带地区有引种栽培。热带非洲、斯里兰卡、印度、中南半岛至马来半岛也有分布。

【采集加工】全年可采收，根茎除去泥土，切片，晒干。

【性味功能】味麻，性寒；有剧毒。祛风除湿，消肿止痛。

【主治用法】治风湿关节肿痛，肢体麻木，偏瘫。用量 3～5 g。

【附　　方】治风湿关节肿痛，肢体麻木，偏瘫：嘉兰 3 g，腊肠树心材 15 g，红花 5 g，定心藤 10 g，苏木 15 g。煎汤内服，嘉兰先煎 2 h，再入余药。

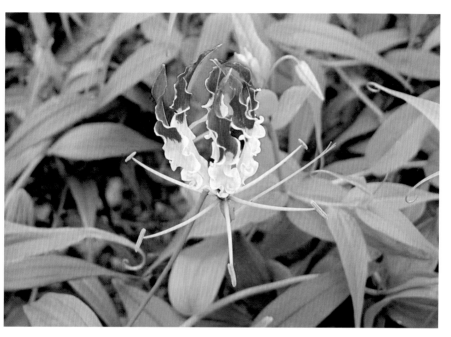

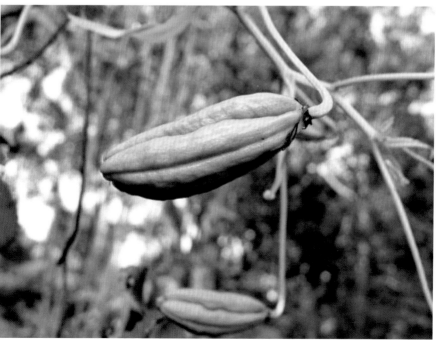

小齿锥花

Gomphostemma microdon Dunn

【别　　名】木锥花、苗暖刀(傣语)

【基　　原】来源于唇形科锥花属小齿锥花 **Gomphostemma microdon** Dunn 的根入药。

【形态特征】直立草本。茎高约 1 m。上部钝四棱，槽不明显，下部近根处呈圆柱形，密被灰色星状短茸毛。叶长圆形至椭圆形，长 8.5～24 cm，宽 3.5～10 cm，顶端急尖或钝，基部急尖至楔形，有时不对称；自基部以上边缘具圆齿状锯齿或不明显的浅齿，纸质，干后上面暗榄绿色，被彼此相连但不重叠的星状毛，下面密披星状茸毛，呈暗灰色；柄长 1～4 cm。穗状圆锥花序直立，腋生，由对生的小聚伞花序组成，长 6.5～10.5 cm；小聚伞花序具 1～2(3) 花，具短柄；苞片长圆形、椭圆形至披针形，长 11～22 mm，宽 3～8 mm，小苞片线形，长 6～11 mm；萼狭钟形，长 5～7 mm，宽约 3.5 mm，萼齿宽三角形，长约 1 mm；花冠浅紫色至淡黄色，长 16～20 mm，花冠筒基部宽 1～2 mm，喉部宽 6～7 mm，上唇圆形，下唇具 3 裂片，中裂片最长。每花有 3 枚小坚果成熟，扁长圆形，长约 4 mm，宽 2.5～3 mm，顶端略宽，黑褐色，无毛，有沟纹。花、果期 8～12 月。

【生　　境】生于海拔 640～1300 m 的沟谷成平地的热带雨林下。

【分　　布】云南。

【采集加工】全年可采，根洗净，切片，晒干。

【性味功能】味苦，微香，性凉。清火解毒，利水消肿，止咳化痰。

【主治用法】治尿频尿急，尿痛，小便热涩难下，全身水肿，热风所致的咽喉红肿疼痛，咳嗽，产后尿频，尿急，尿痛，腹部灼热疼痛等。用量 5～10 g。

【附　　方】1. 治小便热涩疼痛，水肿：小齿锥花 20 g，定心藤 15 g，大黄藤 15 g，车前草 15 g，野芦谷根 20 g，肾茶 15 g。水煎服。

2. 治咽喉肿痛、咳嗽：小齿锥花 20 g，圆锥南蛇藤根 20 g。水煎服。

3. 治小便热涩疼痛：小齿锥花 30 g，毛线柱苣苔 30 g，野芦谷根 15 g，灰灰叶 30 g。水煎服。

4. 治产后小便热涩疼痛，腹部灼痛：小齿锥花 20 g，倒心盾翅藤 20 g。水煎服。

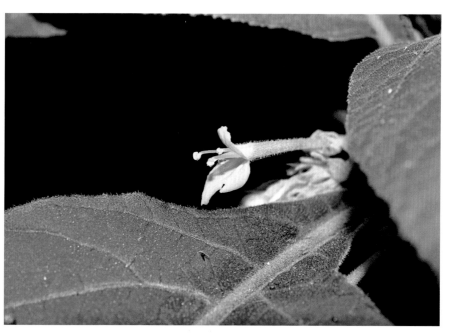

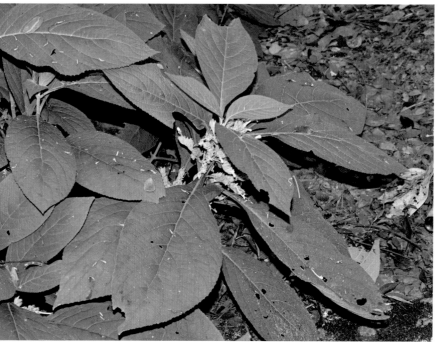

曲苞芋

Gonatanthus pumilus (D. Don) Engl.

【别　　名】野木鱼、岩芋

【基　　原】来源于天南星科曲苞芋属曲苞芋 Gonatanthus pumilus (D. Don) Engl. 的全草入药。

【形态特征】草本。块茎小，球形，直径 1～2 cm，外皮黄棕色；匍匐茎(芽条)细长，常达 20～30 cm，分枝，芽鳞线形，顶端下弯。鳞叶多数，长披针形，长 2～3 cm，常纤维状撕裂、宿存。叶柄圆柱形，绿色，长 25～40 cm，下部 1/3 具鞘；叶片革质，表面暗绿色，背面淡绿色或青紫色，卵形或长圆状卵形，顶端锐尖，基部心形，长 8～20 cm，宽 7～12 cm，前裂片长为宽的 2 倍；Ⅰ级侧脉 3～4 对，稍弯拱；后裂片半卵形、浑圆，长 3～5 cm，3/4 联合；后基脉相交成 30°～40° 的锐角。花序柄圆柱形，长 6～10 cm，淡绿色。佛焰苞管部绿色，长圆卵形，长 1.2～1.5 cm，直径 1 cm；檐部 2 面淡黄色或黄绿色，先直立，花时后倾，最下部 1～2 cm 肿胀成管状；花期半展开，向上缩缢，膝曲过渡为扁舟状的长檐，长 13～19 cm，平展宽 1.8～2.5 cm，长圆披针形，向顶端长渐尖。肉穗花序：雌花序浅绿色、短，长 6～8 mm，为下部佛焰苞管长的 1/2；不育雄花序黄色、细，长 4～5 mm；能育雄花序短棒状、钝、青紫色，长 1 cm，宽 4 mm。花粉黄色。不育雄花菱形或长方形，扁平。雌花：子房绿色，无花柱，柱头扁球形；胚珠多数，卵状长圆形，珠柄细长，基生。花期 5～7 月。

【生　　境】生于海拔 1450～2400 m 的密林或灌丛中，常生长于石灰岩上。

【分　　布】云南、西藏。印度、泰国也有分布。

【采集加工】夏、秋季采收，全草鲜用或切段晒干。

【性味功能】味麻，性温；有毒。消肿止痛。

【主治用法】治痈疮肿痛，风湿性关节疼痛，跌打损伤。用量 6～12 g。外用适量鲜品敷患处。

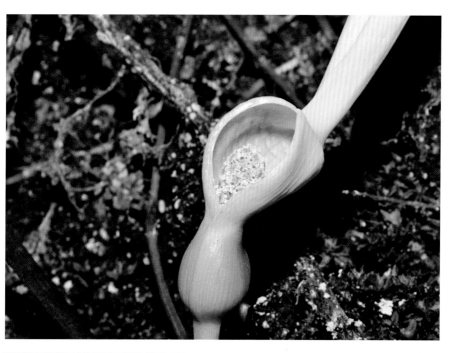

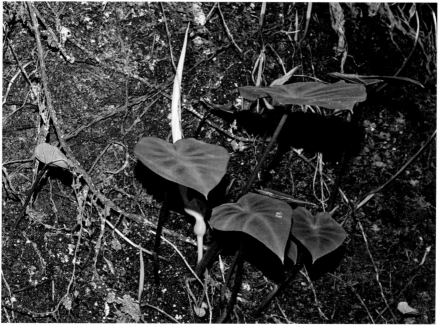

大花哥纳香

Goniothalamus griffithii Hook. f. & Thoms.

【基　　原】来源于番荔枝科哥纳香属大花哥纳香 **Goniothalamus griffithii** Hook. f. & Thoms. 的茎皮入药。

【形态特征】乔木或灌木。高 2 ～ 5 m。幼枝被短柔毛，老渐无毛。叶纸质，长圆形，长 17.5 ～ 35 cm，宽 6 ～ 9 cm，顶端钝或短渐尖，基部宽楔形，偶近圆形，两面无毛；中脉粗壮，表面凹陷，背面凸起，侧脉每边 12 ～ 20 条，两面稍凸起；叶柄粗壮，无毛，长 1 ～ 1.5 cm，直径 3 ～ 4 mm。花单朵腋生或腋外生；花梗长 0.8 ～ 1.5 cm，无毛，基部着生很多小苞片；萼片宽卵形，长约 2.2 cm，无毛，外轮花瓣长披针形，长约 5 cm，宽约 1.5 cm，被微毛，内轮花瓣长卵形，长达 2 cm，宽 8 mm，被短微毛；雄蕊长圆形，药隔三角形；心皮长圆形，被柔毛，花柱伸长，柱头顶端 2 裂，每心皮有侧生胚珠 2 颗。果卵圆形，长约 1.5 cm，直径约 8 mm，聚生，几无柄，被微毛，内有种子 1 颗。花期 5 ～ 8 月；果期 9 ～ 11 月。

【生　　境】生于海拔 800 ～ 1150 m 沟谷、河旁疏林或密林中。

【分　　布】分布于云南。印度、泰国、缅甸也有分布。

【采集加工】全年采收，茎皮切段，晒干。

【性味功能】抗肿瘤。

【主治用法】治癌症早期。

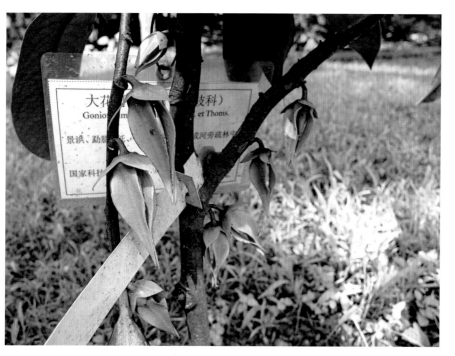

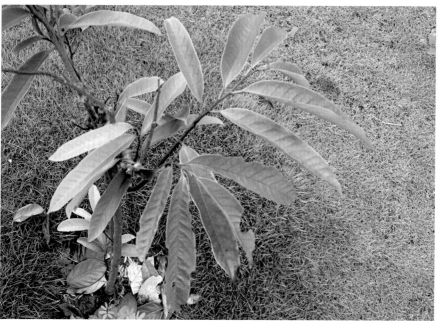

攀茎耳草

Hedyotis scandens Roxb.

【别　　名】凉喉茶、老人拐棍、理肺散、接骨丹、"羊梅功"（瑶族语）

【基　　原】来源于茜草科耳草属攀茎耳草 **Hedyotis scandens** Roxb. 的全株、根入药。

【形态特征】多分枝藤状灌木。除花外其余各部几无毛。叶对生，近革质，椭圆形、披针形或长圆状披针形，长 5～12.5 cm，宽 3～4 cm，顶端渐尖或尾状渐尖，基部楔形，侧脉 4～5 对，纤细，与中脉成锐角向上伸出；叶柄长 2～3 mm 或近无柄；托叶膜质，基部合生成短杯状，顶部具 1～2 硬尖，有小缘毛。聚伞花序排成扩展的圆锥花序式，顶生，稀腋生，有时被微柔毛；花 4 数，花梗长 2～4 mm；萼管倒圆锥形，长约 1 mm，萼裂片卵形，与萼管近等长；花冠白色或黄色，管状，短，外面无毛，长约 6 mm，花冠裂片长圆形，长约 4 mm，宽 1～1.2 mm，外反，内面被髯毛；雄蕊生于冠管基部，花丝中部以下被毛，花药长 1.2 mm；花柱长约 4 mm，略短于雄蕊，中部被长柔毛，柱头 2 裂，裂片长 2 mm。蒴果阔倒卵球形，顶部隆起，长和宽均 3～5 mm，宿存萼裂片短，成熟时室间开裂为 2 果片，每个果片腹部直裂；种子多数，小，具棱。花期 2～10 月；果期 9 月至翌年 4 月。

【生　　境】生于海拔 840～2800 m 处的山坡、山谷、路边、溪边、荒地、常绿阔叶林中、灌丛或草地。

【分　　布】云南。越南、柬埔寨、缅甸、孟加拉国、不丹、尼泊尔、印度也有分布。

【采集加工】全年可采，全株、根切片，晒干。

【性味功能】味辛、苦，性平。润肺化痰，接骨生肌，截疟消炎。

【主治用法】全株：治咳嗽痰喘，肺痨，口疮，疟疾。根：清热，消炎，止咳，化痰，截疟。外用治骨折，用适量鲜品捣烂外敷。

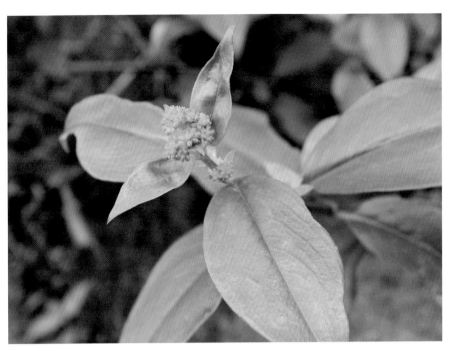

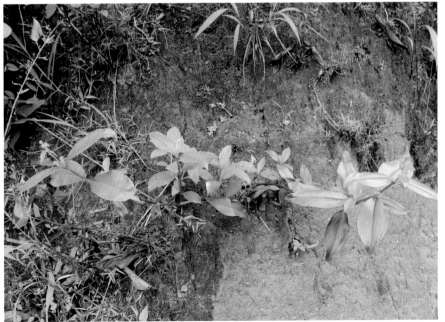

深绿山龙眼

Helicia nilagirica Bedd.

【别　　名】母猪果、豆腐渣果

【基　　原】来源于山龙眼科山龙眼属深绿山龙眼 **Helicia nilagirica** Bedd. 的根、叶入药。

【形态特征】乔木。高 5～10 m。小枝和幼叶柄初被锈色短毛，很快变无毛。叶革质，倒卵状长圆形、椭圆形、卵状椭圆形至长圆状披针形，长 (5)10～17(23)cm，宽 (2.8)4.5～9 cm，顶端钝或渐尖。基部楔形或下延，两面无毛，或很快变无毛，全缘或具粗牙齿状锯齿，侧脉 5～8 对，渐升，在两面均明显，侧脉及中肋在背面隆起；叶柄长 (0.5)1.5～3.5 cm，无毛。总状花序生于枝上或落叶腋部；长 12～16 cm，轴初被锈色短毛，很快变无毛；苞片长 1～2 mm；花梗多双生，基部贴生，长 (1.5)2～3 mm；花浅黄色或白色。长 1.2～1.9 cm，腺盘 4 裂，基部贴生成环，有时其中一或二腺体延长成丝状，在中部以下成螺旋状变曲的附肢。果稍扁球形，长 2.5～3.5 cm，直径达 4.2 cm，无毛，果皮木质，厚约 4 mm，果柄粗，长约 4 mm。花期 4～5 月；果期 7～12 月。

【生　　境】生于海拔 1100～2100 m 的山坡阳处或疏林中。

【分　　布】云南。印度也有分布。

【采集加工】全年可采收，根、叶晒干。

【性味功能】味涩，性凉。收敛，解毒。

【主治用法】治泄泻，食物中毒。用量 15～30 g。

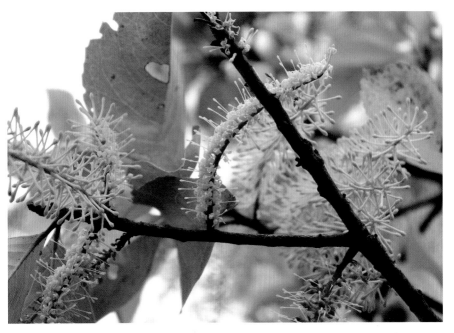

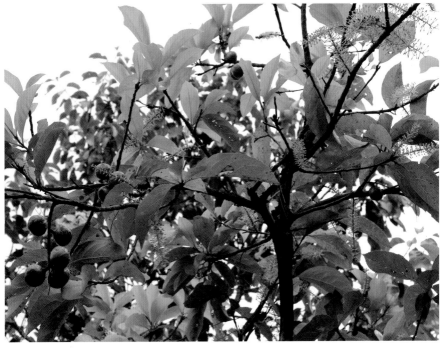

细齿山芝麻

Helicteres glabriuscula Wall.

【别　　名】光叶山芝麻

【基　　原】来源于梧桐科山芝麻属细齿山芝麻 **Helicteres glabriuscula** Wall. 的根入药。

【形态特征】灌木。高 1.5 m。枝柔弱，幼时密被星状柔毛，后几脱净。叶偏斜状披针形，长 3.5～10 cm，宽 1.5～3 cm，顶端渐尖，基部斜心形，边缘有小锯齿，两面均被稀疏的星状短柔毛；叶柄短，长约 3 mm，被毛；托叶锥尖状，与叶柄等长。聚伞花序腋生，具花 2～3 朵；花序梗只有叶长的一半；萼管状，长 4～5 mm，5 裂，裂片锐尖，被短柔毛；花瓣 5 片，紫色或蓝紫色，为萼长的 2 倍，瓣片的下部有茸毛；雄蕊 10 枚，着生在雌雄蕊柄的顶端；子房 5 室，被毛；柱头 5 裂。蒴果长圆柱形，长 1.5～2 cm，宽约 12 mm，密被长柔毛，顶端有短喙。种子多数，很小。花期几乎全年。

【生　　境】生于草坡上或灌丛中。

【分　　布】云南、广西、贵州。缅甸也有分布。

【采集加工】夏、秋季采收，根洗净，切片，晒干。

【性味功能】味苦，性寒。截疟，清热解毒。

【主治用法】治疟疾，感冒发热，麻疹，痢疾，毒蛇咬伤。用量 10～15 g。

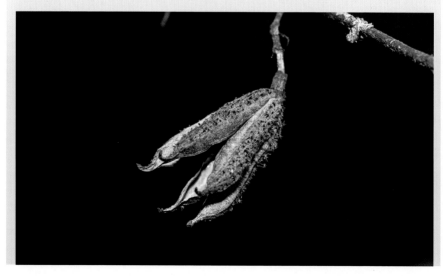

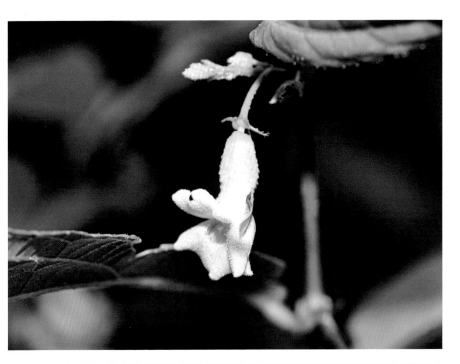

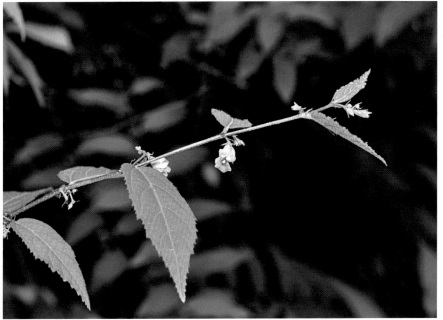

粘毛山芝麻　　Helicteres viscida Bl.

【别　　名】牙新渊（傣语）

【基　　原】来源于梧桐科山芝麻属粘毛山芝麻 **Helicteres viscida** Bl. 的茎、叶入药。

【形态特征】灌木。高达 2 m。小枝幼时被短柔毛，后脱净。叶卵形或近圆形，长 6～15 cm，宽 4.5～8.5 cm，顶端长渐尖，在中部以上常有浅裂，基部心形，边缘有不规则的锯齿，叶面被稀疏的星状短柔毛，背面密被白色星状茸毛；基生脉 5～7 条；叶柄长 3～10 mm，被毛。花单生于叶腋或排成腋生的聚伞花序；花梗有关节；萼长 15～18 mm，密被白色星状长柔毛和混生短柔毛，5 裂，裂片急尖；花瓣 5 片，白色，不等大，匙形；雄蕊 10 个，退化雄蕊 5 个；子房有很多乳头状凸起。蒴果圆柱形，长 2.5～3.5 cm，宽 10～12 mm，顶端急尖，密被星状柔毛和我皱卷的长达 4 mm 的长茸毛。种子多数，菱形，长约 2 mm，宽约 1 mm，有小纵沟。花期 5～6 月。

【生　　境】生于海拔 330～850 m 的丘陵地或山坡灌丛中。

【分　　布】云南、广东。缅甸、老挝、越南、马来西亚、印度尼西亚等地也有分布。

【采集加工】全年可采收，茎、叶晒干。

【性味功能】味辛、苦，性凉。脾胃气滞，脘腹胀痛，食欲不振。

【主治用法】治胃肠湿热泻痢，痔疮肿痛所致腹痛，便频，里急后重，便血，脱肛。用量 10～15 g。

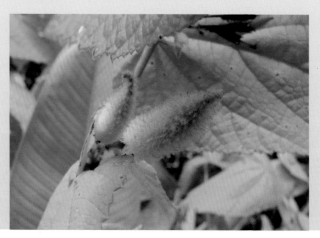

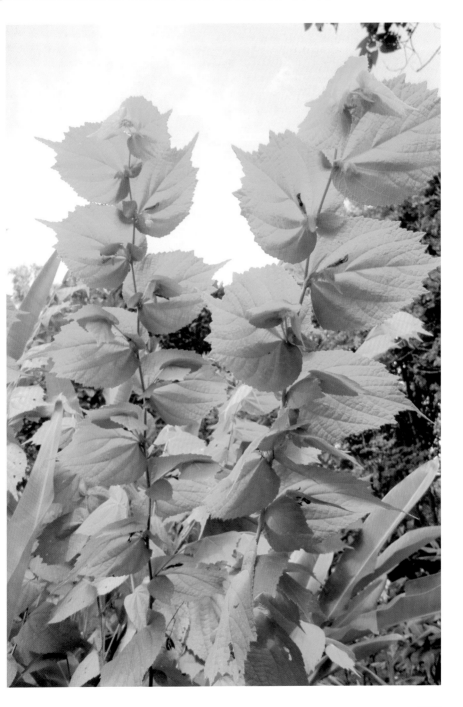

折叶萱草

Hemerocallis plicata Stapf.

【别　　名】野苤菜、鹿葱、真金花、鸡脚参

【基　　原】来源于百合科萱草属折叶萱草 **Hemerocallis plicata** Stapf. 的根入药。

【形态特征】多年生草本。植株高 40～80 cm；根状茎粗短；根多少近肉质，长 7～10 cm，末端膨大为纺锤形的块根；块根长达 4 cm，粗达 1 cm。叶鞘纤维棕褐色，层层包住叶丛基部，有时与叶片枯死后的残存纤维一起，连绵成团状。叶 10 枚左右，丛生，带状，绿色，干后黄色或黄绿色，常具黄褐色边缘，长 8～45 cm，宽 4～9 mm，中脉明显，常对折。花葶长于叶，高 50～80 cm；2～3 次分叉的假二歧圆锥花序，具花 4～10(20) 朵；苞片线形，下部的长 2.5 cm，常早落；花梗长 2.5～3 cm；花被金黄色、橙黄色，花后期变黄白色；花被管长 1.5～2.3 cm，粗 2～2.5 mm；外轮花被片匙形，长 4.5～5 cm，有时长达 7 cm，宽约 1 cm；内轮花被片椭圆形，宽约 1.5 cm；花丝不等长，短于花被片，长 4～4.5 cm；花药线形，长 7 mm，花丝着生点以下的基部长 2.5 mm。果卵形，长圆形，绿色，长 2 cm，宽 1.5 cm，具 3 条纵槽，表面具横皱；种子多数，亮黑色，扁球形，直径约 3 mm。花期 7～8 月；果期 8～10 月。

【生　　境】生于海拔 1850～3100 m 的云南松林、华山松林、草坡或荒草地。

【分　　布】云南、四川。

【采集加工】秋季采挖，根除去残茎，洗净，切片，晒干。

【性味功能】味甘、微辛，性平；有小毒。养血平肝，利尿消肿。

【主治用法】治头晕，耳鸣，心悸，腰痛，吐血，衄血，大肠下血，水肿，淋病，咽痛，乳痈。用量 30～50 g。

【附　　方】1. 治腰痛，耳鸣，奶少：折叶萱草的根 30～50 g，蒸肉饼或煮猪腰吃。

2. 治小便不利，水肿，黄疸，淋病，衄血，吐血：折叶萱草根 30～50 g，水煎服。

3. 治月经少，贫血，胎动不安，老年性头晕，耳鸣，营养不良水肿：折叶萱草根端膨大 10～20 g，炖肉或鸡服。

4. 治大肠下血：折叶萱草根 20 g，水煎服。

5. 治肺热咳嗽，腮腺炎，咽喉肿痛：折叶萱草根端膨大 50 g，水煎服。

6. 治乳痈，疮毒：折叶萱草根捣烂敷患处。

7. 治小儿疳积：折叶萱草 30 g，水煎服。

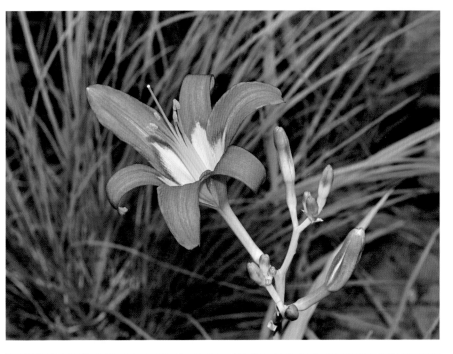

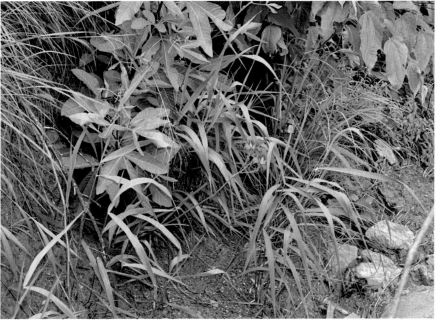

曲 莲

Hemsleya amabilis Diels.

【别　　名】蛇莲、小蛇莲、雪胆、罗锅底、金腰莲

【基　　原】来源于葫芦科雪胆属曲莲 **Hemsleya amabilis** Diels. 的块根入药。

【形态特征】多年生攀援草本。具膨大块茎，块茎扁圆形，中央稍下凹，常半裸于土面；茎和小枝细弱，疏被短柔毛，老时几无毛；卷须线形，长 8 ～ 12 cm，疏被短柔毛，顶端 2 歧。趾状复叶 (5)7 ～ 9 小叶组成，通常 7 小叶；叶柄长 2 ～ 4 cm；小叶片披针形至线状披针形，上面深绿色，背面灰绿色，顶端急尖或短渐尖，基部渐狭，边缘锯齿状，沿中脉、侧脉及叶缘疏生小刺毛，背面较疏，其余无毛；中央小叶片长 5 ～ 8 cm，宽 1 ～ 1.5 cm；两侧的小叶片渐小；小叶柄长 2 ～ 5 mm。雄花：聚伞总状花序，总花梗及小枝纤细，曲折，长 5 ～ 15 cm；花萼裂片 5，卵状三角形，长 4 ～ 5 mm，宽 2 mm；花冠浅黄绿色，直径 1 cm，近平展，裂片宽倒卵形，长 5 ～ 6 mm，宽 4 ～ 5 mm，顶端急尖，具小尖凸，基部渐狭，两侧具棕黄色斑，微增厚，表面密被白色糠秕状乳突，近基部尤密；背面光滑；雄蕊 5，花丝长 1.5 ～ 2 mm，伸出；雌花：总花梗长 1 ～ 8 cm，花稍大，直径 1.1 ～ 1.2(1.5)cm；子房近圆形，直径 4 ～ 5 mm，密布疣状小瘤凸，花柱 3，柱头浅黄色，马蹄形。果近球形，直径 1.2 ～ 1.6 cm，密布疣状瘤凸，无毛，纵纹不明显，花柱基高 3 mm，底部平截，基部钝圆，每室具种子 3 ～ 6；果柄长 4 ～ 5 mm；种子暗褐色，宽卵球形，长 6 ～ 8 mm，宽 5 ～ 7 mm，具不规则棱角，周生翅不明显或具约宽 1 mm 的狭翅；边缘及中间部分密生细瘤凸。花期 6 ～ 10 月；果期 7 ～ 11 月。

【生　　境】生于海拔 1800 ～ 2400 m 的山坡杂木林下或灌丛中。

【分　　布】四川、广西。

【采集加工】常年可采，块根秋季采质佳，切片晒干。

【性味功能】味苦，性寒；有小毒。清热解毒，利湿镇痛，消肿。

【主治用法】治痢疾、咳嗽，疔肿，肝炎，泄泻。用量 20 ～ 30 g，外用适量。

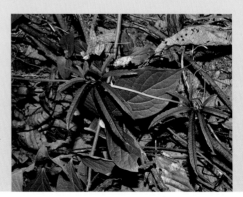

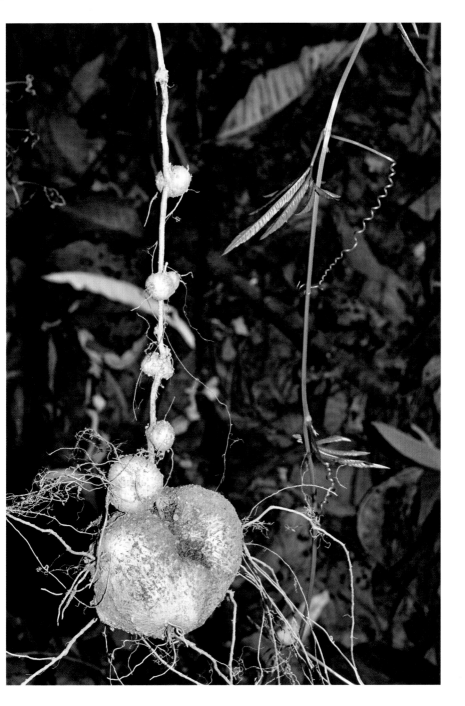

花朱顶红

Hippeastrum vittatum (L'Hér.) Herb.

【别　　名】朱顶红、朱顶兰、百枝莲、绕带蒜

【基　　原】来源于石蒜科朱顶红属花朱顶红 **Hippeastrum vittatum** (L'Hér.) Herb. 的鳞茎入药。

【形态特征】多年生草本。鳞茎大，球形，直径 5～7.5 cm。叶 6～8 枚，通常花后抽出，带形，鲜绿色，长 30～40 cm，宽 2～6 cm。花茎中空，高 50～70 cm；花序伞形，常有花 3～6 朵，大形，长 12～18 cm；佛焰苞状总苞片 2 枚，披针形，长 5～7.5 cm；花梗与总苞片近等长；花被漏斗状，红色，中心及边缘有白色条纹；花被管长约 3 cm，喉部有小形不显著的鳞片，花被裂片 6，倒卵形至长圆形，长 9～15 cm，宽 2.5～4 cm，顶端急尖；雄蕊 6，着生于花被管喉部，短于花被裂片，花丝丝状，花药线形或线状长圆形，丁字形着生；子房下位，3 室，花柱与花被等长或稍长，柱头深 3 裂。蒴果球形，3 瓣开裂；种子扁平。花期春、夏季。

【生　　境】栽培。

【分　　布】我国有引种栽培，供观赏。原产南美秘鲁。

【采集加工】秋季采挖，鳞茎洗去泥沙，鲜用或切片晒干。

【性味功能】味辛，性温；有小毒。解毒消肿。

【主治用法】治痈疮肿毒。外用鲜品适量，捣烂敷患处。

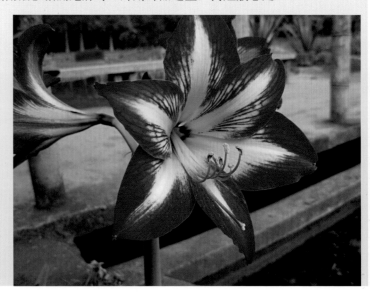

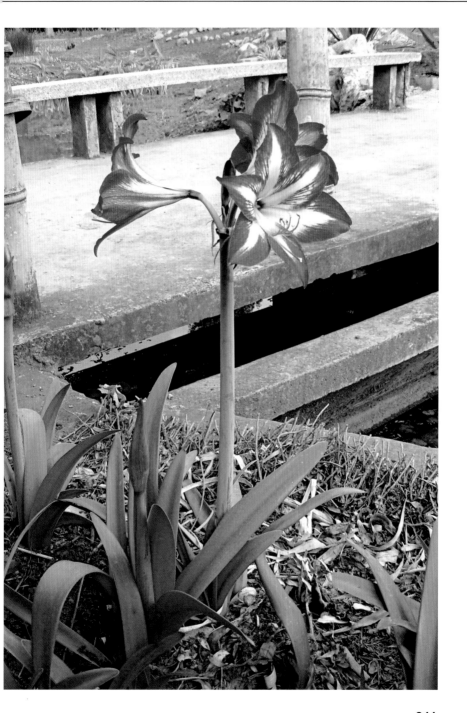

全唇花

Holocheila longipedunculata S. Chow.

【基　　原】来源于唇形科全唇花属全唇花 **Holocheila longipedunculata S. Chow.** 的全草入药。

【形态特征】多年生直立草本。具匍枝，高 20～30 cm。茎单一，具不明显的四棱形，被平展的长硬毛。叶纸质，心形或正圆状心形，长 2.2～4.9 cm，宽 2.5～4.7 cm，顶端钝，基部平截或亚心形，边缘具圆齿，基部具细齿，两面被长硬毛；柄长 2.2～5.5 cm，被具腺的长硬毛。腋生具长总梗的、伞房状聚伞花序，有花 7～13 朵，总梗长 2 cm。苞片倒卵状披针形或线形，通常全缘；花萼长 5 mm，宽 2.5 mm，外面被长硬毛，内面被疏柔毛，上唇 3 齿，齿卵状三角形，中齿最长，下唇 2 齿，较上唇短，齿三角状钻形；花冠粉红色至紫红色，管状，长达 1.2 cm，外面无毛；檐部二唇形，上唇小，全缘，下唇大，不裂，匙形，内凹，顶端圆形；雄蕊着生于上唇花冠管喉部；花丝基部被短柔毛；花药极叉开，药室贯通为一；子房近球形，无毛；花盘较子房大，近全缘。小坚果仅 1 枚成熟，黑色，无毛，具细致的蜂巢状皱纹；果脐位于果基部中央，凹陷。花期 3～6 月；果期约 5 月。

【生　　境】生于海拔 1600～3000 m 的林下、灌丛边阴处或刺竹丛中。以苔藓林下为常见。

【分　　布】云南。

【采集加工】夏、秋季采收，全草晒干。

【性味功能】清热解毒，消炎。

【主治用法】治感冒发热，风湿关节痛，胃痛，胃肠炎；外用治皮肤湿疹，神经性皮炎，虫蛇咬伤，痈疮肿毒。用量 15～30 g。

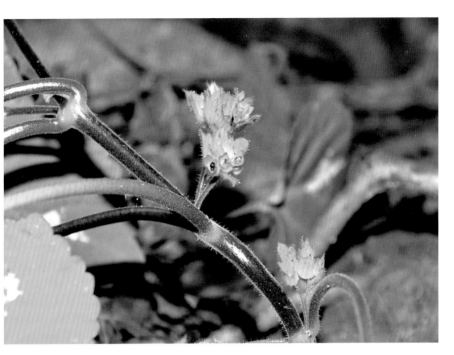

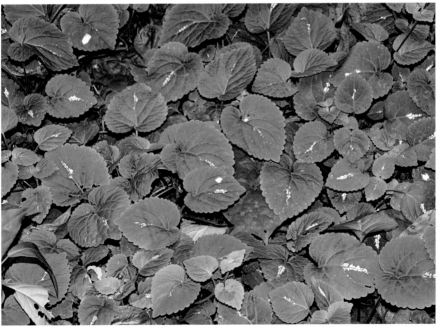

西南绣球

Hydrangea davidii Franch.

【别　　名】云南绣球、滇绣球花

【基　　原】来源于绣球花科绣球属西南绣球 **Hydrangea davidii** Franch. 的根、叶、茎的髓心入药。

【形态特征】灌木。高 1～2.5 m。小枝圆柱形，初时密被淡黄色短柔毛，后渐变无毛。树皮呈片状脱落。叶纸质，长圆形或狭椭圆形，长 7～15 cm，宽 2～4.5 cm，顶端尾状长渐尖，基部楔形或微钝，边缘具粗齿或小锯齿，上面疏被小糙伏毛，后毛脱落，仅脉上有毛，下面脉上被长柔毛，脉腋间密被丛生柔毛；侧脉 7～11 对，弧曲上升，于上面凹入，下面微凸；叶柄长 1～1.5 cm，被柔毛。伞房状聚伞花序顶生，直径 7～10 cm，结果时达 14 cm，分枝 3，中间 1 条常较粗和长，密被黄褐色短柔毛；不育花萼片 3～4，阔卵形、三角状卵形或扁卵圆形，不等大，较大的长 1.3～2.3 cm，宽 1～3 cm，顶端略尖或圆，边全缘或具小齿；孕性花深蓝色，萼筒杯状，长 0.5～1 mm，宽 1.5～2 mm，萼齿狭披针形或三角状卵形，长 0.5～1.5 mm；花瓣狭椭圆形或倒卵形，长 2.5～4 mm，宽 1～1.5 mm，顶端渐尖或钝，基部具爪，爪长 0.5～1 mm；雄蕊 8～10 枚，长 1.5～2.5 mm，花药长圆形或近圆形，长 0.5～1 mm；子房近半上位或半上位，花柱 3～4，花期长约 1 mm；果期伸长达 1.5～2 mm，外弯，柱头增大，沿花柱内侧下延。蒴果近球形，连花柱长 3.5～4.5 mm，直径 2.5～3.5 mm，顶端凸出部分长 1.2～2 mm，与萼筒长度近相等；种子淡褐色，倒卵形或椭圆形，长约 0.5 mm，无翅，表皮具网状脉纹。花期 5～6 月；果期 7～10 月。

【生　　境】生于海拔 1400～2800 m 山坡疏林或林缘。

【分　　布】云南、四川、贵州。

【采集加工】全年可采收，根、叶、茎的髓心晒干。

【性味功能】味辛，性凉。透疹通淋，驱邪截疟。

【主治用法】根，叶：治疟疾；茎的髓心：治麻疹，小便不通。用量 15～30 g。

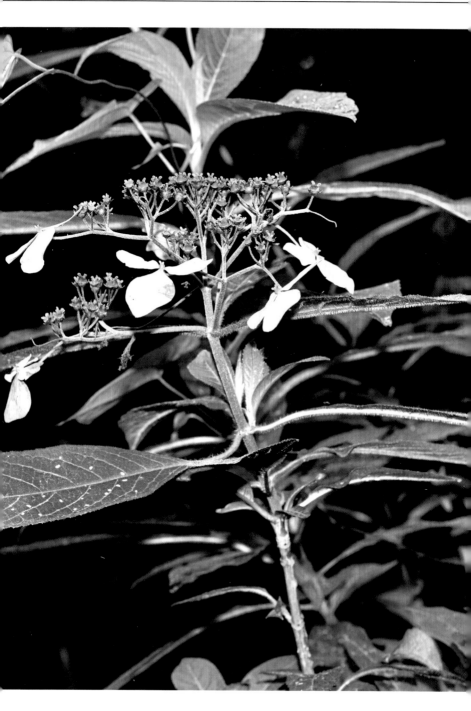

伞花冬青

Ilex godajam (Colebr.) Wall.

【别　　名】米碎木、救必应

【基　　原】来源于冬青科冬青属伞花冬青 **Ilex godajam** (Colebr.) Wall. 的树皮入药。

【形态特征】常绿灌木或乔木。高 5～12 m。枝灰白色，当年枝黄褐色，具棱，被微柔毛；顶芽小，无毛；老枝上具凸起的叶痕，皮孔不明显。叶片坚纸质，幼时纸质，卵状椭圆形至椭圆形，长 6～13.5 cm，宽 4～6.5 cm，顶端骤然渐尖，基部钝或圆形，全缘或有时波状，中脉在上面凹，背面凸，无毛或稍被微柔毛，侧脉 8～10 对，背面明显，网脉不显；叶柄较细，长 8～15 mm，上面有窄槽，无毛。近伞形花序，总花梗长 10～18 mm，花梗长 2～4 mm，均被短柔毛。雄花序有花 6 朵以上，花 4 或 5 数；花萼深裂，裂片啮蚀状，被短柔毛，有缘毛；花瓣长圆形，基部连合，雄蕊较花瓣稍长，花药卵状球形；不育子房顶端具小喙，4～5 浅裂；雌花序有花 3～13 朵；花萼 4～6 深裂，裂片圆形，钝，被微柔毛，有缘毛；花瓣长椭圆形。果近球形，直径 4 mm，红色，柱头厚盘形至头形，4～5 浅裂；分核 6～10，背部具 3 棱 2 沟。花期 4 月；果期 8 月。

【生　　境】生于海拔 300～1000 m 的干燥疏林或次生林中。

【分　　布】云南、广西、广东。越南、印度也有分布。

【采集加工】全年可采，树皮切段，晒干。

【性味功能】味辛、苦，性平。驱虫，止痛。

【主治用法】治蛔虫症，腹痛。用量 15～30 g。

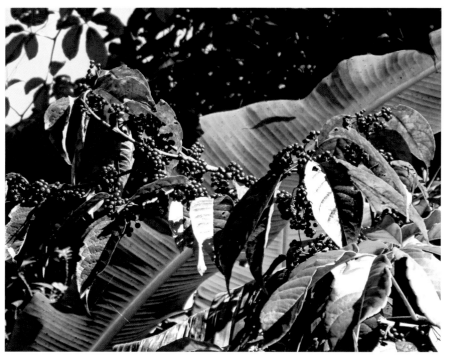

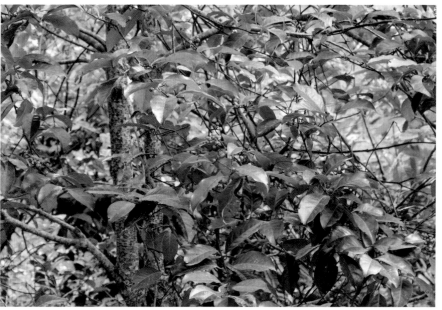

中缅八角

Illicium burmanicum Wils.

【基　原】来源于八角科八角属中缅八角 **Illicium burmanicum** Wils. 的果、树皮、根入药。

【形态特征】乔木或灌木。高 2～20 m。小枝被爪甲状或钻状鳞片，被浅褐色短柔毛，或渐脱净。叶片薄革质，长椭圆形或倒卵状椭圆形，长 18～30 cm，宽 7～12 cm，顶端钝或短渐尖，基部窄楔形或稍钝，叶缘具浅锯齿，齿端内弯，叶面无毛，几无鳞片，背面被薄层秕糠状短茸毛，不脱落或老叶上变秃净，中、侧脉上疏生细小鳞片，侧脉 30～40 对；叶柄长 2.5～5 cm，被鳞片，有毛或脱落。花序圆锥式，生于叶腋，长 12～33 cm，疏生鳞片，有易脱落的短茸毛，中部以上分枝，分枝处具苞片；花柄长约 1 cm；中部以下具近对生的苞片 2 枚，苞片卵状披针形，早落；花粉红色或红色，直径 0.8～15 cm。萼片 5，排成 2 轮，外 3 枚小，内 2 枚大；花瓣 5，长圆形，长约 8 mm，基部合生；雄蕊 50～90 枚，着生于花瓣基部；子房扁球形或球形，花柱 5，中部以下合生。果扁球形或近球形，直径 7～12 mm。绿色至淡黄色，有明显的 5 棱。花、果期 5～12 月。

【生　境】生于海拔 450～2500 m 的河谷、山坡常绿林或灌丛中。

【分　布】云南、广西。印度、尼泊尔、缅甸、老挝、泰国、越南、马来西亚也有分布。

【采集加工】夏、秋季可采，果、树皮、根晒干。

【性味功能】味甘、辛，性温。

【主治用法】外用于疮疖，骨折。外用鲜品捣烂敷患处。

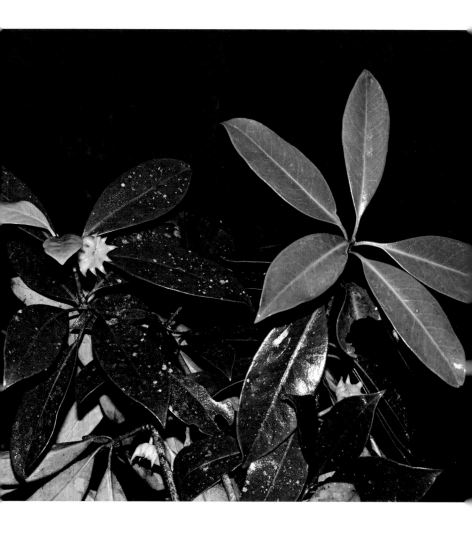

远志木蓝

Indigofera squalida Prain.

【别　名】虫豆柴

【基　原】来源于蝶形花科木蓝属远志木蓝 **Indigofera squalida** Prain. 的全草入药。

【形态特征】多年生直立草本或亚灌木状。高 30～60 cm。地下根膨大，块状或纺锤状。茎单一或基部有少数分枝，枝有棱，散生平贴丁字毛。叶为单叶，长圆形、披针形或倒卵形，长 2～7 cm，宽 6～23 mm，顶端圆钝，基部楔形，下面延至叶柄，上面绿色，被平贴短丁字毛，下面苍白色，毛较长，有不明显黄褐色腺点；叶柄短，长 2～3 mm，有毛；托叶线状钻形，长 2～3(4)mm。总状花序，长 1～2 cm，花密集；几无总花梗；苞片狭披针形，长约 2.3 mm；花梗长约 0.5 mm；花萼杯状，长 2～2.5 mm，萼齿与萼筒近等长或较长，外面有绢丝状丁字毛；旗瓣披针形，长 4～5 mm，渐尖，外面密被锈色毛，翼瓣线形，龙骨瓣长圆状镰形，有距；子房有毛。荚果圆柱形，长 10～13 mm，密被毛，有种子 4～5 粒；果梗下弯。花期 5～6 月；果期 9 月。

【生　境】生于海拔 1000 m 以下的斜坡旷野、山脚或路旁向阳草地。

【分　布】云南、贵州、广西、广东。越南、老挝、柬埔寨、缅甸、泰国也有分布。

【采集加工】夏、秋季采收，全草晒干。

【性味功能】味辛，微甘，性平。活血止痛。

【主治用法】治劳伤。用量 100 g，泡酒服。

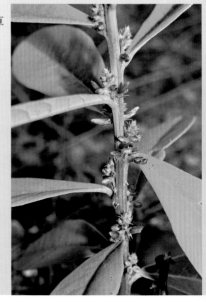

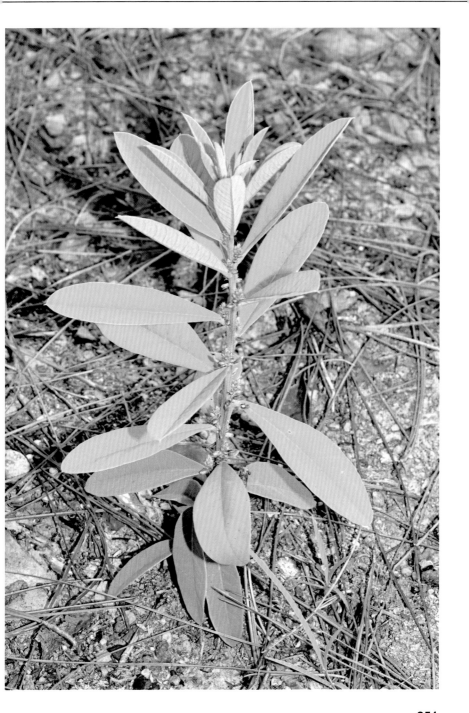

显脉旋覆花

Inula nervosa Wall.

【别　名】草威灵、黑威灵、铁脚威灵仙、小黑药、乌草根

【基　原】来源于菊科旋覆花属显脉旋覆花 **Inula nervosa** Wall. 的根入药。

【形态特征】多年生草本。高 20 ～ 80 cm。根茎粗短，生多数粗线形的须根，具数个密被茸毛的芽。茎单一，稀少数簇生，直立，紫红色，基部粗 1.5 ～ 6 mm，上部或有时下部有长分枝，茎和枝具纵棱，被开展、黄褐色、具疣状基部的长硬毛，上部毛极密。基生叶在花期枯萎；茎下部叶同基生叶，中部叶椭圆形、倒披针形或稀披针形，长 3 ～ 11 cm，宽 1 ～ 4 cm，顶端急尖，基部渐狭，边缘上部或全部具疏钝齿或锯齿，两面绿色或黄绿色，均被有疣状基部的长糙毛，背面沿脉有密长毛，侧脉 3 ～ 5 对，在背面微凸起，具密被黄褐色长硬毛的短柄，最上部叶较小，无柄。头状花序直径 1.5 ～ 2.5 cm，单生于枝顶或少数排列成伞房状花序；花序梗长 1 ～ 5 cm，被黄褐色长硬毛；总苞半球形，直径 1 ～ 1.5 cm；总苞片 4 ～ 5 层，外层椭圆状披针形，稍短，绿色带紫，草质，背面被糙毛，内层线状披针形，长 5 ～ 7 mm，上部紫红色，近膜质，背面上部或顶端被柔毛并具细缘毛。外围雌花舌状，舌片白色，椭圆状线形，长 7 ～ 9 mm，宽 1.5 ～ 2 mm，顶端 2 齿裂，有 4 条细纵脉，管部长 2 ～ 3 mm，花柱黄色，远伸出管部外；中央两性花管状，花冠黄色或橙黄色，长 4 ～ 6 mm，冠檐狭钟形，顶端 5 裂，冠管长 2 ～ 2.5 mm。瘦果圆柱形，长 2 ～ 2.5 mm，具数条纵棱，被绢毛；冠毛 1 层，白色或黄白色，长 4 ～ 6 mm，糙毛状。花、果期 6 ～ 11 月。

【生　境】生于海拔 1200 ～ 2600 m 的林下、灌丛、山坡、草地、荒地或路边。

【分　布】云南、广西、四川、贵州、西藏。越南、缅甸、泰国、印度、不丹和尼泊尔也有分布。

【采集加工】夏、秋季采收，根洗净，晒干。

【性味功能】味辛、苦，性温。祛风寒，消积滞，通经络。

【主治用法】治脘腹冷痛，食积腹胀，噎膈，胃痛，体虚多汗，感冒咳嗽，风湿脚气。用量 3 ～ 10 g。

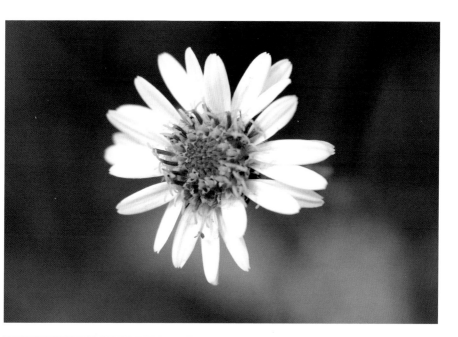

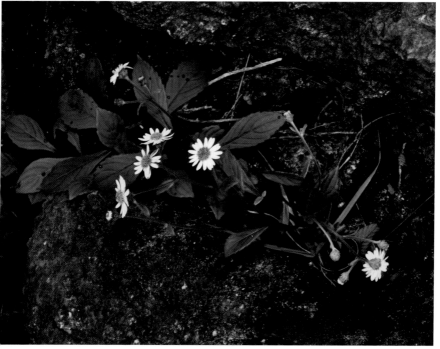

山慈姑

Iphigenia indica (Linn.) Kunth.

【别　　名】益辟坚、草贝母、丽江山慈姑

【基　　原】来源于百合科山慈姑属山慈姑 **Iphigenia indica** (Linn.) Kunth. 的球茎入药。

【形态特征】多年生草本．高 10～20 cm，有时高达 30 cm。地下鳞茎小，卵球形，直径 0.6～1 cm，鳞瓣单 1，白色，锐尖，外被棕褐色膜质鳞片（表皮具乳突）。茎单一，从鳞茎顶部伸出，直立。叶 3～5 枚，散生，基部筒状抱茎，上部线形，扁平，长渐尖，绿色，背淡，长 4～12 cm，宽 3～8 mm，中肋表面下凹，背面隆起，平行侧脉 1～3 对，较细弱。花葶从叶丛中抽出，直立，绿色，三棱形，有纵纹，长 1.3～5 cm，苞片狭线形，长 5～1.5 cm，宽 1.5～1 mm，向上的短小，叶状无柄。花 2～10 朵，排成总状；花梗绿色，具棱，长 1.5～3 cm；花被片 6，几平展成星状，黑紫色，线形、线状披针形或线状倒披针形，顶端细尖，基部狭楔形至丝状，长 5～10 mm，宽 1～1.5 mm；果期脱落。雄蕊 6，紫黑色，与花被片对生，花丝长 2～3 mm，具腺毛，花药近基着，长圆形，长约 1 mm，2 室内向纵裂；子房上位，倒圆锥形，长 2 mm，直径 1.5～2 mm，有 3 条纵槽，3 室，花柱短，柱头 3，紫黑色，星状外展。蒴果棒槌状，成熟时黄褐色，长约 1 cm，直径约 5 mm，3 室，室间有深槽，室背有浅槽，上有宿存柱头，室背由上向下开裂，每室种子多数，棕色，圆形，直径约 1.5 mm，有明显的线形种脐，着生于中轴胎座上。花期 6～7 月；果期 8～9 月。

【生　　境】生于海拔 1950～2100 m 的松林下、草地或田野。

【分　　布】云南。缅甸、印度、斯里兰卡、印度尼西亚、菲律宾和澳大利亚也有分布。

【采集加工】10～11 月，割掉茎叶，刨出块茎，去掉残茎及须根，洗净泥土，晒干或烘干备用。

【性味功能】味甘，性寒；有毒。清热泻肺，消炎抗癌。

【主治用法】治支气管炎，哮喘，痛风以及鼻咽癌等肿瘤。用量 0.6～0.9 g。有毒要慎用。

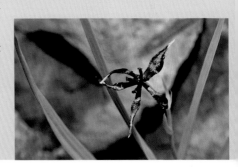

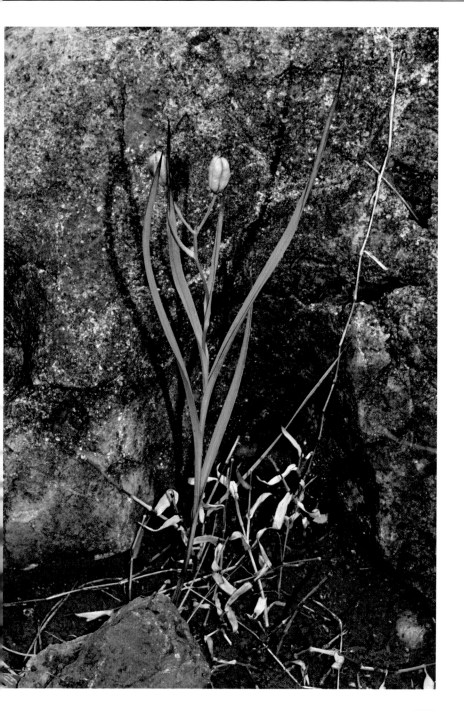

丛林素馨

Jasminum duclouxii (Levl.) Rehd.

【别　　名】野素馨、杜氏素馨、夹竹桃叶素馨

【基　　原】来源于木犀科素馨属丛林素馨 **Jasminum duclouxii** (Levl.) Rehd. 的根入药。

【形态特征】攀援状灌木。小枝略具棱，灰棕色，无毛，皮孔明显。单叶对生，叶片革质，披针形或长圆状披针形，长 6～15 cm，宽 2～5 cm，顶端尾状渐尖，基部圆形，叶面绿色，背面灰绿，两面无毛，全缘，边缘略反卷；中脉叶面凹陷，背面凸出，侧脉隐匿；叶柄长 4～7 mm，无毛。花芳香，呈伞形花序，对生状腋生，总花梗短，长 2～3 mm，花梗长 3～4 mm，上部稍膨大，与总梗均无毛；苞片小，钻状三角形，长 1.5 mm，无毛；花萼钟状，长 1.2～1.5 mm，裂片 5，短尖，长约 1 mm；花冠白色、淡红色或紫红色，花冠管长 1～1.3 cm，中部以上稍膨大，裂片 5～6，长圆形，长 6～10 mm，宽 5 mm，顶端圆钝。果球形，直径 7～8 mm，成熟时紫黑色。花期 12 月至翌年 3 月；果期 4～5 月。

【生　　境】生于海拔 1200～3100 m 的峡谷、林中或灌丛中。

【分　　布】云南、广西。

【采集加工】全年可挖，根洗净，切片，晒干。

【性味功能】味辛，性平。清热明目，理气止痛。

【主治用法】治眼睑肿，腹痛。用量 6～12 g。

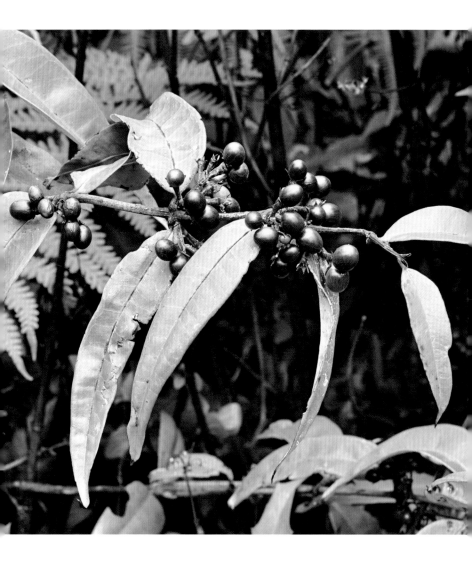

矮探春　　Jasminum humile Linn.

【别　　名】败火草、常春、小黄素馨、火炮子

【基　　原】来源于木犀科素馨属矮探春 **Jasminum humile** Linn. 的叶入药。

【形态特征】灌木或小乔木，有时攀援。高 0.5～3 m。小枝无毛或疏被短柔毛，棱明显。叶互生，复叶，有小叶 3～7 枚，通常 5 枚，小枝基部常具单叶；叶柄长 0.5～2 cm，具沟，无毛或被短柔毛；叶片和小叶片革质或薄革质，无毛或上面疏被短刚毛，下面脉上被短柔毛；小叶片卵形至卵状披针形，或椭圆状披针形至披针形，稀为倒卵形，顶端锐尖至尾尖，基部圆形或楔形，全缘，叶缘反卷，有时多少具紧贴的刺状睫毛，侧脉 2～4 对，有时不明显；顶生小叶片长 1～6 cm，宽 0.4～2 cm，侧生小叶片长 0.5～4.5 cm，宽 0.3～2 cm。伞状、伞房状或圆锥状聚伞花序顶生，有花 1～10(15) 朵；稀有苞片，苞片线形，通常长 2～4 mm；花梗长 0.5～3 cm，无毛或被微柔毛；花微芳香；花萼无毛或被微柔毛，裂片三角形，较萼管短；花冠黄色，近漏斗状，花冠管长 0.8～1.6 cm，裂片圆形或卵形，长 3～7 mm，顶端圆或稍尖。果椭圆形或球形，长 0.6～1.1 cm，直径 4～10 mm，成熟时呈紫黑色。花期 4～7 月；果期 6～10 月。

【生　　境】生于海拔 1100～3500 m 的疏、密林中。

【分　　布】云南、四川、贵州、西藏。伊朗、阿富汗、喜马拉雅山、缅甸等地也有分布。

【采集加工】全年可采，叶晒干或鲜用。

【性味功能】味苦、甘、微涩，性凉。生肌敛疮，清热解毒。

【主治用法】治水、火烫伤，金创刀伤等症。用量 6～9 g，外用鲜品捣烂敷患处，或干品研末涂撒患处。

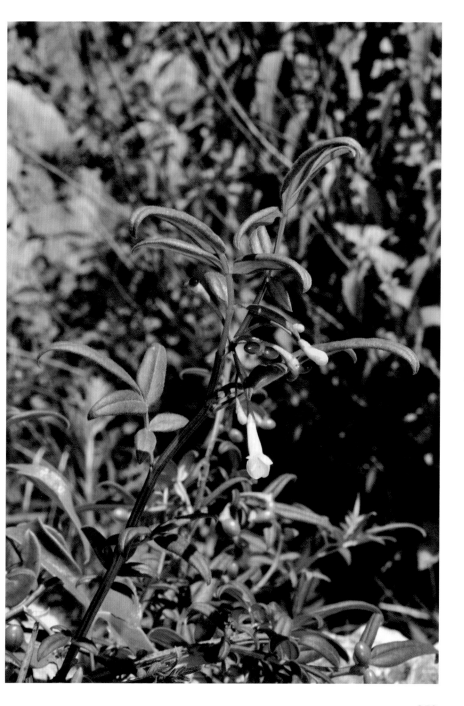

云南蕊木

Kopsia officinalis Tsiang et P. T. Li

【别　　名】梅桂、马蒙加锁（傣语）

【基　　原】来源于夹竹桃科蕊木属云南蕊木 **Kopsia officinalis** Tsiang et P. T. Li 的果、叶、树皮入药。

【形态特征】乔木。树皮灰褐色。幼枝略有微毛，老枝无毛。叶腋间或叶腋内有线状钻形的腺体。叶坚纸质，椭圆状长圆形或椭圆形，长 12～24 cm，宽 3.5～6 cm，顶端短渐尖，基部楔形；侧脉每边约 20 条；叶柄粗壮，长 1～1.5 cm。聚伞花序复总状，着花多朵；总花梗粗壮，长 14 cm，被微毛；花梗长 3～4 mm；苞片和小苞片卵圆状长圆形，长 5～7 mm，宽 2 mm；萼片卵圆状长圆形，长 4 mm，宽 2 mm，边缘有睫毛，花萼内面无腺体；花冠白色，冠筒比冠片长，近端部膨大，内面具长柔毛，冠片披针形，长 1.9 cm，宽 5 mm；雄蕊着生于冠筒喉部；花盘为 2 枚线状披针形的舌状片所组成，与心皮互生，比心皮长；每心皮有胚珠 2 颗，倒生，花柱长 2.5 cm，柱头加厚，顶端 2 裂。核果椭圆状，长 3.5 cm，直径 2 cm，成熟后黑色；种子长 2.2 cm，宽 1.2 cm。花期 4～9 月；果期 9～12 月。

【生　　境】生于海拔 500～800 m 山地疏林中或山地路旁。

【分　　布】云南。

【采集加工】全年可采叶、树皮；秋季采果，晒干。

【性味功能】味苦，性寒；有小毒。果、叶：清热消炎；树皮：消肿。

【主治用法】果，叶：治咽喉炎，疮疖；树皮：治水肿。用量 1～3 g。

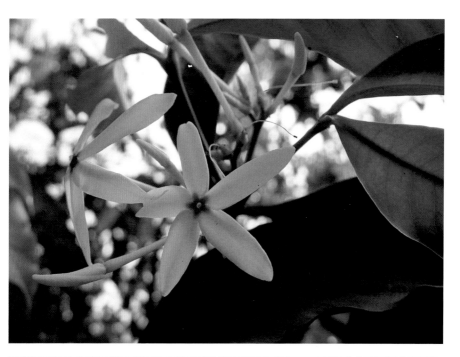

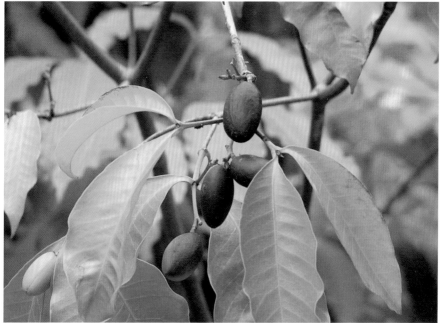

绒毛紫薇

Lagerstroemia tomentosa Presl.

【别　　名】毛叶紫薇

【基　　原】来源于千屈菜科紫薇属绒毛紫薇 **Lagerstroemia tomentosa** Presl. 的叶入药。

【形态特征】乔木。高 10 ～ 30 m。幼枝不明显四棱形，密被淡黄色茸毛，后变为无毛。叶近革质，长圆状披针形或长圆形，长 8 ～ 17 cm，宽 3.5 ～ 6 cm，顶端渐尖，基部钝或近圆形，两面均被淡黄色茸毛，幼时背面密布，老叶毛被较为稀疏，中脉凸出，侧脉 9 ～ 13 对，网状脉极为明显；柄长 5 ～ 8 mm。顶生圆锥花序长 5 ～ 20 cm，密被淡黄色茸毛。萼钟状形，有纵槽和纵棱 12 条，密被淡黄色茸毛，内面无毛，长约 10 mm，6 裂，裂片三角形，反折，长约为萼管之半；花瓣 6 片，近圆形，白色或粉红色，长约 12 mm，爪纤细，长 4 ～ 6 mm；雄蕊着生于萼管基部，约有 25 ～ 70 枚，5 ～ 8 枚成束着生于花萼上；子房密被黄色茸毛，花柱纤细，超过雄蕊，长达 15 mm。蒴果长圆形或椭圆形，长 10 ～ 15 mm，成熟时黑色，纵裂 6 瓣，无毛或仅顶端有稀疏黄茸毛。种子具翅，长 6 ～ 9 mm。花期 4 月。

【生　　境】生于海拔 400 ～ 1000 m 间的沟边、路旁或疏林中。

【分　　布】云南。缅甸、泰国、老挝、越南也有分布。

【采集加工】全年可采，叶晒干。

【性味功能】味苦、涩，性平。解毒，消肿。

【主治用法】治疮疖肿痛，顽癣，疥疮。用量 50 ～ 200 g。

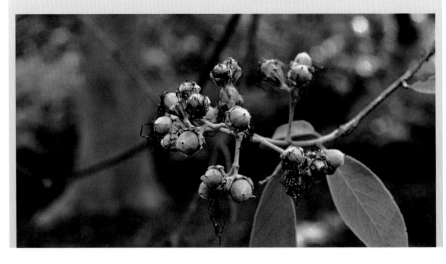

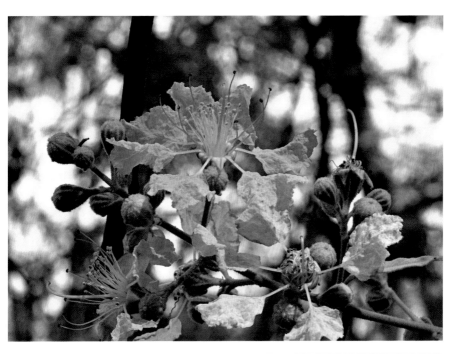

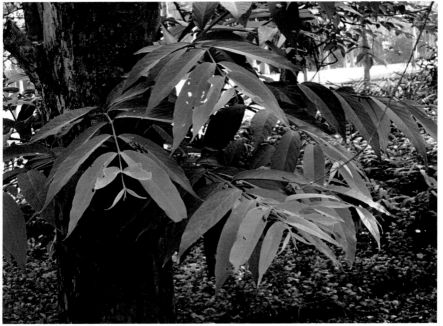

翼齿六棱菊

Laggera pterodonta (DC.) Benth.

【别　　名】山桂丹、野烟、臭叶子、香灵丹、臭灵丹

【基　　原】来源于菊科六棱菊属翼齿六棱菊 **Laggera pterodonta** (DC.) Benth. 的根、全草入药。

【形态特征】多年生草本。高 0.3 ～ 1.5(2)m。主根圆柱形，长达 20 cm，上部粗达 0.7 cm，具长侧根和多数纤维状细根。茎单一，直立，基部粗 5 ～ 10 mm，上部具多数分枝，茎和枝具纵棱，疏被短柔毛和腺毛，稀无毛，具翅，翅宽不逾 2 mm，边缘有不规则、粗或细、长或短的齿缺。叶互生，叶片椭圆形、狭椭圆形或倒卵状椭圆形，长 7 ～ 15(25)cm，宽 2 ～ 7(12)cm，顶端急尖或钝，具长尖头，基部长渐狭并沿茎下延成茎翅，边缘具不规则的尖齿或钝齿，两面被短柔毛和腺毛，中脉粗壮，侧脉 7 ～ 12 对，网脉明显，全部叶脉在两面凸起，上部叶和分枝上的叶较小，狭椭圆形至披针形，边缘具疏齿至全缘。头状花序直径 1 ～ 1.5 cm，花期下垂，多数于茎、枝顶排列成总状或近伞房状的大型圆锥状花序；花序梗长 1 ～ 3 cm，密被短柔毛和短腺毛；总苞宽钟形，直径 0.8 ～ 1.3 cm；总苞片 5 ～ 7 层，外层草质，绿色，披针形，长 3 ～ 5 mm，宽约 1 mm，顶端急尖，花期向外弯曲，背面密被短腺毛，内层干膜质，线形，长 7 ～ 9 mm，顶端渐尖，背面疏被短腺毛至近无毛，顶端和上部边缘带紫红色，最内层极窄；花序托平，直径 4 ～ 6 mm。雌花花冠毛管状，白色，长 6 ～ 7 mm，顶端 3 ～ 5 小齿；两性花 15 ～ 20 朵，花冠细管状，白色，长 6 ～ 7 mm，冠檐短，顶端 5 裂，裂片带紫红色，外面被微毛，冠管细长，基部绿白色。瘦果长圆形，长约 1 mm，具 10 棱，被白色微毛；冠毛白色，长 5 ～ 6 mm。花、果期几全年。

【生　　境】生于海拔 250 ～ 2400 m 的山坡草地、荒地、村边、路旁或田头地角。

【分　　布】云南、湖北、广西、四川、贵州、西藏。印度、中南半岛及非洲也有分布。

【采集加工】夏、秋季采收，根、全草洗净，鲜用或晒干。

【性味功能】味苦、辛，性寒。清热，解毒，消肿。

【主治用法】治感冒，流行性感冒，中暑，口腔炎，扁桃体炎，咽喉炎，腮腺炎，中耳炎，支气管炎，疟疾。外用治疮疖肿毒，烧、烫伤，毒蛇咬伤，跌打损伤，骨折。用量 30 ～ 50 g，外用适量鲜品捣烂敷患处，或水煎浓汁洗患处。

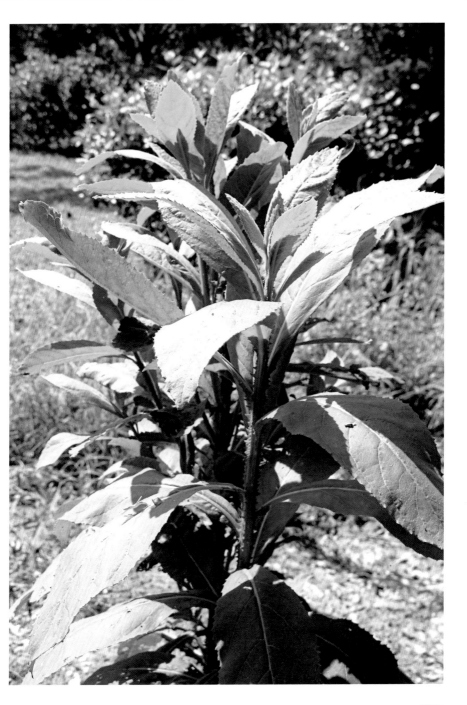

大叶火筒树

Leea macrophylla Roxb.

【别　　名】端哼

【基　　原】来源于葡萄科火筒树属大叶火筒树 Leea macrophylla Roxb. 的根、叶入药。

【形态特征】直立灌木或小乔木。小枝圆柱形，有纵棱纹，嫩枝被短柔毛，以后脱落。叶为单叶、3 小叶或 1～3 回羽状复叶，单叶者叶阔卵圆形，长 40～65 cm，宽 35～60 cm，顶端渐尖，基部圆形，边缘有粗锯齿，上面绿色，下面浅绿色，被短柔毛；侧脉 12～15 对，网脉两面均不明显凸出；叶柄长 15～20 cm，被短柔毛或脱落几无毛；托叶宽大，倒卵圆形，长 4～6 cm，宽 2～6 cm，早落。伞房状复二歧聚伞花序与叶对生，总花梗长 20～25 cm，被短柔毛；花梗长 2～3 mm，被短柔毛；花蕾卵状椭圆形，高 2～3 mm，顶端圆形；萼碟形，有 5 个三角状小齿，外面被短柔毛，裂片椭圆形，高 2.5～4 mm，外面被短柔毛；雄蕊 5，花药椭圆形，长 1.5～2 mm，花药长 1.4～1.8 mm；花冠雄蕊管长 2～2.2 mm，下部长 0.3～0.5 mm，上部长 1.4～1.7 mm，裂片长 1.3～1.6 mm；子房近球形，花柱长 1.2～1.5 mm，柱头扩大不明显。果实扁球形，高 0.8～1.3 cm，有种子 6 颗。

【生　　境】生于热带林中。

【分　　布】云南。老挝、柬埔寨、缅甸、泰国、印度、尼泊尔、不丹也有分布。

【采集加工】秋、冬季采根，洗净，切片；夏、秋季采叶，洗净，切碎。鲜用或晒干。

【性味功能】味淡、微涩，性平。活血散瘀，愈溃生肌，清热解毒。

【主治用法】主治妇人乳房肿痛，乳汁分泌不畅，颊颈炎症肿庸，疮疡肿疖，溃疡久不收口，跌打损伤。外用适量，鲜品捣烂涂敷患处，或以干燥粉末撒布疮口。

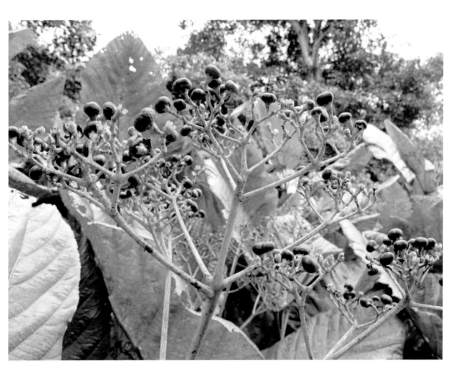

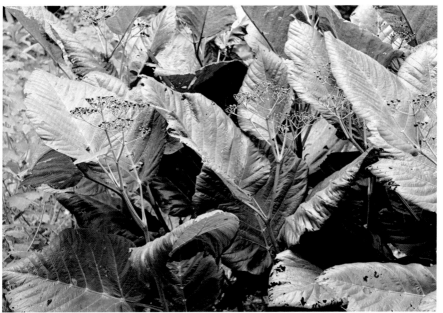

绣球防风

Leucas ciliata Benth.

【别　　名】小萝卜、月亮花、疙瘩草、蜜蜂草

【基　　原】来源于唇形科绣球防风属绣球防风 **Leucas ciliata** Benth. 的全草、根入药。

【形态特征】直立草本。高 30～80 cm，稀 1 m。根茎极短，多须根，茎直立，钝四棱形，通常在上部分枝，密被贴生或倒向的金黄色长硬毛，有时茎基部毛被略脱落。叶纸质，卵状披针形或披针形，长 6～9 cm，宽 1～3 cm，顶端急尖或渐尖，基部宽楔形至近圆形，边缘有远离的浅齿，上面绿色，贴生浅黄色短柔毛，背面淡绿色，沿脉上密被长柔毛，余部疏被柔毛并明显密布亮黄色腺点；叶柄长 0.6～1 cm，密生金黄色长硬毛。轮伞花序具多花，球形，直径约 1.5～2.5 cm，少轮，着生于枝条的顶端，苞片密集，多数，线形，与萼等长或长于萼，被淡黄色长硬毛。花萼管状，长约 1 cm，萼口平截，收缩，外被刚毛，内面口部密生柔毛，脉 10，齿 10，刺状，伸长，在果时呈星状开张，长约 3 mm，外被长硬毛；花冠白色或紫色，长约 2.8 cm，冠管长约 1 cm，外面近喉部具微柔毛，内面在中部以下具略偏斜的须毛状毛环；冠檐上唇长圆形，外面密被金黄色长柔毛，下唇较上唇长 1.5 倍，平展，外被长柔毛，内面无毛，中裂片倒梯形，顶端 2 圆裂，侧裂片卵圆形；花盘等大，波状，子房无毛。小坚果卵珠形，褐色。花期 7～10 月；果期 10～11 月。

【生　　境】生于海拔 (500)1000～2700 m 的地段。

【分　　布】云南、四川、贵州、广西。尼泊尔、不丹、印度、缅甸、老挝、越南也有分布。

【采集加工】夏、秋季采收，全草晒干；根除去泥土，切片、晒干。

【性味功能】味苦、辛，性凉。破血通风，明目退翳，解毒消肿。

【主治用法】根：治肝气郁结，风湿麻木疼痛，小儿肺炎；全草：治妇女血瘀经闭，疮毒，皮疹，花眼，青盲。用量 3～10 g。

【附　　方】治小儿痞疳攻眼，一切眼疾：绣球防风 100 g，蛤粉 30 g(煅)。共研细末，每服 1.5 g。

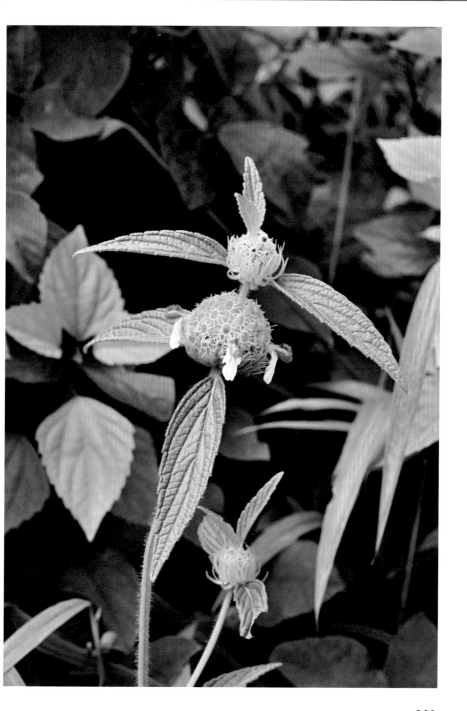

米团花

Leucosceptrum canum Sm.

【别　　名】渍糖花、渍糖树、羊巴巴、蜜蜂树花、明堂花

【基　　原】来源于唇形科米团花属米团花 Leucosceptrum canum Sm. 的叶、皮入药。

【形态特征】大灌木或小乔木。高 1.5～7 m。树皮灰黄色或褐棕色，光滑，片状脱落；新枝被灰白色至淡黄色浓密茸毛；老枝淡棕色，被微柔毛或几无毛。叶纸质或坚纸质，椭圆状披针形，长 10～23 cm，宽 5～9 cm，顶部渐尖，基部楔形，边缘具浅锯齿或锯齿，有时几为圆齿，幼时两面被灰白色星状茸毛，以后叶面通常无毛或仅中脉被微柔毛，背面被黄色浓密茸毛及丛卷毛，毛成簇毛状星状毛，老时两面至无毛；叶柄长 1.5～3 cm，有时达 4.5 cm，密被簇生茸毛。由假轮排列成稠密的穗状花序，圆柱形，顶生，长 10～13 cm；苞片大，亚肾形，顶端急尖、圆形或具不规则的齿，具轮状分枝的缘毛，每苞片具花 3 朵，在果时脱落；花萼钟形，长 6～8 mm，被浓密的淡黄色簇生茸毛及粉囊状小凸起，里面无毛，具 15 脉，萼齿整齐，三角形，具分枝缘毛；花冠管状，白色、淡紫色或淡红色，长 8～9 mm，裂片 5，二唇形，仅前面 1 片增大，仅裂片背部被簇生茸毛及星状毛；雄蕊后对略短，着生于花冠管中部；花丝纤细，伸出花冠 1 倍或更长，在花冠管内的部分密被微柔毛；花药 1 室，横裂；花盘近环形，裂片极浅，相等；子房无梗具半透明的及粉囊状小凸起；花柱着生于子房中部；柱头 2 裂，近相等。小坚果长圆状三棱形，顶端平截，背部平滑，腹面具稀疏的半透明小凸起；果脐小，于小坚果基部；胚倒卵形，长为小坚果的 2/5，有胚乳。花期 11 月至翌年 2 月；果期 2～5 月。

【生　　境】生于海拔 1000～1900 m，有时达海拔 2600 m 的撂荒地、路边及谷地溪边，亦见于石灰岩的林缘小乔木或灌木丛中。

【分　　布】云南、西藏、四川。印度、不丹、尼泊尔、缅甸、越南、老挝等也有分布。

【采集加工】全年均可采收，叶、皮晒干或鲜用。

【性味功能】味苦，性凉。清热解毒，利湿消肿，接骨止血。

【主治用法】治高热无汗，无名肿毒，黄水疮，附骨疽，跌打骨折，外伤出血。用量 30～60 g。外用适量鲜品捣敷，或干品研末调敷患处。

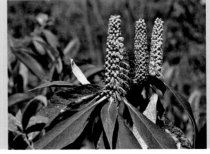

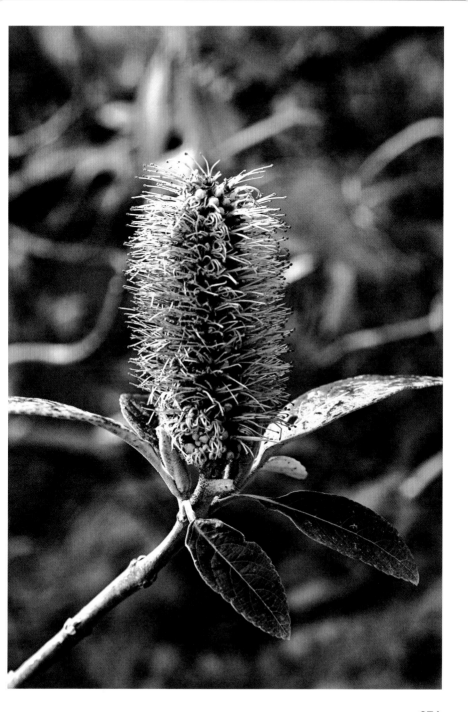

香面叶

Lindera caudata (Nees) Hook. f.

【别　　名】黄脉山胡椒、毛叶三条筋、香油树、假桂皮

【基　　原】来源于樟科山胡椒属香面叶 **Lindera caudata** (Nees) Hook. f. 的根、皮、叶入药。

【形态特征】常绿灌木或小乔木。高 2 ～ 12(20)m。叶互生，长卵形或椭圆状披针形，长 (4.5)5 ～ 13 cm，宽 (1.5)2 ～ 4 cm，顶端尾状渐尖，基部宽楔形至圆形，薄革质，干时上面褐色或绿褐色，下面近苍白色，幼时两面被黄褐色短柔毛，下面比上面密，老时上面毛被脱落，仅沿中脉残存或全然无毛，下面仍被黄褐色短柔毛，离基三出脉，中脉直贯叶端，基部侧脉离叶基 1 ～ 3 mm 处生出，弧曲，顶端近叶尖处消失，与中脉在上面凹陷，下面凸起，横脉平行，在上面凹陷，下面显著，其间由在下面略明显的小脉所网结。叶柄长 5 ～ 13 mm，腹平背凸，毛被同幼枝。伞形花序退化成每花序只有花 1 朵，无总梗，2 ～ 8 个花序集生于腋生短枝上，短枝果时伸长，每伞形花序其下承有 1 苞片，由 2 总苞所包裹；总苞片宽卵形或近圆形，内凹，宽大，外面密被黄褐色短柔毛，内面无毛；苞片卵形，细小，顶端急尖，毛被同总苞片。雄花开花时直径达 4 mm，花梗长 1.5 mm，密被黄褐色短柔毛；花被筒倒锥形，短小，长约 1 mm，两面密被黄褐色短柔毛，花被片 6，卵状长圆形，长 2.8 ～ 3 mm，宽 1.5 ～ 2 mm，顶端钝形，薄膜质，两面仅基部被短柔毛，具中肋，有腺点；能育雄蕊 9，长 4.5 ～ 6.5 mm，花丝下部被长柔毛，第三轮的基部有 2 个近无柄的圆状肾形腺体；退化雌蕊长 3 mm，子房长圆形，无毛，花柱与子房近等长，下部被贴伏柔毛，柱头头状，3 裂。雌花细小，开花时直径约 2.5 mm，花梗长约 3 mm；花被片 6，卵状长圆形，长 2.5 mm，宽约 1.5 mm；退化雄蕊 9，线形，长 1.5 ～ 2 mm，花丝密被黄褐色柔毛，花药不存在，内方 6 枚较短，基部有 2 个离生的圆状肾形腺体；子房卵球形或近球形，长约 2 mm，无毛，花柱纤细，长约 2 mm，柱头盾状，具乳突。果近球形，直径 5 ～ 6(7)mm，初时绿色，光亮，成熟时变紫黑色，着生于具 6 裂片的花托上。花期 10 月至翌年 4 月；果期 3 ～ 10 月。

【生　　境】生于海拔 700 ～ 2300 m 的山坡灌丛、疏林中或路边及林缘等处。

【分　　布】云南、广西。印度、缅甸、泰国、老挝、越南也有分布。

【采集加工】全年可采收，根、皮、叶晒干。

【性味功能】味微甘、辛，性温。止血生肌，理气止痛。

【主治用法】治跌打损伤，外伤出血，胸痛，咳嗽。用量 30 ～ 50 g；外用适量鲜品捣敷，或研末撒敷患处。

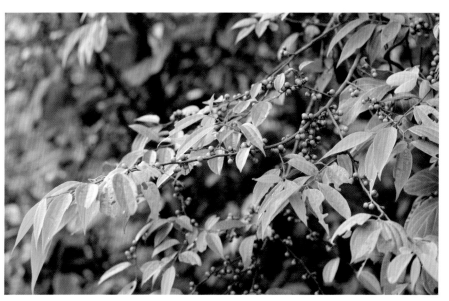

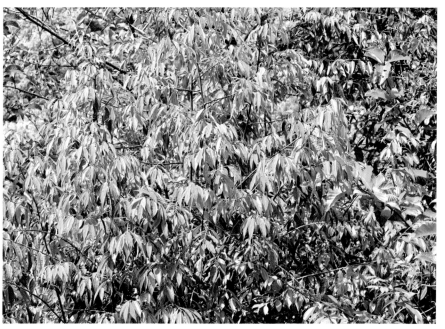

羊耳蒜

Liparis japonica (Miq.) Maxim.

【别　　名】鸡心七、算盘七、珍珠七

【基　　原】来源于兰科羊耳蒜属羊耳蒜 **Liparis japonica** (Miq.) Maxim. 的全草入药。

【形态特征】地生草本。假鳞茎卵形，长约 5 ～ 12 mm，直径 3 ～ 8 mm，外被白色的薄膜质鞘。叶 2 枚，卵形、卵状长圆形或近椭圆形，膜质或草质，长 7 ～ 12 cm，宽 3.5 ～ 7 cm，顶端急尖或钝，边缘皱波状或近全缘，基部收狭成鞘状柄，无关节；鞘状柄长 3 ～ 8 cm，初时抱花葶；果期则多少分离。花葶长 10 ～ 30 cm；花序柄圆柱形，两侧在花期可见狭翅；果期则翅不明显；总状花序具数朵至 10 余朵花；花苞片狭卵形，长 2 ～ 3(5)mm；花梗和子房长 8 ～ 10 mm；花通常淡绿色，有时可变为粉红色或带紫红色；萼片线状披针形，长 7 ～ 9 mm，宽 1.5 ～ 2 mm，顶端略钝，具 3 脉；侧萼片稍歪斜；花瓣丝状，长 7 ～ 9 mm，宽约 0.5 mm，具 1 脉；唇瓣近倒卵形，长 6 ～ 8 mm，宽 4 ～ 5 mm，顶端具短尖，边缘稍有不明显的细齿或近全缘，基部逐渐变狭；蕊柱长 2.5 ～ 3.5 mm，上端略具翅，基部扩大。蒴果倒卵状长圆形，长 8 ～ 13 mm，宽 4 ～ 6 mm；果梗长 5 ～ 9 mm。花期 6 ～ 8 月；果期 9 月至次年 3 月。

【生　　境】生于海拔 900 ～ 2600 m 的林下、灌丛中或林间草地阴湿处。

【分　　布】云南、西藏、四川、贵州、甘肃、陕西、河南、山西、河北、山东、内蒙古、辽宁、吉林、黑龙江。俄罗斯、朝鲜、日本也均有分布。

【采集加工】夏、秋季采挖，全草鲜用或切段，晒干。

【性味功能】味微酸，性平。止血止痛，活血调经，强心，镇静。

【主治用法】治带下病，崩漏，产后腹痛，外伤出血。用量 20 ～ 30 g。

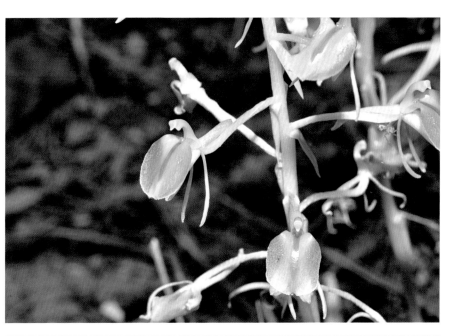

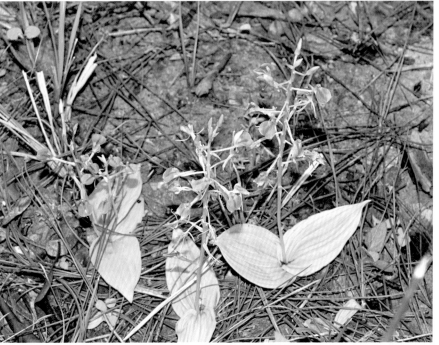

锈毛忍冬

Lonicera ferruginea Rehder.

【别　　名】老虎合藤

【基　　原】来源于忍冬科忍冬属锈毛忍冬 **Lonicera ferruginea** Rehder. 的花、花茎入药。

【形态特征】木质藤本。老枝暗褐色，干皮条状剥落；幼枝、叶柄、叶两面及总花梗各部分几乎均被锈色糙毛并夹杂腺毛。叶对生，叶片厚纸质，长圆状卵形或卵状长圆形，有时卵形或椭圆形，长 5～11 cm，宽 2～5 cm，顶端短尖至尾尖，基部浅心形或圆形，两侧稍不相等，边缘密被缘毛，侧脉每边约 6 条，与中脉在叶面凹陷，在背面凸起；叶柄长 0.5～1 cm。双花 1 至多对，组成腋生于小枝上方的小总状花序，并由 4～5 节小花序在小枝顶端组成小圆锥花序，每节小花序下有 1 线状总苞片，总苞片长 6～12 mm；总花梗长仅 1～5(7)mm；苞片线形，与萼筒等长或略超出，小苞片宽卵形或卵形，有时披针形，长约 1 mm，均被锈色糙毛；相邻 2 萼筒分离，萼筒长 2 mm，有小糙毛或无毛，萼齿卵形，有时披针形，长 1 mm，有小糙毛；花冠先白色后转黄色，长 1.8～2.8 cm，外面密被锈色糙毛，二唇形，上唇具 4 裂片，下唇反转，唇瓣长为冠筒的 1/2；雄蕊 5，外露，花丝下部被疏糙毛；花柱外露，无毛。果卵状球形，直径约 6 mm，黑色；种子卵圆形，长约 5 mm，压扁，深褐色，中部有凹槽及脊状凸起。花期 4～5 月；果期 9 月。

【生　　境】生于海拔 950～1600(1980)m 的疏林或灌丛中。

【分　　布】云南、广东、广西、福建、江西。

【采集加工】夏季花盛开时采摘，花、全草鲜用或烘干。

【性味功能】味甘，性寒。祛风除湿，利尿通淋。

【主治用法】治风湿热痹，小便不利。用量 6～15 g。

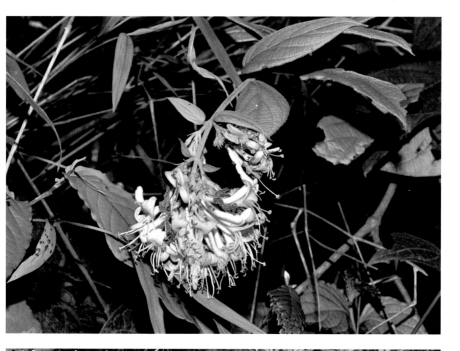

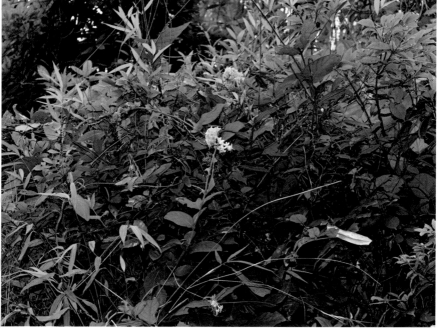

滇丁香

Luculia pinceana Hook.

【别　　名】桂丁香、酒瓶花、小黄树、丁香花、露球花

【基　　原】来源于茜草科滇丁香属滇丁香 **Luculia pinceana** Hook. 的花、果入药。

【形态特征】灌木或乔木。高 2 ～ 10 m。多分枝，小枝近圆柱形，有明显的皮孔。叶纸质，长圆形、长圆状披针形或广椭圆形，长 5 ～ 22 cm，宽 2 ～ 8 cm，顶端短渐尖或尾状渐尖，基部楔形或渐狭，全缘，上面无毛，下面常较苍白，无毛或被柔毛，或仅沿脉上被柔毛，常在脉腋内有簇毛；中脉在上面平坦，在下面凸起，侧脉 9 ～ 14 对，与中脉成 45°角伸出，在上面平坦，在下面稍凸起；叶柄长 1 ～ 3.5 cm，无毛或被柔毛；托叶三角形，长约 1 cm；顶端长尖，无毛，脱落。伞房状的聚伞花序顶生，多花；苞片叶状，线状披针形，长 1.5 cm，无毛，脱落；总花梗无毛；花美丽，芳香；花梗长约 5 mm，无毛；萼管无毛或有秕糠状疏毛或疏柔毛，萼裂片近叶状，披针形，顶端尖，长 0.8 ～ 1.8 cm，宽 2 ～ 6 mm，常有缘毛，外面有时有疏柔毛；花冠红色，少为白色，高脚碟状，冠管细圆柱形，长 2 ～ 6 cm，宽约 4 mm，花冠裂片近圆形，长 1.5 ～ 2.2 cm，顶部宽约 1.5 cm，在每一裂片间的内面基部有 2 个片状附属物；雄蕊着生在冠管喉部，花丝长约 2 mm，花药线状长圆形，长 4.5 ～ 5.5 mm，内藏或稍伸出；柱头与花柱相似，顶端 2 裂，内藏或稍伸出，子房 2 室，胚珠多数。蒴果近圆筒形或倒卵状长圆形，有棱，无毛或有疏短柔毛，长 1.5 ～ 2.5 cm，直径 0.5 ～ 1 cm；种子多数，近椭圆形，两端具翅，连翅长约 4 mm。花、果期 3 ～ 11 月。

【生　　境】生于海拔 600 ～ 3000 m 处的山坡、山谷溪边的林中或灌丛中。

【分　　布】广西、贵州、云南、西藏。印度、尼泊尔、缅甸、越南也有分布。

【采集加工】夏季花盛开时采摘花；果成熟后采收，鲜用或晒干。

【性味功能】味辛，性温。止咳化痰。

【主治用法】治咳嗽，百日咳，慢性支气管炎。用量 10 ～ 30 g。

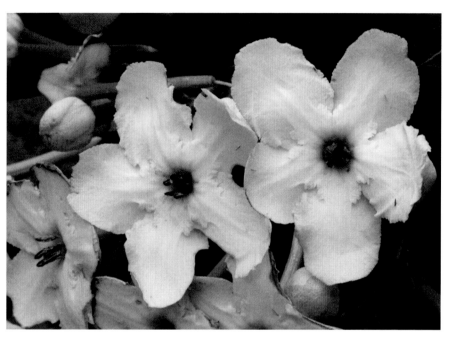

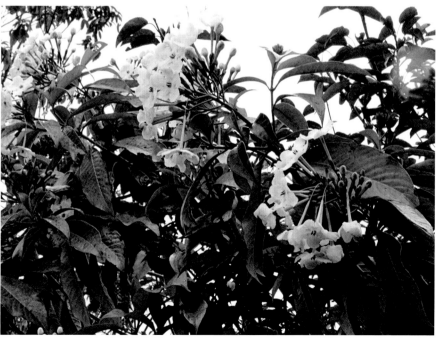

澳洲坚果

Macadamia ternifolia F. Muell.

【基　　原】来源于山龙眼科澳洲坚果属澳洲坚果 **Macadamia ternifolia** F. Muell. 的果仁入药。

【形态特征】乔木。高 5 ～ 12 m。树皮淡绿灰色；幼枝和花被小柔毛。叶 4 ～ 5 片轮生，革质，披针形或稀为长圆形，长 12 ～ 36 cm，宽 2.5 ～ 5.5 cm，两面无毛而有光泽，边缘有疏离、刺状的锯齿，顶端急尖，具刺尖，基部钝圆，中脉在两面明显，侧脉每边 10 ～ 20 条，背面凸出；叶柄极短或几无柄。总状花序腋生，与叶片等长或更长，花序轴及小花梗、花被外面被褐色柔毛；花橙黄色，花梗长约 1.5 mm，花被长约 8 ～ 10 mm。果圆球形，直径约 3 cm，外果皮革质。

【生　　境】栽培。

【分　　布】云南、广州有栽培。原产大洋洲。

【采集加工】果实成熟时采收，果仁晒干。

【性味功能】调节血脂，益智。

【主治用法】降低血压，平衡血脂，血糖。适量食用。

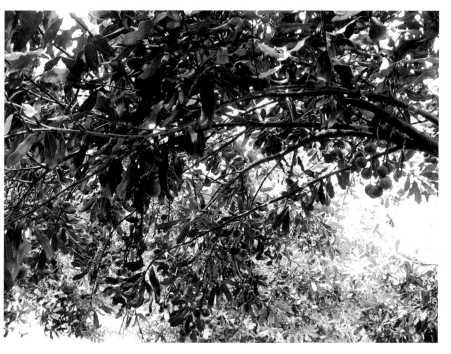

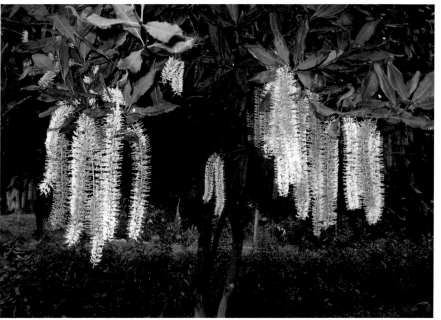

阔叶沼兰

Malaxis latifolia J. E. Sm.

【别　　名】花柱兰、红鸡毛帚

【基　　原】来源于兰科沼兰属阔叶沼兰 **Malaxis latifolia** J. E. Sm. 的全草入药。

【形态特征】地生或半附生草本。具肉质茎，肉质茎圆柱形，长 2～20 cm，具数节，包藏于叶鞘之内，在叶枯萎后多少外露。叶通常 4～5 枚，斜立，斜卵状椭圆形、卵形或狭椭圆状披针形，长 6～20 cm，宽 3～7.5 cm，顶端渐尖或长渐尖，基部收狭成柄；叶柄鞘状，长 2～5 cm，抱茎。花葶长 15～40 cm，直立，具很狭的翅；总状花序长 5～15 cm，具数十朵或更多的花；花苞片狭披针形，多少反折，长 2.5～5 mm，在花序基部的有时长可达 1.2 cm；花梗和子房长 2～3 mm；花紫红色至绿黄色，密集，较小；中萼片狭长圆形，长 3～3.5 mm，宽 1.1～1.2 mm，顶端钝；侧萼片斜卵形，长 2～2.5 mm，宽 1.2～1.4 mm；花瓣线形，长 2.5～3.2 mm，宽约 0.7 mm，顶端钝；唇瓣近宽卵形，凹陷，长约 2 mm，宽约 2.5 mm，顶端骤然收狭或近 3 裂，形成尾状的中裂片；中裂片狭卵形，长 0.7～1.1 mm，顶端钝；侧裂片很短或不甚明显，顶端圆钝；蕊柱粗短，长约 1.2 mm。蒴果倒卵状椭圆形，直立，长 6～7 mm，宽 3～4 mm；果梗长 2～3 mm。花期 5～8 月；果期 8～12 月。

【生　　境】生于海拔 980～1500 m 的林下、灌丛中或岩石上。

【分　　布】云南、广西、海南、广东、台湾、福建。不丹、尼泊尔、印度、缅甸、斯里兰卡、泰国、越南、老挝、柬埔寨、马来西亚、印度尼西亚、菲律宾、日本、新几内亚岛、澳大利亚也有分布。

【采集加工】夏、秋季采挖，全草切段，晒干。

【性味功能】味苦，性凉。清热解毒，利尿，消肿。

【主治用法】治水肿，疟疾，热痢。用量 15～30 g。

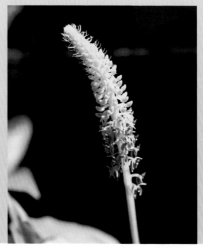

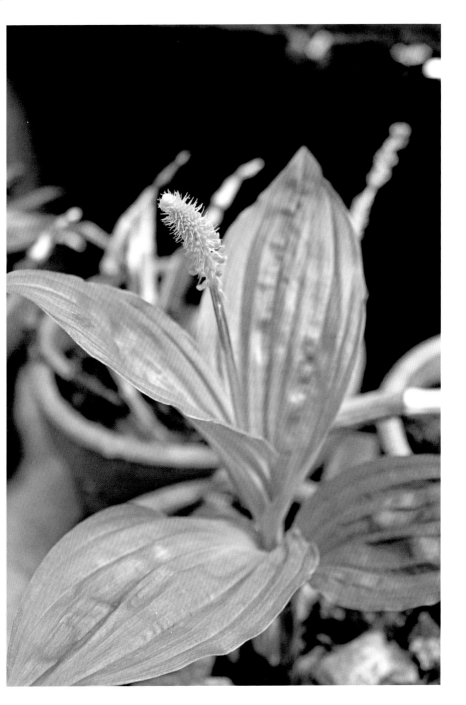

西印度樱桃

Malpighia glabra Linn.

【基　　原】来源于金虎尾科金虎尾属西印度樱桃 **Malpighia glabra** Linn. 的种仁、树皮、根、叶入药。

【形态特征】常绿小乔木。树高 4～6 m。树茎干短，分枝较低，小枝条细长，呈水平展开，表面满布软茸毛。长椭圆状卵形的单生叶，表面粗糙，两面皆有毛；叶基部不对称，叶缘有粗锯齿的缺刻。表面绿色，背面则为灰绿色。花白色，花柄细长且略具茸毛；花萼、花瓣各五片，瓣薄，易脱落，花萼为披针形，花瓣则为卵形。果为浆果状核果，扁球形或球形，有三浅沟略显三瓣状，成熟时橙红色，鲜艳美观，像樱桃，果肉橙红色，柔软多汁，种子大，四棱形。

【生　　境】种植物于公园、绿地、庭园、草坪内，供观赏。

【分　　布】我国的台湾、广东、海南、云南等地陆续有引种栽培。原产于南美洲和北美洲。

【采集加工】全年可采，树皮、根、叶，晒干。秋季果实成熟时取种仁，晒干。

【性味功能】味甘，性温。益气，祛风湿，透疹，解毒。

【主治用法】治坏血酸，补充缺维生素 C 各症状，预防感冒。

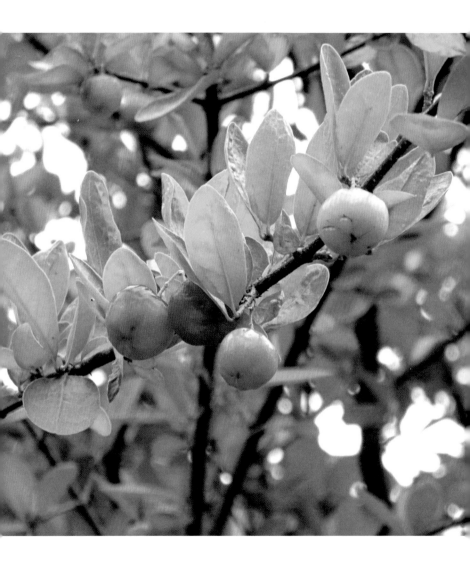

大白药

Marsdenia griffithii Hook. f.

【别　　名】蚰藤、小白前、大掰角牛、大对节生

【基　　原】来源于萝藦科牛奶菜属大白药 **Marsdenia griffithii** Hook. f. 的全株入药。

【形态特征】粗壮木质藤本。长约 10 m，有乳汁；茎灰褐色，有皮孔；小枝灰绿色，干后髓中空。节间长达 6 cm。叶对生；叶柄长达 4 cm；叶片宽卵形，长 7 ～ 10 cm，宽 5 ～ 7 cm，顶端钝尖，基部近心形，几无毛；侧脉约 6 对，团集聚伞花序腋生，多数叠生；花萼 5 裂，外面被柔毛，内面基部有 5 个腺体；花冠白色，近钟形，花冠筒内面被倒生柔毛，裂片 5，向右覆盖，内面被短柔毛；副花冠裂片钻状或狭披针形，基部宽而肉质；花粉块 1 个，直立；子房无毛，花柱圆柱状，柱头伸出花冠喉部之外。蓇葖果木质，长圆状，长达 9 cm，直径约 4 cm。种子扁，有薄膜质的边，顶端具白色绢质的种毛。花期秋季；果期冬季。

【生　　境】生于山地密林中。

【分　　布】云南。印度也有分布。

【采集加工】全年可采，全株晒干。

【性味功能】味辛、苦，性平；有毒。活血通络，止血接骨，解毒消肿。

【主治用法】治跌打损伤，骨折，外伤出血，痈肿疔毒。外用适量，研末撒患处，或捣烂敷患处。

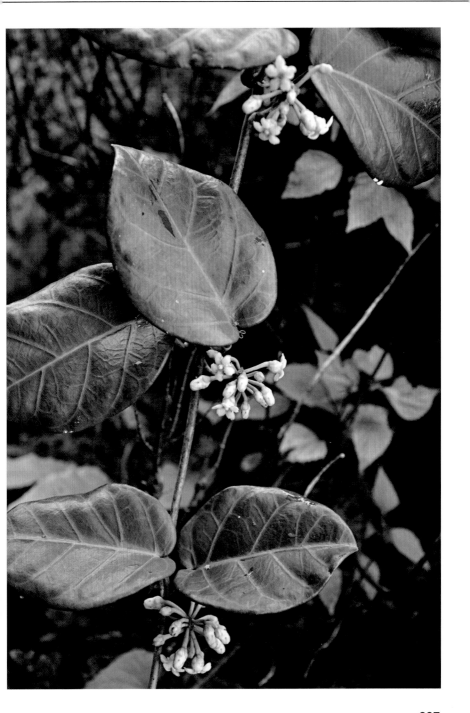

滇南美登木

Maytenus austroyunnanensis S. J. Pei et Y. H. Li

【别　　名】美登木、埋叮嚷(傣语)

【基　　原】来源于卫矛科美登木属滇南美登木 **Maytenus austroyunnanensis** S. J. Pei et Y. H. Li 的枝叶入药。

【形态特征】灌木。高达3 m。小枝常无刺,二年生以上枝常有刺,刺针状或稍粗壮,直或微下弯。叶近革质或革质,倒卵椭圆形、椭圆形或长方椭圆形,长7~12 cm,宽4~5.5 cm,顶端急尖或钝,或有小短尖,基部窄缩或下延成窄长楔形,或稍下延成楔形,边缘具锯齿,侧脉7~9对,小脉不甚明显;叶柄长5~7 mm。聚伞花序多2~3次二歧分枝;花序梗较粗壮,长1 cm以上,分枝稍短,小花梗细长,长4~6 mm;花白色,直径6~8 mm;萼片阔卵形,花瓣长方卵形;花盘微5裂;雄蕊着生花盘外部,长1.2~1.5 mm。果皮薄革质或革质,成熟时常增厚变硬;果序梗长多在1~2 cm,小果梗增长粗壮,长达1 cm;种子棕红色;假种皮浅杯状或2~3裂,白色,干后淡黄色。花期5月;果期8~9月。

【生　　境】生于海拔700~900 m山地林中。

【分　　布】云南。

【采集加工】春、夏季采收,枝叶切段,晒干。

【性味功能】味苦,性凉。化瘀止痛,凉血解毒。

【主治用法】治胃溃疡,十二指肠溃疡,多发性骨髓瘤,淋巴肉瘤,腹膜间皮肉瘤。用量30~90 g。

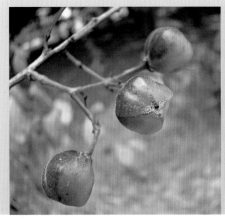
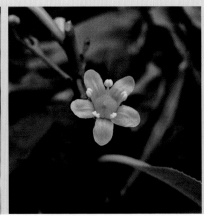

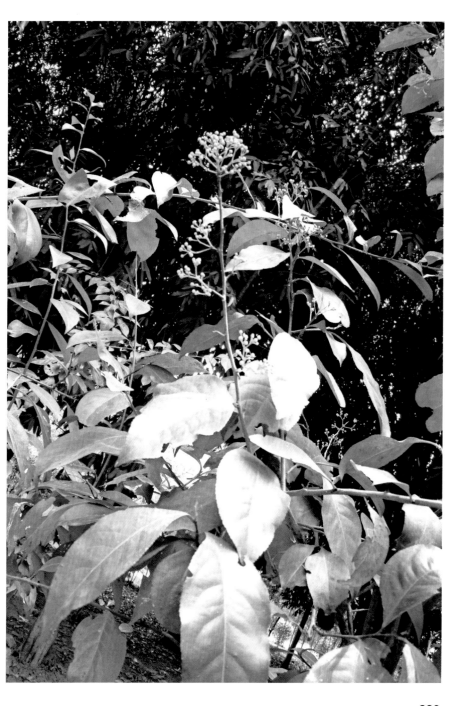

掌叶鱼黄草

Merremia vitifolia (Burm. f.) Hall. f.

【别　　名】红藤、毛五爪龙、毛牵牛、假番薯

【基　　原】来源于旋花科鱼黄草属掌叶鱼黄草 **Merremia vitifolia (Burm. f.) Hall. f.** 的全草入药。

【形态特征】缠绕或平卧草本。茎带紫色，圆柱形，老时具条纹，被疏或密的平展的黄白色微硬毛，有时无毛。叶片轮廓近圆形，长 (2.5)5 ～ 15 cm，宽 (1.5)4 ～ 15.5 cm，基部心形，通常掌状 5 裂，有时 3 裂或 7 裂，裂片宽三角形或卵状披针形，顶端渐尖、锐尖或钝，基部不收缩有时稍收缩，边缘具粗锯齿或近全缘，两面被平伏的长的黄白色微硬毛；叶柄长 1 ～ 3(19)cm，毛被同茎。聚伞花序腋生，有 1 ～ 3 朵至数朵花，花序比叶长或与叶近等长，花序梗长 2 ～ 5 cm，连同花梗、外萼片被黄白色开展的微硬毛；苞片小，钻形；花梗长 1 ～ 1.6 cm，顶端增粗；萼片长圆形至卵状长圆形，长 1.4 ～ 1.8 cm，顶端钝圆，具小短尖头，内萼片稍长，无毛，萼片至结果时显著增大，近革质，内面灰白色，有很多窝点；花冠黄色，漏斗状，长 2.5 ～ 5.5 cm，无毛，冠檐具 5 钝裂片，瓣中带有 5 条显著的脉；雄蕊短于萼片，长约 1.1 cm，花药螺旋扭曲；子房无毛。蒴果近球形，高约 1.2 cm，果皮干后纸质，4 瓣裂。种子 4 或较少，三棱状卵形，高约 7 mm，黑褐色，无毛。

【生　　境】生于海拔 (120)400 ～ 1600 m 的路旁，灌丛或林中。

【分　　布】云南、广东、广西。印度、斯里兰卡、缅甸、越南、马来西亚至印度尼西亚也有分布。

【采集加工】全年可采收，全草晒干。

【性味功能】利尿止痛。

【主治用法】治尿道炎，尿痛，淋沥，胃病。用量 15 ～ 30 g。

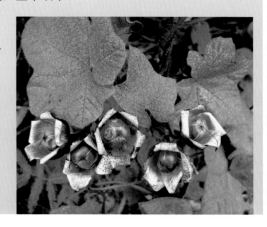

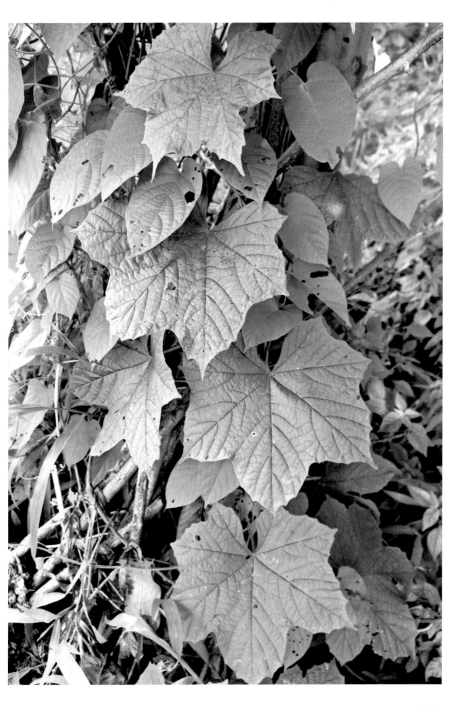

香籽含笑

Michelia hedyosperma Law

【基　　原】来源于木兰科含笑属香籽含笑 **Michelia hedyosperma** Law 的种子入药。

【形态特征】乔木。高达 21 m，胸径 60 cm。小枝黑色，老枝浅褐色，疏生皮孔；芽、嫩叶柄、花梗、花蕾及心皮密被平伏短绢毛，其余部分无毛。叶片揉碎有八角气味，薄革质，倒卵形或椭圆状倒卵形，长 6～13 cm，宽 5～5.5 cm，顶端尖，尖头钝，基部宽楔形，两面鲜绿色，有光泽，无毛，侧脉每边 8～10 条，网脉细密，侧脉及网脉两面均凸起；叶柄长 1～2 cm，无托叶痕。花蕾长圆形，长约 2 cm，花梗长约 1 cm，花芳香，花被片 9，3 轮，外轮膜质，条形，长约 1.5 cm，宽约 2 mm，内两轮肉质，狭椭圆形，长 1.5～2 cm，宽约 6 mm；雄蕊约 25 枚，长 8～9 mm，药隔伸出成长约 1～1.5 mm 的锐尖头；雌蕊群卵圆形，雌蕊群柄长 4～5 mm，心皮约 10 枚，狭椭圆形，长 6～7 mm，背面有 5 条纵棱，花柱长约 2 mm，外卷。聚合果果梗较粗，长 1.5～2 cm，雌蕊群柄果时增长至 2～3 cm；蓇葖灰黑色，椭圆形，长 2～4.5 cm，宽 1～2.5 cm，密生皮孔，顶端具短尖，基部收缩成长 2～8 mm 的柄，果瓣质厚，熟时向外反卷；种子 1～4 颗。花期 3～4 月；果期 9～10 月。

【生　　境】生于海拔 300～800 m 的山坡或沟谷林中。

【分　　布】云南、海南、广西。

【采集加工】夏、秋季果实成熟时可采，种子晒干。

【主治用法】治夜食不消，胸膈痞满，不思饮食，腹胀，胃腹疼痛。

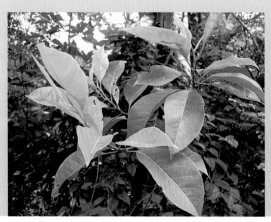
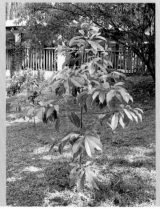

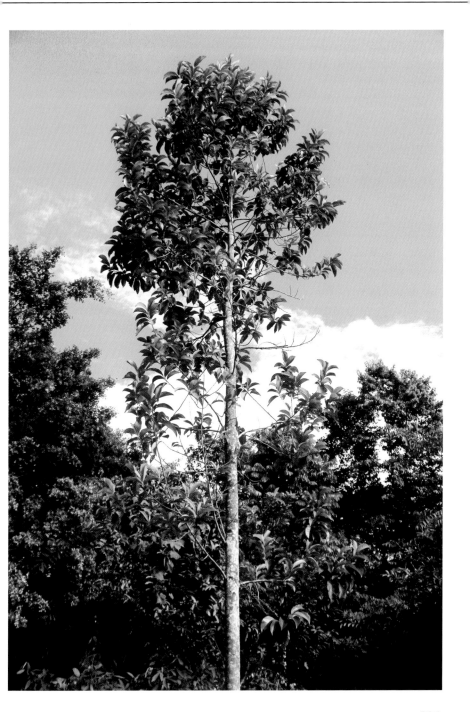

老鸦烟筒花

Millingtonia hortensis Linn. f.

【别　　名】姊妹树、戛刹拢(傣语)、铜罗汉、烟筒花

【基　　原】来源于紫葳科老鸦烟筒花属老鸦烟筒花 **Millingtonia hortensis** Linn. f. 的树皮、叶入药。

【形态特征】乔木。高达 20 m。2～3 回羽状复叶，长达 30 cm，小叶卵形，纸质，长 5～7 cm，宽 2～4 cm，顶端长渐尖，基部阔楔形至圆形，偏斜，两面近光滑无毛；侧脉 4～5 对；小叶柄长达 1 cm，侧生小叶有时近无柄；全缘。顶生大圆锥花序，直径达 2.5 cm；花萼很小，杯状，长宽约 3 mm，顶端近平截；花冠白色，花蕾时呈有柄圆球形，花冠管极细长，长 3～5.5 cm，直径 2～3 mm，花冠裂片 5，宽大，卵状披针形，长约 1.5 cm，内面边缘密被极细柔毛；雄蕊 4，微伸出花冠管外；花柱细长，柱头舌状扁平，2 裂，微伸出花冠管外，子房长圆柱形。蒴果细长，线形。花期 10～12 月。

【生　　境】生于海拔 500～1200 m 平坝地区村寨附近。

【分　　布】云南。越南，泰国，老挝，缅甸，印度，马来西亚、印度尼西亚也有，斯里兰卡有栽培。

【采集加工】全年可采收，树皮、叶晒干。

【性味功能】味苦，性凉。祛风止痒，驱虫解毒，祛痰止咳。

【主治用法】治瘾疹，湿疹，皮肤过敏，咳嗽痰喘，蛔虫病。用量 30～50 g；外用叶煎水洗。

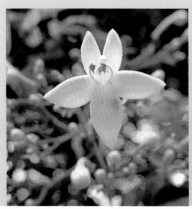
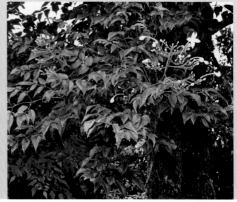

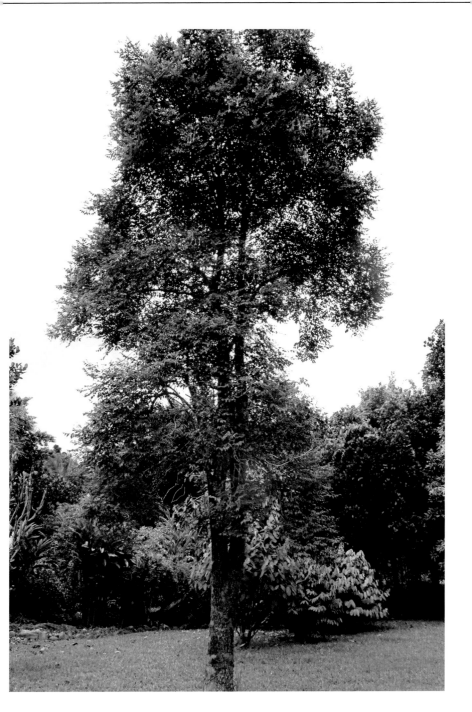

黄木巴戟

Morinda angustifolia Roxb.

【别　　名】狭叶鸡眼藤、狭叶巴戟、沙拉（傣语）

【基　　原】来源于茜草科巴戟天属黄木巴戟 **Morinda angustifolia** Roxb. 的根皮入药。

【形态特征】灌木或小乔木。高约 6 m。枝四棱形，无毛。叶对生，干后棕绿色，长圆形、椭圆形、长圆状披针形或倒披针形，长 15～30 cm，宽 6～10 cm，顶端渐尖，基部渐狭，叶面无毛，背面粗糙无毛或在脉上有疏短柔毛，侧脉 9～13 对，网脉明显；叶柄长 0.5～1 cm；托叶每侧 2 片，钻形，分离或合生，顶端渐尖或短尖。头状花序与顶叶对生；总花梗长 1.5～4 cm；花多数，无梗，具小苞片，钻形；萼管花时各花彼此紧贴，后下部多少合生，萼檐环状，顶端截平；花冠白色，高脚碟状，向内弯，冠管长约 1.6 cm，冠管内面和喉部无毛，花冠裂片 5，卵状披针形，长约 4 mm；雄蕊 5，着生在冠管下部，花丝短，花药长约 5 mm，线形，内藏；花柱伸出或内藏，柱头 2 裂，子房 2 室，每室具 1 颗胚珠。聚花果桑椹形，成熟时白色或黑色，直径达 2.5 cm；核果基部彼此合生或近分离，倒卵形，具种子 4 颗。花、果期夏秋季。

【生　　境】生于海拔 100～1400 m 处的山谷或丘陵林中，也有栽培。

【分　　布】云南。老挝、缅甸、不丹、尼泊尔、孟加拉国、印度也有分布。

【采集加工】全年可采，根皮晒干。

【性味功能】味苦，性凉。清火解毒，利胆退黄，杀虫止痒，敛疮生肌。

【主治用法】治黄疸性肝炎，过敏性皮炎，漆疮。用量根皮 30～60 g；外用鲜叶适量，煎水洗；或干叶适量研粉，人乳调擦。

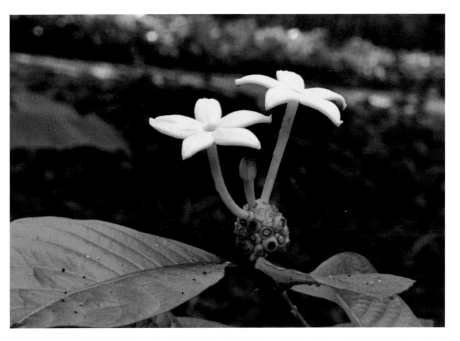

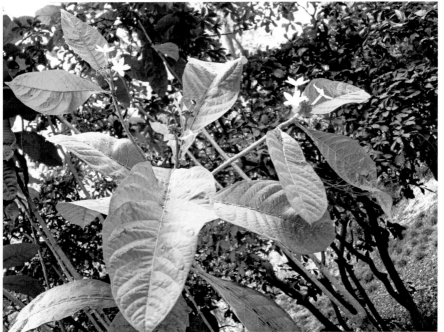

大果油麻藤

Mucuna macrocarpa Wall.

【别　　名】血滕、青山笼、海凉聋（傣语）

【基　　原】来源于蝶形花科黧豆属大果油麻藤 **Mucuna macrocarpa** Wall. 的藤入药。

【形态特征】大型木质藤本。茎具纵棱脊和褐色皮孔，被灰白色或红褐色伏贴细毛，节上尤密，老茎常光凸无毛。托叶脱落；羽状复叶具 3 小叶，叶长 25～33 cm；叶柄长 8～13(15)cm；叶轴长 2～4.5 cm；小叶片纸质或近革质，顶生小叶片卵状椭圆形或稍倒卵形，长 10～19 cm，宽 5～10 cm，顶端常具短尖头，有时微缺，基部近圆形；侧生小叶极偏斜，长 10.5～17 cm，上面无毛或被灰白色或带红色伏贴短毛，脉或嫩叶上较密；侧脉每边 5～6；小托叶长 5 mm。花序长 5～23 cm，有 5～12 节，每节有 2～3 朵花，通常生在老茎上；花梗长 8～10 mm，密被褐色的伏贴短毛或红褐色脱落的刚毛；苞片和小苞片脱落；花萼宽杯状，长 8～12 mm，宽 12～20 mm，2 侧齿长 3～4 mm，最下齿长 5～6 mm，密被毛；花冠暗紫色，旗瓣长 3～3.5 cm，顶端圆，基部的耳很小，长约 1 mm，带绿白色，翼瓣长 4～5.2 cm，宽 1.5～1.7 cm，瓣柄长 5～7 mm，耳长 3～5 mm，龙骨瓣长 5～6.3 cm，瓣柄长 8～10 mm，耳长 1～3 mm；雄蕊管长 4.5～5.5 cm。果木质，长 26～45 cm，宽 3～5 cm，厚 7～10 mm，带形，近念珠状，直或稍弯曲，密被直立红褐色细短毛，部分近于无毛，具不规则的脊和皱纹，具种子 6～12 颗，隔膜木质，厚约 1～5 mm，边缘常加厚，无沟槽，与边缘相平行处常具不规则木质脊，但沿背缝线边缘无圆形的坚硬凸起；种子黑色，盘状，稍不对称，两面平，长 2.2～3.5 cm，宽 1.8～2.8 cm，厚 5～10 mm，种脐围绕种子周长的 3/4 或更多，暗褐色或黑色，种子可达 13 颗。花期 4～5 月；果期 6～7 月。

【生　　境】生于海拔 1150～2200 m 的潮湿山沟底或路边阳处灌丛。

【分　　布】云南、广西、贵州、广东、海南、台湾。缅甸、越南、泰国、尼泊尔、印度、日本也有分布。

【采集加工】全年可采，藤切片，晒干。

【性味功能】味涩，性微温。强壮筋骨，调经止血。

【主治用法】治小儿麻痹后遗症，贫血，月经不调，风湿筋骨痛。用量 10～20 g。

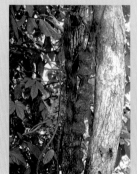

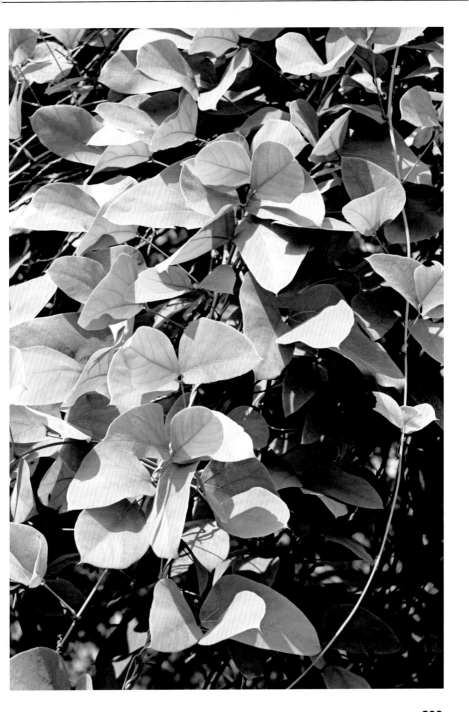

矮陀陀

Munronia pinnata (Wall.) W. Theobald.

【别　　名】白花矮陀陀、七匹散、金丝岩陀、土黄连、小独根

【基　　原】来源于楝科地黄连属矮陀陀 **Munronia pinnata** (Wall.) W. Theobald. [*Munronia henryi* Harms.] 的全株入药。

【形态特征】大矮小半灌木，高 15～30 cm，茎不分枝。叶簇生于茎顶，叶轴连柄长 5～7 cm；和叶片被柔毛和小柔毛，有小叶 2～3 对；顶生小叶具柄，披针形至椭圆状披针形，长 3～7 cm，宽 1.5～3 cm，先端渐尖、钝，基部楔形，全缘或具 1～3 对圆齿；侧生小叶近无柄，最下部的最小，卵形、近圆形或倒卵形，长 0.5～1 cm，先端浑圆或钝，通常全缘；中部的较大，卵形或长椭圆形或倒卵状披针形，长 2～4.5 cm，宽 1.5～2 cm，全缘或先端有少数钝齿。总状花序腋生，长 0～2 cm，常有花 1～3 朵，被柔毛，有小苞片。花白色，长 3 cm，具梗，梗长 0.5～2 cm，被长柔毛；萼 5 裂达基部，裂齿长 2 mm，披针形，外被长柔毛；花瓣近无毛，与雄蕊管合生，上部分离，分离部分长约 1cm，长椭圆形倒披针形或披针形；雄蕊管的边缘丝状；花药具尖凸；子房被长柔毛；花柱与雄蕊等长，基部被毛，其余无毛。蒴果绿色，扁球形，径约 5～8 mm，被柔毛，基部有宿萼；种子淡褐色，腹面下凹。花期 6～11 月。

【生　　境】生长于海拔 1000～1400 m 的林下湿润处。

【分　　布】云南、贵州。

【采集加工】全年可采收全株，洗净切碎，晒干或鲜用。

【性味功能】味辛、微苦，性凉。有小毒。舒筋活络，祛风止痛，解热截疟。

【主治用法】治治跌打损伤，风湿性关节炎，胃痛，气胀腹痛，感冒发热，疟疾。用量 20～30 g。

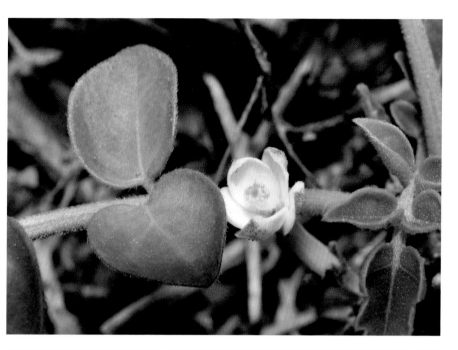

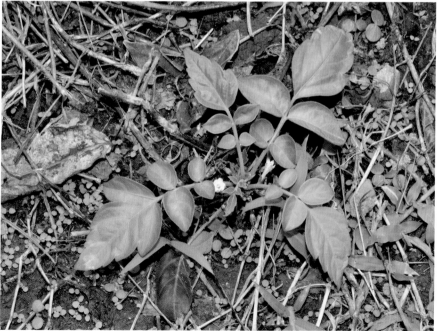

红毛玉叶金花　　Mussaenda hossei Craib.

【别　　名】叶天天花、期里、广叶里（僾尼语）

【基　　原】来源于茜草科玉叶金花属红毛玉叶金花 **Mussaenda hossei** Craib. 的根、叶入药。

【形态特征】亚灌木。高约 1 m。嫩枝密被白色短柔毛，老枝无毛，红棕色，有疏皮孔。叶对生，厚纸质，倒披针形或长圆状倒披针形，长 3 ~ 10 cm，宽 1.5 ~ 3.5 cm，顶端渐尖或短尖，基部钝或近心形，叶面疏被柔毛，背面密被绢质短柔毛，侧脉 8 ~ 10 对，在叶面明显，在背面稍凸起；叶柄长 5 mm；托叶披针形，长 5 ~ 7 mm，宽 2 ~ 3 mm，2 浅裂。聚伞花序顶生，总花梗分枝，有茸毛；苞片披针形，长 3 mm；花梗近无或长达 1 mm；萼管近椭圆形，长 2.5 mm，直径 2 mm，花萼裂片 5 枚，披针形，短尖，长 2 mm，宽 0.5 mm；花叶长 3 ~ 5.5 cm，宽 4 cm，白色，被柔毛；花冠橙黄色，冠管长 2.2 ~ 2.6 cm，上部膨大，外面被贴伏柔毛，冠管喉部被棒状毛，花冠裂片近圆形，长 3 mm，内面密被小疣凸；雄蕊 5 枚，着生于冠管上，花丝短，花药长 4 mm；花柱内藏，无毛，柱头 2 裂，短。浆果长圆状椭圆形，长 1.8 cm，宽 8 mm，有宿存的萼裂片。花期 11 月至翌年 3 月。

【生　　境】生于海拔 600 ~ 1700 m 的林中。

【分　　布】云南。越南、老挝、泰国、缅甸也有分布。

【采集加工】夏季采摘叶；四季均可挖根，切片，鲜用或晒干。

【性味功能】味苦、甘，性平。清热解毒，凉血止血。

【主治用法】根：治疟疾。用量 10 ~ 20 g。叶：可接骨。外用鲜品捣烂敷患处。

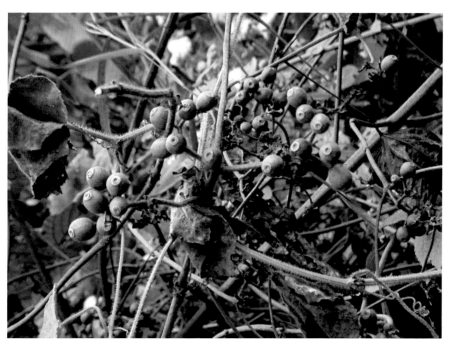

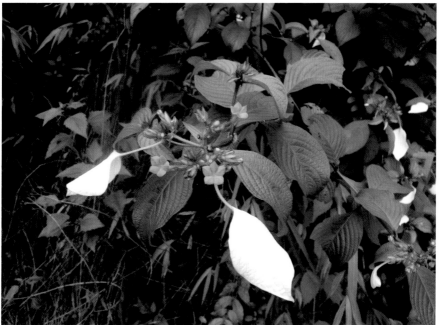

红毛丹

Nephelium lappaceum Linn.

【别　　名】毛荔枝、毛龙眼

【基　　原】来源于无患子科韶子属红毛丹 **Nephelium lappaceum** Linn. 的果皮入药。

【形态特征】常绿乔木。高达 10 m。小枝圆柱形，有皱纹，灰褐色，仅嫩部被锈色微柔毛。叶连柄长 15～45 cm，叶轴稍粗壮，干时有皱纹；小叶 2 或 3 对，很少 1 或 4 对，薄革质，椭圆形或倒卵形，长 6～18 cm，宽 4～7.5 cm，顶端钝或微圆，有时近短尖，基部楔形，全缘，两面无毛；侧脉 7～9 对，干时褐红色，仅在背面凸起，网状小脉略呈蜂巢状，干时两面可见；小叶柄长约 5 mm。花序常多分枝，与叶近等长或更长，被锈色短茸毛；花梗短；萼革质，长约 2 mm，裂片卵形，被茸毛；无花瓣；雄蕊长约 3 mm。果阔椭圆形，红黄色，连刺长约 5 cm，宽约 4.5 cm，刺长约 1 cm。花期夏初；果期秋初。

【生　　境】栽培。

【分　　布】台湾、广东、云南有栽培。原产地在亚洲热带、马来群岛一带种植较多。

【采集加工】果实成熟后采收，果皮晒干。

【性味功能】味苦，性寒。收敛。

【主治用法】治痢疾。用量 15～30 g。

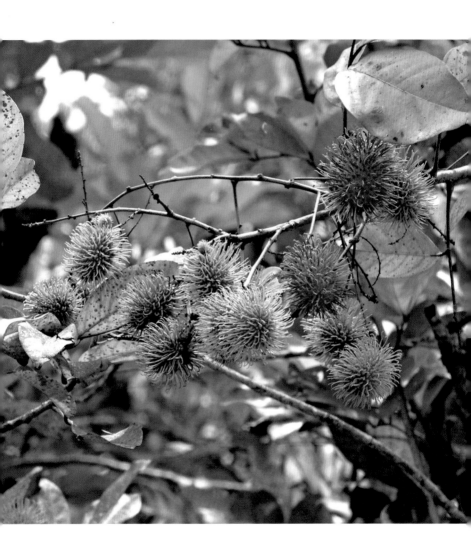

假朝天罐

Osbeckia crinita Benth. ex C. B. Clarke.

【别　　名】罐罐花、茶罐花、张天师、小尾光叶

【基　　原】来源于野牡丹科金锦香属假朝天罐 **Osbeckia crinita** Benth. ex C. B. Clarke. 的全草入药。

【形态特征】灌木。高 0.2～1.5 m，稀达 2.5 m。茎四棱形，被疏或密平展的刺毛，有时从基部或从上部分枝。叶片坚纸质，长圆状披针形、卵状披针形至椭圆形，顶端急尖至近渐尖，基部钝或近心形，长 4～9 cm，稀达 13 cm，宽 2～3.5 cm，稀达 5 cm，全缘，具缘毛，两面被糙伏毛，基出脉 5，叶面脉上无毛，背面仅脉上被糙伏毛；叶柄长 2～10(15)mm，密被糙伏毛。总状花序顶生，或每节有花两朵，常仅 1 朵发育，或由聚伞花序组成圆锥花序；苞片 2 枚，卵形，长约 4 mm，具刺毛状缘毛，背面无毛或被疏糙伏毛；花梗短或几无，花萼长约 2 cm，具多轮刺毛状的长柄星状毛，毛长达 2.5 mm，裂片 4 枚，线状披针形或钻形，长约 8 mm；花瓣 4 片，紫红色，倒卵形，顶端圆形，长约 1.5 cm，具缘毛；雄蕊 8，分离，常偏向 1 侧，花丝与花药等长，花药具长喙，药隔基部微膨大，向前微伸，向后呈短距；子房卵形，4 室，顶端有刚毛 20～22 条，上部被疏硬毛。蒴果卵形，4 纵裂，宿存萼坛形，近中部缢缩，顶端平截，长 1.1～1.6(1.8)cm，上部常具毛脱落后的斑痕，下部密被多轮刺毛状的有柄星状毛。花期 8～11 月；果期 10～12 月。

【生　　境】生于海拔 800～2300 m 的山坡草地、田梗或矮灌木丛中阳处，亦有生于山谷溪边、林缘湿润处。

【分　　布】云南、四川、贵州。印度，缅甸也有分布。

【采集加工】全年可采收，全草晒干。

【性味功能】味涩，性凉。清热解毒，收敛止血，祛风除湿。

【主治用法】治淋病，疯狗咬伤，痢疾，风湿关节肿痛。用量 3～9 g。

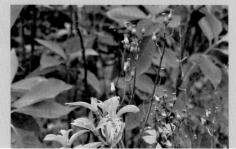

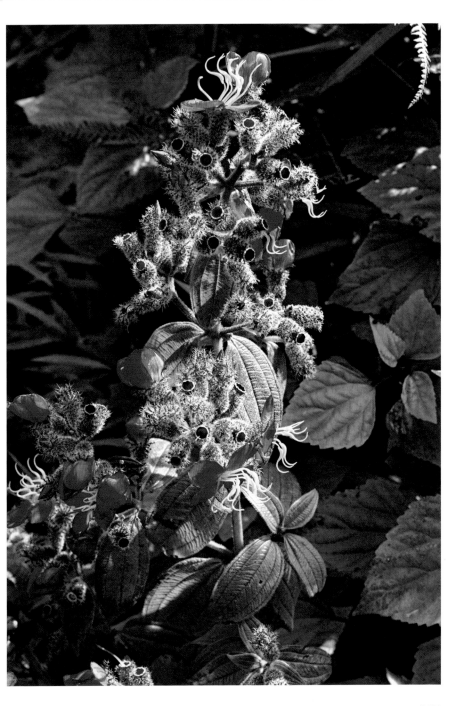

飘带兜兰

Paphiopedilum parishii (Rchb. f.) Pfitz.

【别　　名】中国兰花、兜兰、斑叶兰、花叶子

【基　　原】来源于兰科兜兰属飘带兜兰 **Paphiopedilum parishii** (Rchb. f.) Pfitz. 的全草入药。

【形态特征】附生草本。较高大。叶基生，二列，4～8枚；叶片宽带形，厚革质，长15～24(35)cm，宽2.5～4(5)cm，顶端圆形或钝并有裂口和弯缺，基部略收狭成柄并对折，彼此套叠，无毛。花葶近直立，长30～40(60)cm，绿色，密生白色短柔毛；总状花序具3～5(8)花；花苞片绿色，卵形或宽卵形，长2～2.5(3)cm，宽1.5～2.5cm，膜质，背面基部偶见短柔毛；花梗和子房长3.5～4cm，被短柔毛；花较大，中萼片与合萼片奶油黄色并有绿色脉(尤其在近基部)，花瓣基部至中部淡绿黄色并有栗色斑点和边缘，中部至末端近栗色，唇瓣绿色而有栗色晕，但囊内紫褐色；中萼片椭圆形至宽椭圆形，长3～4(5)cm，宽2.5～3cm，顶端近急尖或短渐尖，边缘向后弯卷，背面近基部多少被毛；合萼片与中萼片相似，略小；花瓣长带形，下垂，长8～9cm，宽6～8(10)mm，顶端钝，强烈扭转，下部(特别是近基部)边缘波状，偶见被毛的疣状凸起或长的缘毛；唇瓣倒盔状，基部有宽阔的长达1.4～1.6cm的柄，囊近卵状圆锥形，长2～2.5cm，宽1.5～2cm，囊口极宽阔，两侧各有1个直立的耳，两耳前方的边缘不内折，囊底有毛；退化雄蕊倒卵形，长1～1.3cm，宽7～8mm，顶端具弯缺或凹缺，基部收狭。花期6～7月。

【生　　境】生于海拔1000～1100m的雨林内树干上。

【分　　布】云南。缅甸、泰国也有分布。

【采集加工】全年可采，全草晒干。

【性味功能】味苦，性凉。清热解毒，补脑安神。

【主治用法】治麻疹，肺炎，神经衰弱。用量20～30g。

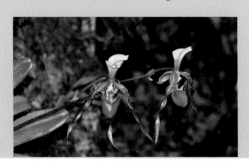

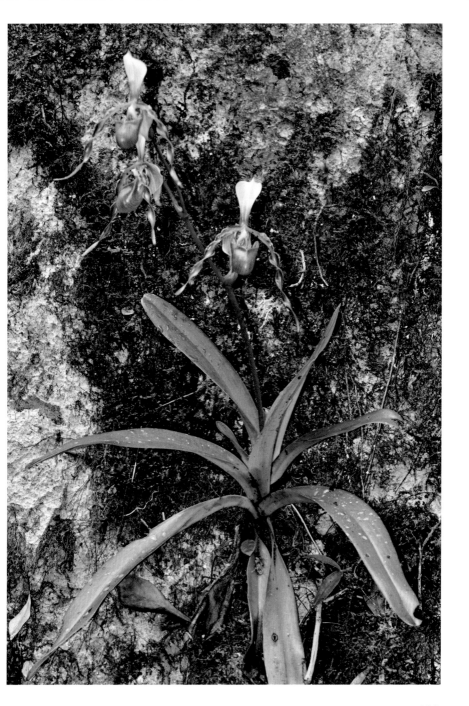

金毛裸蕨

Paragymnopteris vestita (Wall. ex Hook.) Shing.

【基　原】来源于裸子蕨科金毛裸蕨属金毛裸蕨 **Paragymnopteris vestita (Wall. ex Hook.) Shing.** 的根状茎、全草入药。

【形态特征】草本。植株高 (10)20 ～ 50 cm。根状茎粗短，横卧或斜升，密覆锈黄色长钻形鳞片。叶丛生或近生，柄长 (6)10 ～ 20 cm，粗 1 ～ 2.5 mm，圆柱形，亮栗褐色，从基部向上密被淡棕色长绢毛；叶片长 10 ～ 25 cm，宽 2.5 ～ 5(7)cm，披针形，一回奇数羽状复叶；羽片 (7)10 ～ 17 对，同形，开展或斜上，彼此有阔的间隔分开或接近，长 1.5 ～ 4 cm，基部宽 1 ～ 2 cm，卵形或长卵形，钝头，基部圆形或有时略微心形，少有上侧耳状凸出，有柄，全缘，互生。叶脉多回分叉，往往在近叶边处连接成狭长斜上的网眼。叶软草质，干后上面褐色，疏被灰棕色绢毛，下面密被棕黄色绢毛；叶轴及羽轴均密被同样的毛。孢子囊群沿侧脉着生，隐没在绢毛下，成熟时略可见。

【生　境】生于海拔 800 ～ 3000 m 灌丛石上。

【分　布】云南、河北、北京、山西、四川、西藏、台湾。印度、尼泊尔也有分布。

【采集加工】全年可采，根状茎、全草晒干。

【性味功能】味微苦、辛，性凉。消炎退热。

【主治用法】治伤寒高热，关节痛，胃痛。用量 30 ～ 50 g。

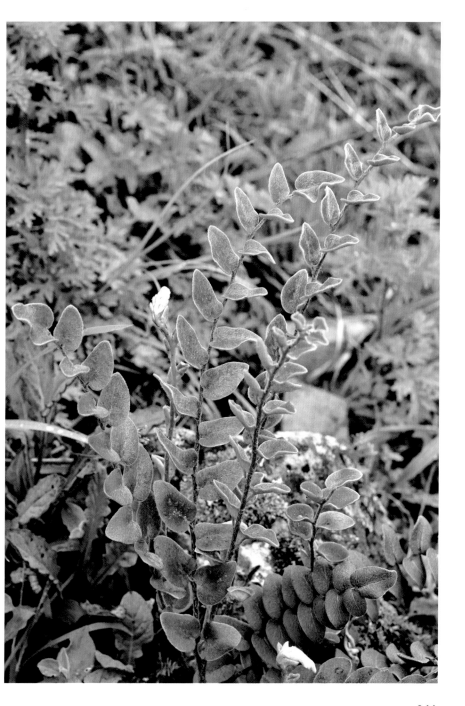

圆叶西番莲

Passiflora henryi Hemsl.

【别　　名】锅铲叶、燕子尾、老鼠铃、闹蛆叶

【基　　原】来源于西番莲科西番莲属圆叶西番莲 **Passiflora henryi** Hemsl. 的全株入药。

【形态特征】攀援草质藤本。长 2～3 m。茎被毛，老渐变无毛，具 5 个棱角。叶坚纸质，近圆形至扁圆形，长 3.5～5.5 cm，宽 3～6 cm，顶端通常圆钝截形，有时略微急尖，基部圆形或近心形，叶背带白粉，中部以下，在中脉侧脉中间支脉上，具有 2～4(6) 个腺点，微被疏毛，变无毛，全缘；叶柄长 1.5～4 cm，近顶端具 1 对腺体。花序腋生，被毛，有花 2～6 朵；花苞绿色，萼片 5 枚，长 8～10 mm，背部无角状附属器，被微毛；花瓣长 7～8 mm；副花冠裂片 2 轮，丝状，外轮长 6～8 mm，内轮长 4 mm，顶端膨大；内花冠褶状，高约 1～2 mm，花盘高约 0.3 mm；雌雄蕊柄长 4.5～5 mm；雄蕊 5 枚，花丝长 4～5 mm，分离；子房近球形，无柄，被白柔毛，成果后渐脱；花柱 3 枚，伸展或向上弯曲，长 4～5 mm。果球形，直径 1.2～1.5 cm，老熟略光滑，紫黑色。花期 6 月；果期 10 月。

【生　　境】生于海拔 450～1600 m 的山坡，沟谷灌木丛中。

【分　　布】云南。

【采集加工】全年可采收，全株切段，晒干。

【性味功能】味苦、微甘，性温。清热祛湿、益肺止咳。

【主治用法】治痢疾，肺结核，支气管炎。用量 10～15 g。

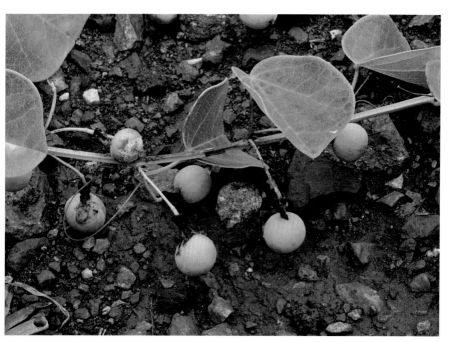

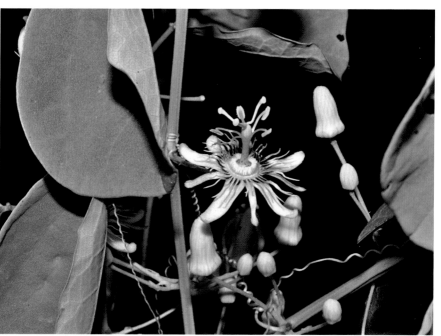

翅叶木

Pauldopia ghorta (Buch. -Ham. ex G. Don) vaniot Steenis.

【别　　名】紫豇豆、细口袋花

【基　　原】来源于紫葳科翅叶木属翅叶木 **Pauldopia ghorta** (Buch. -Ham. ex G. Don) vaniot Steenis. 的根皮入药。

【形态特征】灌木或小乔木。高达 6 m。树皮黄色。2～3 回羽状复叶，叶轴具翅，长达 38 cm；小叶卵状披针形，长 3～7.5 cm，宽 1.5～2.5 cm，顶端长渐尖，基部楔形，全缘，无柄。顶生聚伞状圆锥花序，下垂，有时密集花序梗顶端，花序长 15～20 cm，直径达 10 cm 左右，小花柄长 1～2 cm；花冠管长圆柱形，污黄色，长约 3～4 cm，基部收缩，花冠裂片半圆形，开展，长约 1.5 cm，红褐色；花丝丝状，长 2～2.5 cm，光滑无毛，花药"个"字形着生；花柱丝状，长约 3 cm，光滑无毛，柱头扁平，舌状，雄蕊及花柱均不伸出花冠管外；花萼钟状，长约 1.5 cm，直径 1 cm 以下，顶端近平截，微有 5 齿。蒴果长圆柱形，幼嫩时紫色，花萼宿存，长达 23 cm，直径约 1 cm，顶端长渐尖，果皮薄革质，隔膜膜质，极薄，种子扁圆形，厚而无翅，直径约 6 mm。花期 5～6 月；果期 12 月。

【生　　境】生于海拔 1350～1750 m 山坡密林边。

【分　　布】云南。越南、老挝、缅甸、斯里兰卡、印度也有分布。

【采集加工】全年可采收，根皮切段，晒干或鲜用。

【性味功能】凉血解毒，接骨止痛。

【主治用法】治骨折。外用鲜品捣烂敷患处。

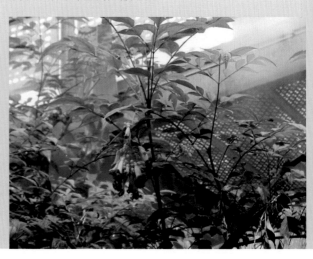

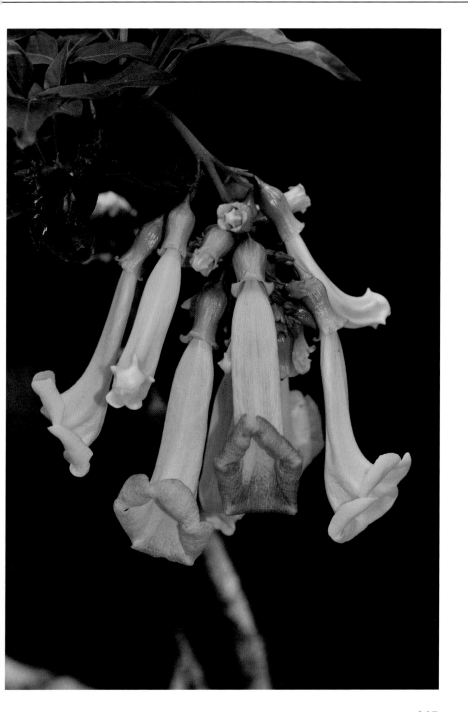

藤 漆

Pegia nitida Colebr.

【基　原】来源于漆树科藤漆属藤漆 **Pegia nitida** Colebr. 的全株入药。

【形态特征】攀援状木质藤本。小枝紫褐色，具条纹，密被黄色茸毛。奇数羽状复叶互生，长 20～40 cm，叶轴和叶柄圆柱形，密被黄色茸毛，有小叶 4～7 对；小叶对生，膜质至薄纸质，卵形或卵状椭圆形，长 4～11 cm，宽 2～4.5 cm，顶端短渐尖或急尖，基部略偏斜，心形或近心形，上半部常具钝齿，稀全缘或全部具齿，叶面干后常带褐色，除中脉上密被黄色微柔毛外，其余疏被毛或近无毛，具白色细小乳突体，叶背通常沿中脉、侧脉和细脉上疏被黄色平伏柔毛，脉腋被黄色簇毛，侧脉 6～8 对，两面凸起，网脉在叶背明显凸起；小叶柄短，长 2～3 mm，密被黄色茸毛。圆锥花序顶生或腋生，比叶长，长 20～35 cm，稀达 45 cm，密被黄色茸毛，分枝疏散，最下部分枝长 10～15 cm；花小，白色；小苞片钻形，长约 1 mm，被柔毛；花柄纤细，长约 1.5 mm，无毛；花萼 5 裂，裂片狭三角形，长约 0.8 mm，无毛；花瓣 5，长卵形，长约 1.5 mm，宽约 0.7 mm，顶端急尖，无毛；雄蕊 10，花丝钻形，无毛，花药小，卵圆形，比花丝短；花盘 10 裂，无毛；子房卵圆形，直径约 1 mm，无毛，花柱 5，分离，侧生，近圆锥形，长约 0.5 mm，无毛。核果椭圆形，偏斜，略压扁，长约 10 mm，宽约 8 mm，成熟时黑色，中果皮肉质，为红色胶状黏液所充满，内果皮壳质，薄；种子 1，长圆形，压扁，长约 8 mm，宽约 4 mm。

【生　境】生于海拔 240～1750 m 的沟谷林中。

【分　布】云南、贵州。尼泊尔、印度、缅甸、泰国也有分布。

【采集加工】全年可采，全株切段，晒干。

【性味功能】味苦、微酸，性温。清热解毒，止咳，消肿止痛，除风止痒。

【主治用法】治咳嗽，风湿热痹证，肢体关节红肿热痛，屈伸不利，腰痛，漆树过敏。用量 10～30 g。

【附　方】1. 治咳嗽：藤漆根 20 g，用冷开水泡服。

2. 治风湿热痹证、肢体关节红肿热痛、屈伸不利、腰痛：藤漆、山乌龟、鸭嘴花鲜品各适量，捣烂，加酒炒热包敷患处。

3. 治漆树过敏：藤漆适量，煎汤外洗。

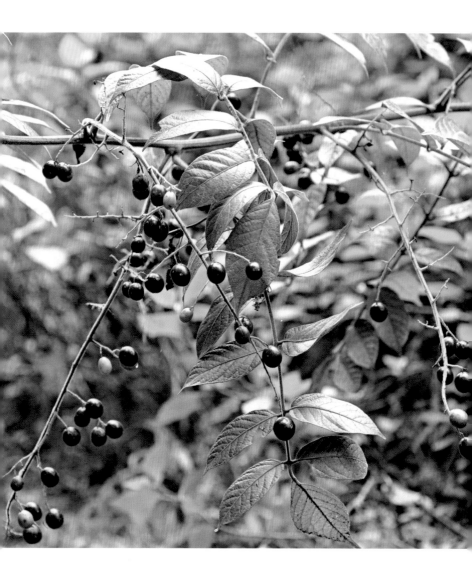

囊瓣亮花木

Phaeanthus saccopetaloides W. T. Wang

【别　　名】鸡爪暗罗

【基　　原】来源于番荔枝科亮花木属囊瓣亮花木 **Phaeanthus sac-copetaloides** W. T. Wang 的根入药。

【形态特征】乔木。高约 6 m。小枝和叶柄均被紧贴的锈色柔毛，老枝无毛，有皮孔。叶膜质，长圆形或椭圆形，或卵状长圆形，偶尔呈圆形，长 5.5～13.5 cm，宽 2～4.5 cm，表面无毛，或中脉上被细毛，背面被极疏短柔毛，老渐无毛；侧脉每边 7～11 条，背面稍凸起，网脉稀疏；叶柄长 3.5～5 mm，上面有横槽。花黄绿色，单朵与叶对生；花梗长 2.2 cm，被疏微毛；苞片极小，披针形；萼片三角状卵形，长和宽约 1 mm，外面被锈色柔毛，内面无毛；外轮花瓣小，三角状卵形，长约 4 mm，内轮花瓣大，卵状长圆形或宽披针形，长 27～35 mm，宽 10～13 mm，外面被短柔毛，内面被毛更密，药隔顶端截形；心皮 12 个，长约 2.2 mm，密被淡黄色茸毛，柱头球状，无柄；每心皮有胚珠约 8 颗，1 排，近成熟心皮具短柄，扁平，倒卵状椭圆形至长圆状线形，长 1.8～2.7 cm，直径 1～1.2 cm，有时有 1～3 颗缢缩；果柄长 4～6 mm。花期 8 月；果期翌年 6 月。

【生　　境】生于海拔 1800～2300 m 山谷林中。

【分　　布】云南。

【采集加工】全年可采，根鲜用。

【性味功能】止痛，散结。

【主治用法】治疮疖。外用鲜品捣烂敷患处。

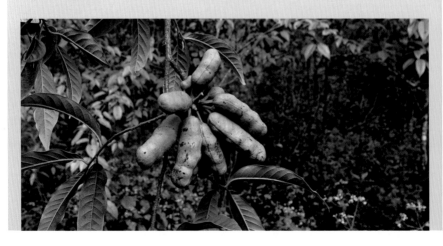

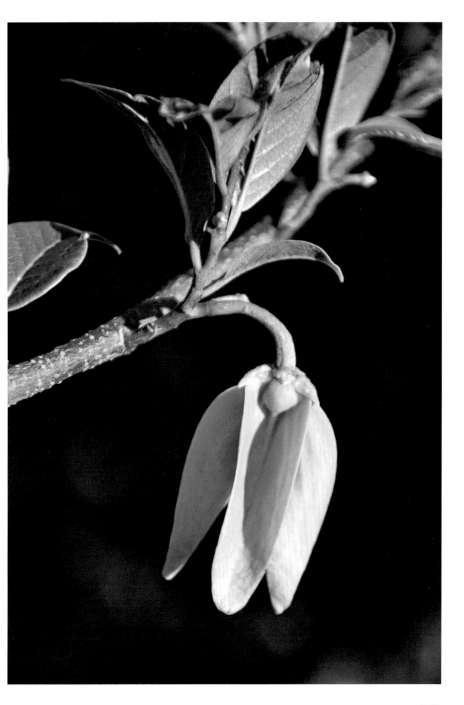

火焰花

Phlogacanthus curviflorus (Wall.) Nees.

【别　　名】焰爵床、弯花焰爵床、禾木张、华木张、黄账

【基　　原】来源于爵床科火焰花属火焰花 **Phlogacanthus curviflorus** (Wall.) Nees. 的根、叶入药。

【形态特征】灌木。高达 3 m。叶片椭圆形至长圆形，长 12 ～ 30 cm，宽 9 ～ 15 cm，顶端尖至渐尖，基部宽楔形，下延，叶面密生小点状钟乳体，光滑无毛，背面被微毛，脉上毛较密而明显，侧脉 12 ～ 17 对；柄长 1.5 ～ 5 cm。聚伞圆锥花序穗状，顶生，长 14 ～ 18 cm，宽 6 ～ 8 cm；花具梗，梗长 5 ～ 8 mm，密被短茸毛；苞片和小苞片微小；花萼 5 裂至下部，基部联合，裂片三角状披针形，长约 5 ～ 7 mm，密生微毛；花冠紫红色，长约 5 cm，外密被倒生黄褐微毛和腺毛，花冠管长约 4.2 cm，略向下弯，冠檐裂片 2 唇形，上唇 2 裂，下唇 3 深裂；雄蕊 2 枚，着生近花冠管基部，稍外露，花药 2 室，背着生，椭圆形，花丝基部附近有 2 退化雄蕊的残迹。蒴果长，圆柱形，约 3.5 cm，具 10 粒种子。

【生　　境】生于海拔 400 ～ 1600 m 的林下。

【分　　布】云南。越南、印度也有分布。

【采集加工】全年可采，根、叶晒干。

【性味功能】味苦，性寒。清热解毒，祛邪截疟。

【主治用法】治咽喉肿痛，湿热黄疸，痈疽疮疡，蛇虫咬伤。用量 3 ～ 10 g，或研末冲水服。

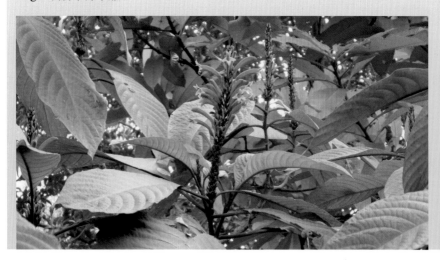

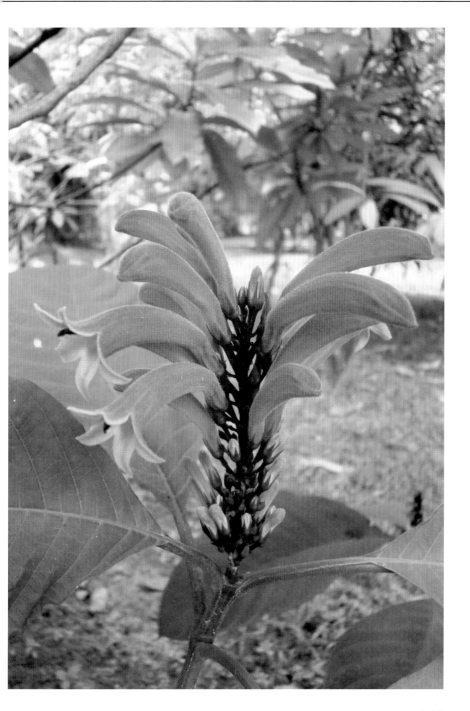

长叶排钱树

Phyllodium longipes (Craib) Schindl.

【基　　原】来源于蝶形花科排钱树属长叶排钱树 **Phyllodium longipes** (Craib) Schindl. 的根、叶入药。

【形态特征】灌木。高约 1 m。茎、枝圆柱形，小枝"之"字形弯曲，密被开展、褐色长柔毛。叶为羽状三出复叶；托叶狭三角形，长 6～7 mm，基部宽约 2 mm，有条纹，被柔毛；叶柄长约 3 mm，被褐色柔毛；小叶柄长 1 mm，被褐色茸毛；小托叶线形，长 2 mm；小叶革质，顶生小叶披针形或长圆形，长 13～20 cm，宽 3.7～6 cm，侧生小叶斜卵形，长 3～4 cm，宽 1.5～2 cm，顶端渐狭而急尖，基部圆形或宽楔形，上面被褐色短柔毛，中脉上较密，下面密被褐色长柔毛，中脉和侧脉两面隆起，侧脉每边 8～15 条，直达叶缘，网脉背面明显。伞形花序有花 (5)9～15 朵，藏于叶状苞片内，由许多苞片排成顶生总状圆锥花序，花序轴及叶状苞片柄均被褐色长柔毛，叶状苞片斜卵形，顶端圆或微缺，长 2.5～3.5 cm，

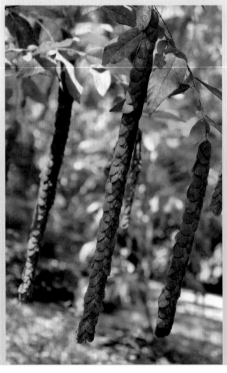
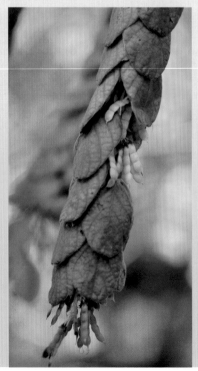

宽 2 ～ 2.7 cm，上面疏被极短柔毛，背面疏被短柔毛，边缘具褐色柔毛；花梗长 4 ～ 6 mm，被白毛；花萼长 4 ～ 5 mm，被白色茸毛；花冠白色或淡黄色，旗瓣倒卵形，长 8 ～ 9 mm，具瓣柄，翼瓣长 7 ～ 8 mm，基部有耳，具瓣柄，龙骨瓣弧曲，长 8 ～ 8.5 mm；雄蕊单体，合生至中部，上部为 9 + 1 的二体；雌蕊长 9.5 ～ 10.5 mm，子房长 3.5 ～ 4 mm，有胚珠 7 ～ 8，花柱长 5.5 ～ 6.5 mm，近基部处有柔毛。荚果长 8 ～ 15 mm，宽 3.5 mm，两面近无毛，边缘具褐色柔毛，有荚节 3 ～ 5，荚节近方形；种子宽椭圆形，长 3 mm，宽 2 ～ 2.3 mm。花期 8 ～ 9 月；果期 10 ～ 11 月。

【生　　境】生于海拔 550 ～ 1000 m 的荒地路边、山地灌丛或密林中。

【分　　布】云南、广东、广西。缅甸、老挝、柬埔寨、越南也有分布。

【采集加工】夏秋采收，根切片，叶切碎，晒干或鲜用。

【性味功能】味淡、涩，性平；有小毒。清热利湿，活血祛瘀。

【主治用法】根：治胃脘痛，崩漏，跌打损伤，脱肛。叶：治目赤肿痛，风湿关节痛。用量根 50 ～ 100 g，叶 30 ～ 60 g。孕妇忌服。

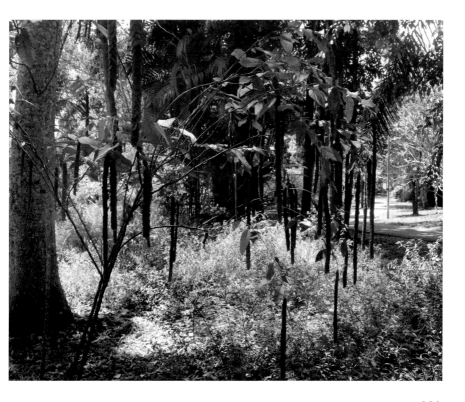

清香木

Pistacia weinmannifolia J. Poiss. ex Fr.

【别　　名】对节皮、清香树、昆明乌木

【基　　原】来源于漆树科黄连木属清香木 **Pistacia weinmannifolia** J. Poiss. ex Fr. 的根、叶、皮入药。

【形态特征】灌木或小乔木。高 1～8 m，稀达 10～15 m。树皮灰色，小枝具棕色小皮孔，幼枝被灰黄色微柔毛。偶数羽状复叶互生，有小叶 4～9 对，叶轴具狭翅，上面具槽，被灰色微柔毛，叶柄被微柔毛；小叶革质，长圆形或倒卵状长圆形，较小，长 1.3～3.5 cm，宽 0.8～1.5 cm，稀较大 (5×1.8 cm)，顶端微缺，具芒刺状硬关头，基部略不对称，阔楔形，全缘，略背卷，两面中脉上被极细微柔毛，侧脉在叶面微凹，在叶背明显凸起；小叶柄极短。花序腋生，与叶同出，为密穗状花序组成的圆锥花序，雌花序排列较疏，被黄棕色柔毛和红色腺毛，花小，紫红色，无柄；小苞片 1，卵圆形，内凹，直径约 1.5 mm，外面被棕色柔毛，边缘具细睫毛；雄花：花被片 5～8，2 轮排列，长圆形或长圆状披针形，长 1.5～2 mm，膜质，半透明，顶端渐尖或略呈流苏状，外轮花被片边缘具细睫毛；雄蕊 5，稀 7，花丝极短，花药长圆形，顶端细尖；有退化子房存在；雌花：花被片 7～10，2 轮排列，卵状披针形，长 1～1.5 mm，膜质，顶端细尖或略呈流苏状，外轮边缘具细睫毛；无退化雄蕊；子房圆球形，直径约 0.7 mm，无毛，花柱极短，柱头 3 裂，扩展而外弯。核果球形，长约 5 mm，宽约 6 mm，成熟时红色，顶端具细尖的花柱痕迹。

【生　　境】生于海拔 580～2700 m 的山坡、狭谷的疏林、灌丛中，石灰岩地区及干热河谷尤多。

【分　　布】云南、西藏、四川、贵州。缅甸也有分布。

【采集加工】全年可采，根、叶、皮晒干。

【性味功能】味辛香，性凉。清热解毒，收敛止血。

【主治用法】治痢疾，肠炎，腹泻，流感，湿疹，眼痛，头疮。用量 10～30 g。

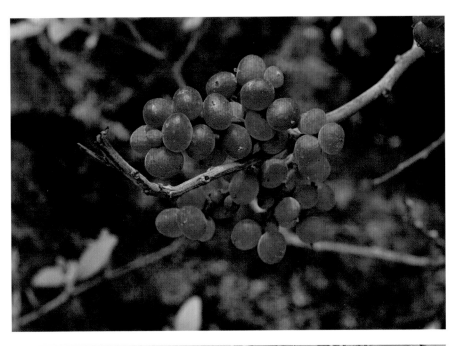

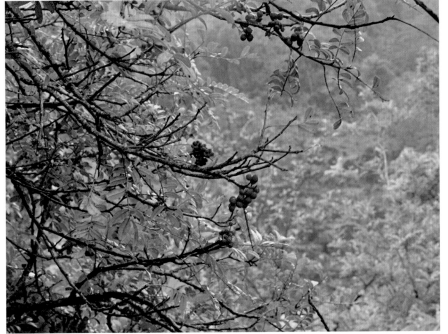

假海桐

Pittosporopsis kerrii Craib.

【别　　名】芒果、杨翠木

【基　　原】来源于茶茱萸科假海桐属假海桐 Pittosporopsis kerrii Craib. 的根、树皮入药。

【形态特征】灌木或小乔木。高 (1)4 ～ 7(17)m；树皮红褐色，小枝近圆柱形，无毛，具稀疏的皮孔。叶长椭圆状倒披针形至长椭圆形，顶端渐尖或钝，基部渐狭，长 12 ～ 22 cm，宽 4 ～ 8.5 cm，两面无毛或背面沿中脉稍被毛；侧脉 5 ～ 7 对，叶面约略可见；背面凸起；叶柄长 1.5 ～ 2.5 cm，上面具槽，几无毛。花序长 3 ～ 4.5 cm，被微柔毛；总花序梗长 1.5 ～ 2.5 cm，分枝长 0.4 ～ 0.8 cm；花梗被毛，具 3 ～ 4 鳞片状小苞片；萼片三角形，长、宽均约 1 mm，外面稍被毛；花瓣匙形，白绿色至黄白色，具香味，长 5 ～ 7 mm，宽 1.5 ～ 2 mm；雄蕊与花瓣几等长，花丝扁，宽可达 1 mm，花药丁字着生，长约 1 ～ 1.5 mm，药隔伸出，花盘不超过 1 mm，子房无毛，高 1.5 ～ 2 mm，花柱 3 ～ 4 mm。果核果状，长 2.5 ～ 3.5 cm，直径约 2 ～ 2.5 cm，近圆形至长圆形，稍扁，未干绿白色，干时褐色，可食，基部有宿存增大的萼片；外果皮极薄，中果皮薄，网脉多而凸出，内果皮稍厚，近骨质，种子具淡红褐色、极薄的种皮；胚乳肉质，黄白色，半透明，嚼烂状；胚大，子叶肾形，叶状，胚根向上，棒状，长 2 mm。花期 10 月至翌年 5 月，果期 2 ～ 10 月。

【生　　境】生于海拔 350 ～ 1600 m 的山溪密林中。

【分　　布】云南。缅甸、泰国、老挝、越南也有分布。

【采集加工】夏、秋季采收，根、树皮晒干。

【性味功能】清热解毒。

【主治用法】治流感，感冒发热，百日咳，疟疾。用量 30 ～ 50 g。

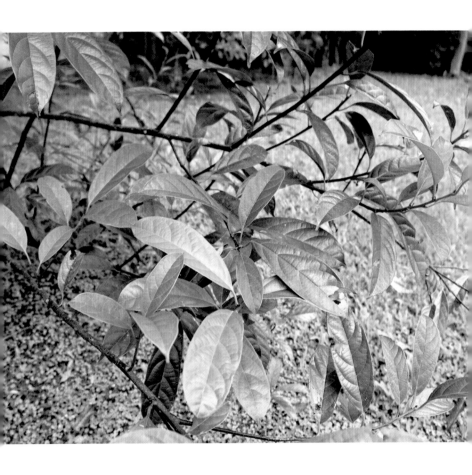

小车前

Plantago asiatica L. subsp. **erosa** (Wall.) Z.Y.Li

【别　　名】小车前、滇车前

【基　　原】来源于车前科车前属疏花车前 **Plantago asiatica** L. subsp. **erosa** (Wall.) Z.Y.Li 的种子、全草入药。

【形态特征】一年生或多年生小草本，叶脉 3～5 条；穗状花序通常稀疏、间断；花萼长 2～2.5 mm，龙骨突通常延至萼片顶端；花冠裂片较小，长（0.7）1～1.1 mm；蒴果圆锥状卵形，长 3～4 mm；种子 6～15，长 1.2～1.7（2）mm。花期 5～7 月，果期 8～9 月。

【生　　境】生于山坡草地、河岸、沟边、田边及火烧迹地，海拔 350～3800m。

【分　　布】陕西、青海、福建、湖北、湖南、广东、广西、四川、贵州、云南、西藏（东南部）。斯里兰卡、尼泊尔、孟加拉国、印度（东北部）也有分布。

【采集加工】全年均可采收，将全草晒干。

【性味功能】味甘，性寒。清热利尿，祛痰，凉血，解毒。

【主治用法】治水肿尿少，热淋涩痛，暑湿泻痢，痰热咳嗽，吐血衄血，痈肿疮毒。用量： 9～30 g；鲜品 30～60 g。

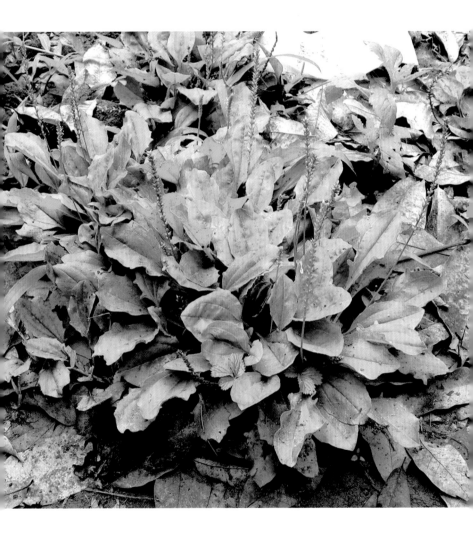

蓝雪花

Plumbago auriculata Lam.

【别　　名】蓝花丹、花绣球、蓝茉莉

【基　　原】来源于白花丹科蓝雪属蓝花丹 **Plumbago auriculata** Lam. 的根入药。

【形态特征】常绿柔弱半灌木。上端蔓状或极开散，高约 1 m 或更长。除花序外无毛，被有细小的钙质颗粒。叶薄，通常菱状卵形至狭长卵形，有时 (未充分发育的) 椭圆形或长倒卵形，长 (1)3 ～ 6(7)cm，宽 (0.5)1.5 ～ 2(2.5)cm，顶端骤尖而有小短尖，罕钝或微凹，基部楔形，向下渐狭成柄，上部叶的叶柄基部常有小形半圆至长圆形的耳。穗状花序约含 18 ～ 30 枚花；总花梗短，通常长 2 ～ 12 mm，穗轴 (包括果期) 长 2 ～ 5(8)cm，与总花梗及其下方 1 ～ 2 节的茎上密被灰白色至淡黄褐色短茸毛；苞片长 4 ～ 10 mm，宽约 1 ～ 2 mm，线状狭长卵形，顶端短渐尖，小苞长约 2 ～ 6 mm，宽约 1 ～ 2 mm，狭卵形或长卵形，顶端急尖或有短尖；萼长 11 ～ 13.5 mm，萼筒中部直径约 1 ～ 1.2 mm，顶端有 5 枚长卵状三角形的短小裂片，裂片外面被有均匀的微柔毛，萼筒上半部或上部和裂片的绿色部分着生具柄的腺；花冠淡蓝色至蓝白色，花冠筒长 3.2 ～ 3.4 cm，中部直径 0.5 ～ 1 mm，冠檐宽阔，直径通常 2.5 ～ 3.2 cm，裂片长约 1.2 ～ 1.4 cm，宽约 1 cm，倒卵形，顶端圆；雄蕊略露于喉部之外，花药长约 1.7 mm，蓝色；子房近梨形，有 5 棱，棱在子房上部变宽而凸出成角，花柱无毛，柱头内藏。果实未见。花期 6 ～ 9 月和 12 ～ 4 月。

【生　　境】生于浅山山麓和平地上。

【分　　布】我国华南、华东、西南和北京常有栽培。原产南非南部。

【采集加工】全年可采收，根除去泥土及须根，切片，晒干。

【性味功能】解毒杀虫。

【主治用法】治瘰子。外用鲜品捣烂敷患处。

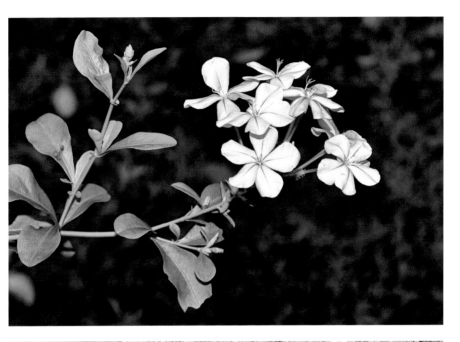

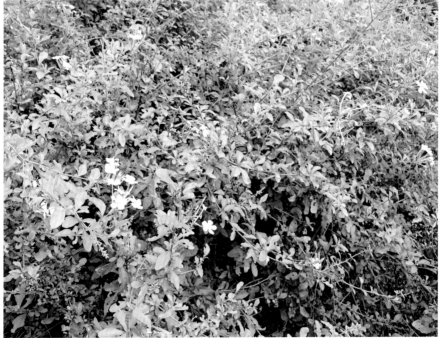

肉托竹柏

Podocarpus wallichiana Presl.

【别　　名】大叶竹柏

【基　　原】来源于罗汉松科罗汉松属肉托竹柏 **Podocarpus wallichiana** Presl. 的枝、叶、根入药。

【形态特征】乔木。树皮浅裂成条片状。叶大，对生或近对生，排成两列，厚革质，卵形或卵状披针形，具多数平行细脉，长 8～14 cm，宽 2.5～4.5 cm，上部渐窄，顶端尾状渐尖，基部楔形，具短柄，叶上面光绿色，下面灰绿色，两面均有气孔线，幼叶更为明显。雄球花穗状，腋生，常 3～5 个簇生于总梗，长 0.5～1 cm，总梗长 1.2～1.7 cm；雌球花单生叶腋，有总梗，梗端通常着生 2 个胚珠，仅 1 个发育。种子近球形，直径约 1.7 cm，成熟时假种皮蓝紫色或紫红色，着生于肥厚肉质种托上，成熟时，种托绿色，长约 8 mm，直径 4～5 mm，有短梗。

【生　　境】生于海拔 500～600 m 山地及河谷阴湿处。

【分　　布】云南。越南、缅甸、印度也有分布。

【采集加工】全年可采，枝、叶、根晒干。

【主治用法】治关节红肿，水肿等症。用量 15～30 g。

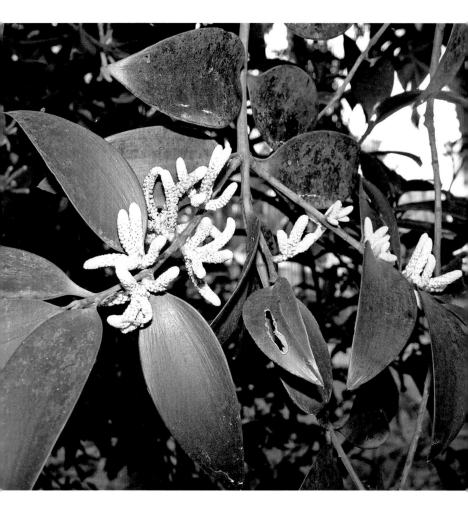

刺蕊草

Pogostemon glaber Benth.

【别　　名】芽杯泵(傣语)、鸡挂骨草、鸡排骨草、野靛

【基　　原】来源于唇形科刺蕊草属刺蕊草 **Pogostemon glaber** Benth. 的全草入药。

【形态特征】直立草本。高 1 ～ 2 m。茎四棱形，具四槽，初被柔毛，后渐变为无毛。叶卵圆形，长 6 ～ 13 cm，宽 3 ～ 9 cm，顶端渐尖，基部楔形、宽楔形或近圆形，边缘具重锯齿，两面均被微柔毛，沿脉更明显或近无毛；叶柄纤细，长 3 ～ 7 cm，被疏柔毛。轮伞花序多花，组成连续或不连续的穗状花序，穗状花序顶生或腋生，长 2 ～ 12(20)cm，宽 0.7 ～ 1.5 cm，被柔毛；小苞片卵圆形，长约 1.5 mm，约为萼长的 1/2，被缘毛；花萼卵状管形，长约 3 mm，外面被短柔毛，内面除齿上被毛外余均无毛，萼齿三角形，相等，长约为萼的 1/3；花冠白色或淡红色，长约 5 mm，花冠较长于萼；雄蕊外露，伸出部分约与花冠等长，在伸出部分的中部被髯毛；花柱与雄蕊等长。小坚果圆形，稍压扁。花期 11 月至翌年 3 月。

【生　　境】生于海拔 1300 ～ 2700 m 的山坡、路旁、荒地、山谷或林下等阴湿地。

【分　　布】云南。尼泊尔、印度、泰国、老挝也有分布。

【采集加工】夏、秋季采收，将全草晒干。

【性味功能】味甘、微涩，性微温；气香。祛风除湿，活血止痛。

【主治用法】治闭经，月经不调。用量 30 ～ 60 g。

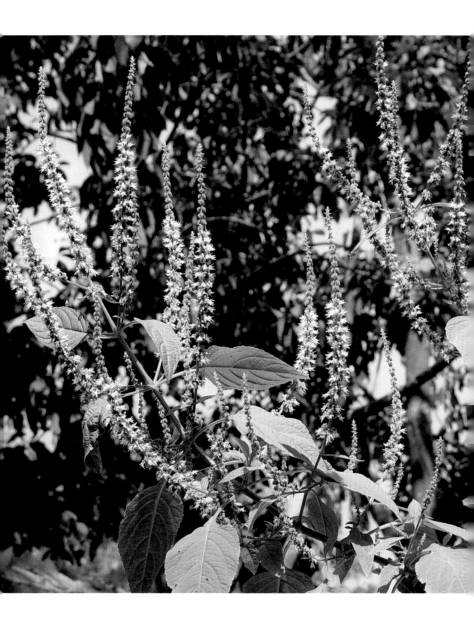

美飞蛾藤

Porana spectabilis Kurz.

【别　　名】大花飞蛾藤、知列藤

【基　　原】来源于旋花科飞蛾藤属美飞蛾藤 **Porana spectabilis** Kurz. 的全株入药。

【形态特征】木质藤本。幼枝圆柱形，被黄褐色茸毛，老枝褐色，具纵向皱纹，被较疏的短柔毛。叶卵状长圆形，长 10～12 cm，宽 4.5～5(7)cm，顶端锐尖或稍钝，基部圆形或浅心形，上面被短柔毛，下面极密被淡黄褐色柔毛至茸毛；叶脉基出，掌状，上面凹陷，下面凸起，侧脉 1～2 对；叶柄长 1.5～2.5 cm，密被黄褐色短柔毛。总状花序稀疏，由 3 花簇生组成，腋生或顶生；花柄长约 5～7 mm，总花梗及花柄均密被黄褐色茸毛；萼片线状长圆形，不等长，较大的 3 个长约 5 mm，两面被黄褐色茸毛，2 个较小的狭而短。在果时 3 个极增大，长约 3.5～4 cm，长圆形，钝，被短柔毛，在基部具 5 脉；花冠宽漏斗状，长约 2.5～3.5 cm，白色，张开时直径达 3～4 cm，外面被茸毛，内面仅于管下部着生雄蕊的下面被疏长柔毛，管长约 12～15 mm，冠檐近全缘或浅裂；雄蕊 5，着生于冠管中下部，花丝近等长，丝状，长约 9 mm，花药箭形，长约 2 mm；子房圆锥状，无毛；花柱单一，长约 15 mm，下半部被长丝毛，柱头近头状。蒴果近球形，直径约 0.5 cm。

【生　　境】生于海拔 620～800 m 沟谷或山坡。

【分　　布】云南。印度、缅甸、越南、老挝、马来半岛也有分布。

【采集加工】全年可采收，全株切段，晒干。

【性味功能】止痛。

【主治用法】治腹痛。用量 15～30 g。

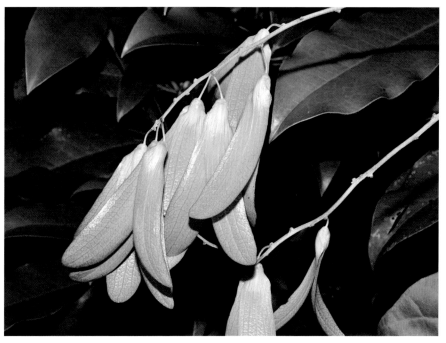

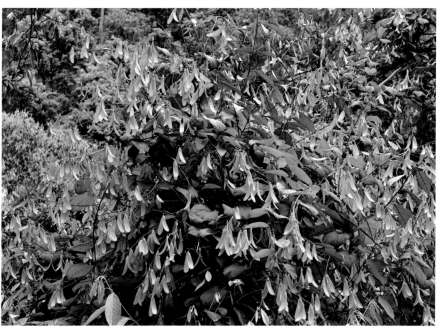

思茅豆腐柴

Premna szemaoensis Pei

【别　　名】接骨木、类梧桐

【基　　原】来源于马鞭草科豆腐柴属思茅豆腐柴 **Premna szemaoensis** Pei 的根皮、茎入药。

【形态特征】乔木。高 3～10 m。幼枝密被黄色蜷曲柔毛，老枝近无毛，圆柱形，淡褐色至黑色，多纵沟槽。叶坚纸质，全缘或偶有不整齐的锯齿，卵形或宽卵形，长 8～16 cm，宽 4.5～9.5 cm，顶端渐尖，基部楔形或近圆形，表面除叶脉外疏被蜷曲柔毛，背面密被蜷曲茸毛，侧脉 6～8 对，表面下陷，背部隆起，第三回近平行脉及网脉仅背面隐约可见；叶柄长 0.5～7.5 cm。聚伞花序顶生，密被蜷曲柔毛，长约 10 cm，宽 11 cm，疏散；苞片线形，宿存，长约 5～18 mm；花小，近无柄，萼顶平截至不明显具齿，长约 1.5 mm，被柔毛；花冠白色，4 裂，长 3.5 mm，外面被柔毛，内面无毛，花冠管长 2.5 mm，喉部具长柔毛；雄蕊伸出，花丝基部被毛；子房球形，近无毛，花柱无毛，柱头 2 裂。核果紫黑色，干时黑色，近无毛，近球形，直径约 5 mm。

【生　　境】生于海拔 500～1500 m 的较干燥的疏林中。

【分　　布】云南。

【采集加工】全年可采，根皮、茎鲜用。

【性味功能】味甘，性平。止血，镇痛，消炎。

【主治用法】治外伤出血，跌打，骨折及筋骨疼痛。外用鲜品捣烂敷患处。

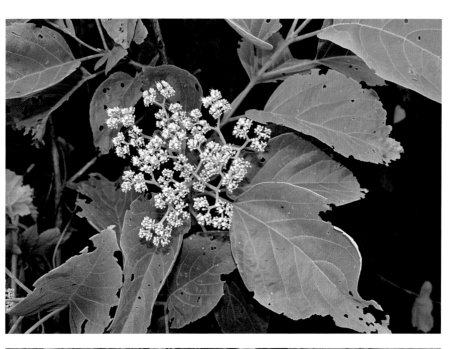

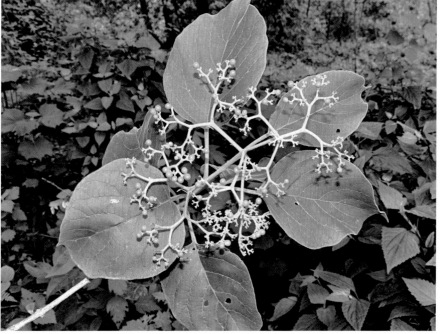

多花山壳骨

Pseuderanthemum polyanthum (C. B. Clarke) Merr.

【别　　名】多花钩粉草

【基　　原】来源于爵床科山壳骨属多花山壳骨 **Pseuderanthemum polyanthum** (C. B. Clarke) Merr. 的全草入药。

【形态特征】草本。叶对生，宽卵形或长圆形，长 7～17.5 cm，宽 (3)4～9 cm，全缘，顶端急尖，基部楔形，下沿，叶片光滑，侧脉每边 7～9条；叶柄长 2.5 cm。花序穗状由小聚伞花序组成；苞片三角形，长 3.5～4 cm，宽 1.5 cm，小苞片长 2 mm，宽 0.5 mm；花萼长 1 cm，5 裂，裂片披针形；花冠蓝紫色，冠管长 3～3.5 cm，二唇形，上唇檐片狭长 1.1 cm，宽 3 mm，下唇 3 裂，檐片较宽，长 1.5 cm，宽 6 mm，檐片长圆形；雄蕊 2，花丝分离，短，着生于花冠喉部，药室平行，等高，钝。

【生　　境】生于海拔 580～1700 m 的地区。

【分　　布】云南、广西。印度至马来西亚也有分布。

【采集加工】全年可采，全草鲜用。

【性味功能】活血化瘀，接骨。

【主治用法】治骨折。外用鲜品捣烂敷患处。

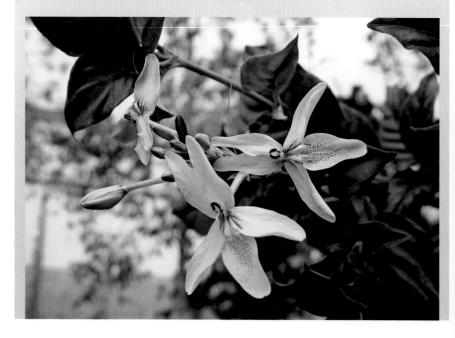

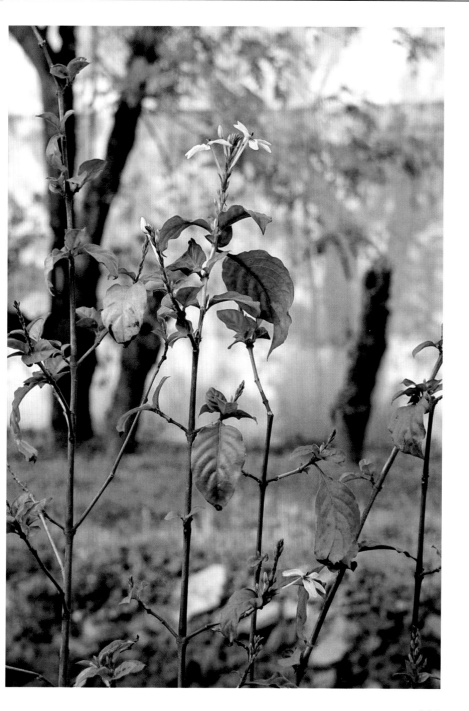

苦 葛

Pueraria peduncularis (Grah. ex Benth.) Benth.

【别　　名】云南葛藤、白苦葛、红苦葛

【基　　原】来源于蝶形花科葛属苦葛 **Pueraria peduncularis** (Grah. ex Benth.) Benth. 的根入药。

【形态特征】缠绕草本。茎细长，各部被疏或密的粗硬毛。托叶基着，披针形，早落；小托叶小，刚毛状；小叶片卵形或斜卵形，长 4 ～ 13 cm，宽 3 ～ 8 cm，全缘，顶端渐尖，基部急尖至截平，两面均被粗硬毛，稀上面无毛；叶柄长 3 ～ 14 cm。总状花序长 15 ～ 42 cm，纤细，苞片和小苞片早落；花白色，3 ～ 5 朵簇生于花序轴的节上；花梗纤细，长 2 ～ 6 mm，萼钟状，长 5 mm，被长柔毛，上方的裂片极宽，下方的稍急尖，较萼管为短；花冠长 1.2 ～ 1.4 cm，旗瓣倒卵形，基部渐狭，具 2 个狭耳，无痂状体，翼瓣略长于龙骨瓣，龙骨瓣顶端内弯扩大，无喙，蓝紫色；对旗瓣的 1 枚雄蕊稍宽，和其他的雄蕊紧贴但不连合。荚果线形，长 5 ～ 12 cm，宽 4 ～ 8 mm，直，光亮，果瓣近纸质，近无毛或疏被柔毛。种子肾形，红棕色，长约 2 ～ 3 mm，宽约 1 ～ 2 mm。花期 8 ～ 11 月；果期 9 ～ 12 月。

【生　　境】生于海拔 1100 ～ 3500 m 的荒地或杂木林中。

【分　　布】云南、四川、贵州、广西、西藏。缅甸、尼泊尔、克什米尔、印度也有分布。

【采集加工】秋季采收，根洗净，切片，晒干。

【性味功能】味辛、苦，性平。清热，透疹，生津止渴。

【主治用法】治感冒发热，麻疹不透，消渴，吐血，口疮。用量 15 ～ 60 g；外用适量鲜品，研末搽患处。

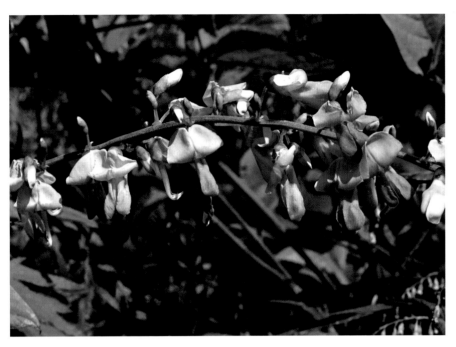

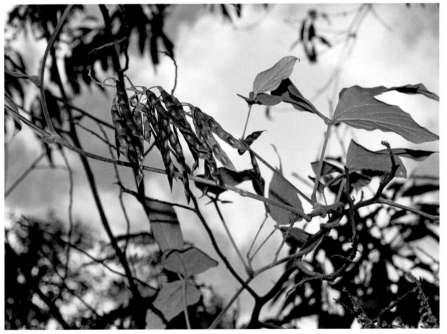

川 梨

Pyrus pashia Buch.

【别　　名】棠梨刺

【基　　原】来源于蔷薇科梨属川梨 **Pyrus pashia** Buch. 的果实、茎内皮入药。

【形态特征】乔木。高达 12 m。常具枝刺，小枝圆柱形，幼时被绵状毛，以后毛脱落，二年生枝条褐紫色或暗褐色；冬芽卵形，顶端钝圆，鳞片边缘具短柔毛。叶片卵形至长卵形，稀椭圆形，长 4～7 cm，宽 2～5 cm，顶端渐尖或急尖，基部钝圆，稀宽楔形，边缘有钝锯齿，在幼苗或萌生蘖上叶片常具分裂并有尖锐锯齿，幼嫩时具茸毛，以后毛脱落；叶柄长 1.5～3 cm；托叶膜质，线状披针形，不久毛即脱落。伞形总状花序具花 7～13 朵，直径 4～5 cm，总花梗和花梗均密被茸毛，毛逐渐脱落；果期无毛，或近于无毛；花梗长 2～3 cm；苞片线形，膜质，长 8～10 mm，两面均被茸毛；花直径 2～2.5 cm；萼筒杯状，外面密被茸毛，萼片三角形，长 3～6 mm，顶端急尖，全缘，内外两面均被茸毛；花瓣全缘，倒卵形，白色，长 8～10 mm，宽 4～6 mm，顶端钝或啮齿状，基部具爪；雄蕊 25～30，稍短于花瓣；花柱 3～5，无毛。果实近球形，直径 1～1.5 cm，褐色，有斑点，萼片早落，果梗长 2～3 cm。花期 3～4 月；果期 8～9 月。

【生　　境】生于海拔 2600 m 以下的山谷斜坡丛林中。

【分　　布】云南、四川、贵州。印度、缅甸、不丹、尼泊尔、老挝、越南、泰国也有分布。

【采集加工】果实成熟时采收果实；夏、秋季采剥茎内皮。

【性味功能】味酸、甘，性温。润肠通便，利水，消积食，化瘀滞，止泻痢。

【主治用法】治四肢浮肿，消化不良，泄泻，痛经，高血压。用量 20～30 g。

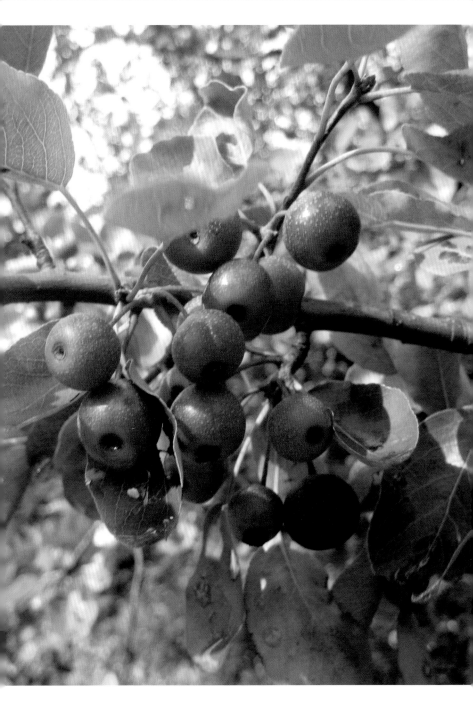

小萼菜豆树

Radermachera microcalyx C. Y. Wu et W. C. Yin

【基　　原】来源于紫葳科菜豆树属小萼菜豆树 **Radermachera microcalyx** C. Y. Wu et W. C. Yin 的根、叶、果入药。

【形态特征】乔木。高达20 m。一回羽状复叶，小叶5～7枚，长40～56 cm，小叶卵状长椭圆形至卵形，长11～26 cm，宽4～6 cm，顶端短尖，基部阔楔形至近圆形，偏斜，两面均光滑无毛，上面有小凹槽，下面近底脉腋中散生少数黑色凹陷的腺体；侧脉7～10对，网脉在叶下面明显；全缘；侧生小叶叶柄长1～2 cm，顶生小叶叶柄长2～5.5 cm。顶生聚伞状圆锥花序，花淡黄色；花萼很小，钟状，长宽均3～5 mm，萼齿5，细小，顶端近平截；花冠钟状漏斗形，花冠管长约2.5 cm，直径约5 mm，花冠裂片5，开展，卵圆形，长约1 cm；雄蕊及花柱内藏，花柱细长，丝状，长约2 cm，光滑无毛，柱头舌状扁平，2裂。蒴果细长，长圆柱形，绿色，下垂，长20～28 cm，直径约6 mm，果皮薄革质，2瓣裂开，隔膜木栓质，细圆柱形，直径约2～3 mm，种子着生处微凹；花萼宿存；种子细小，极多，长椭圆形，扁平，种子两端具白色透明膜质翅，连翅长约1 cm。花期1～3月；果期4～12月。

【生　　境】生于海拔340～1570 m 的山谷疏林中，阳处，湿润处。

【分　　布】云南、广西。

【采集加工】全年可采收根、叶；夏、秋季时采收果，晒干。

【性味功能】味苦，性寒。清热解毒，散瘀消肿。

【主治用法】治伤暑发热。外用治跌打骨折，毒蛇咬伤，痈肿。用量30～100 g。

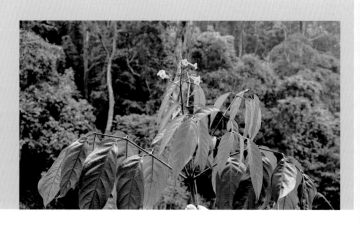

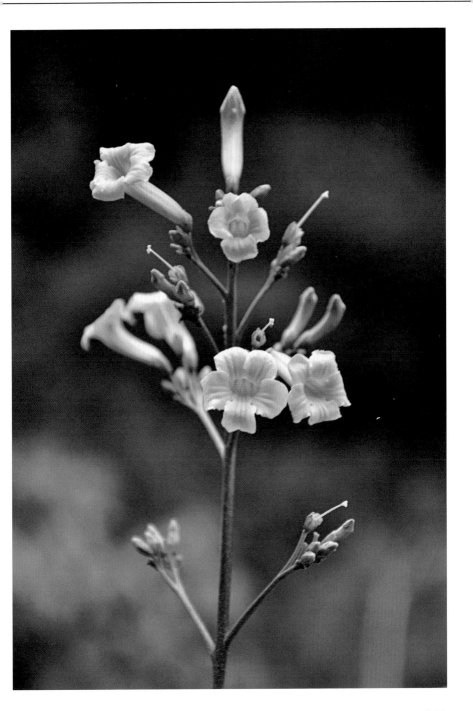

苏门答腊萝芙木

Rauvolfia sumatrana Jack.

【基　　原】来源于夹竹桃科萝芙木属苏门答腊萝芙木 **Rauvolfia sumatrana** Jack. 的根入药。

【形态特征】乔木。高达 10 m。叶近革质，3 ～ 4 枚轮生，长圆形或椭圆状长圆形，长 12 ～ 20 cm，宽 4 ～ 8 cm，顶端短渐尖，基部宽楔形，两面无毛；中脉在叶面凹陷，在叶背略凸起，侧脉纤细，密生，近平行，与中脉近垂直，每边 30 ～ 45 条；叶柄长 2 ～ 3 cm。伞形状聚伞花序 3 ～ 6 个顶生；花序梗长 5 ～ 8 cm；花小，白色，花冠长 6 mm，直径 2 mm，花冠筒喉部被长柔毛；子房由 2 枚离生心皮组成，每室有胚珠 2 个；花盘 5 裂，围绕子房基部。核果长圆状圆球形，外果皮具皱纹；种子 1 ～ 2 个。花期 3 ～ 5 月；果期秋、冬季。

【生　　境】栽培。

【分　　布】广东、海南有栽培。印度尼西亚、马来西亚也有分布。

【采集加工】全年可采收，根洗净，切片，晒干。

【性味功能】味苦，性寒。清热平肝。

【主治用法】治肝经有热，头胀头痛，肝阳上亢，头晕目眩等症。用量 9 ～ 15 g。

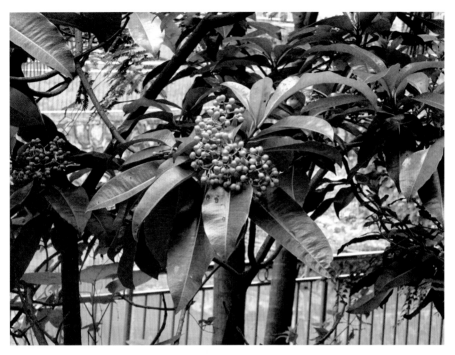

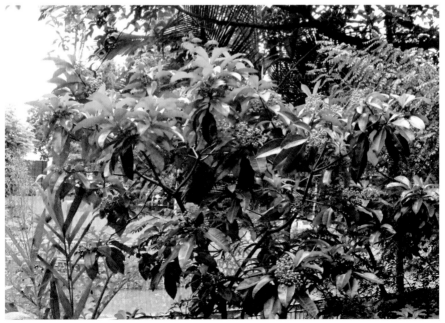

云南萝芙木

Rauvolfia yunnanensis Tsiang.

【别　　名】麻三端(傣语)

【基　　原】来源于夹竹桃科萝芙木属云南萝芙木 **Rauvolfia yunnanensis** Tsiang. 的根入药。

【形态特征】灌木。高达 2 m。茎、枝条均被皮孔，无毛。叶膜质，椭圆形或披针状椭圆形，长 6～30 cm，宽 1.5～9 cm，顶端长渐尖，基部楔形；侧脉两面明显，每边 12～17 条；叶柄长约 1 cm。聚伞花序腋生，着花密集，多达 120 朵；总花梗 4～9 条丛生于叶腋内，长达 7 cm；花萼钟状，萼片卵圆形；花冠白色，花冠筒长约 12.5 mm，中部膨大，内面密被长柔毛，花冠裂片广卵形，长和宽相等；雄蕊着生于花冠筒中部；花盘环状，高达子房一半；心皮无毛，花柱丝状，柱头棍棒状，基部有环状薄膜。核果红色，椭圆状，长约 1 cm，直径 5 mm。花期 3～12 月；果期 5 月至翌年春季。

【生　　境】生于海拔 900～1300 m 的亚热带山地林下、山坡草丛中或灌木丛中。

【分　　布】云南、贵州、广西。

【采集加工】全年可采，根洗净，切片，晒干。

【性味功能】味苦，性凉；有小毒。清火解毒，除风止痛。

【主治用法】治高血压病所致的头昏头痛，胃脘腹部胀痛，颌下淋巴结红肿疼痛，热风所致的眼睛红肿疼痛，疖疮肿痛。用量 15～30 g；外用适量鲜品捣烂敷患处。

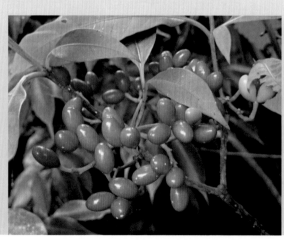

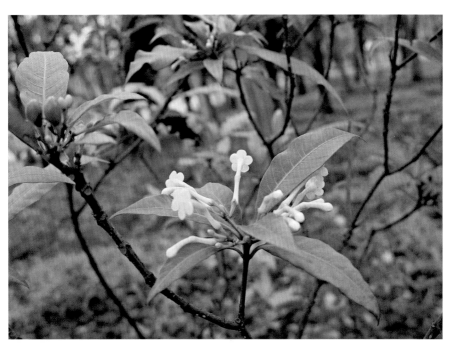

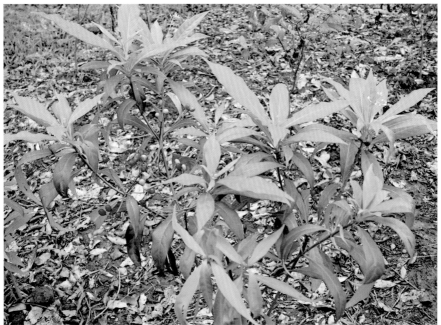

大白杜鹃

Rhododendron decorum Franch.

【别　　名】大白花、羊角菜、白花菜

【基　　原】来源于杜鹃花科杜鹃属大白花杜鹃 **Rhododendron decorum** Franch. 的根、叶入药。

【形态特征】常绿灌木或小乔木。高达 1～8 m。小枝粗壮，无毛，幼枝绿色，初被白粉。叶簇生于枝顶；叶柄长 1.5～3 cm，粗壮，上面近平坦，具槽；叶片厚革质，长圆形或长圆状椭圆形，长 5～15 cm，宽 3～5 cm，顶端钝或圆形，具短凸尖，基部楔形或钝，有时圆形或近心形；叶面有光泽，侧脉 12～16 对，纤细，有密网纹，两面微隆起。伞房状花序顶生，有花 8～10 朵，总花序轴长约 3 cm，疏生腺体；花萼小，杯状，6～7 裂，边缘疏生腺毛；花冠漏斗状钟形，长 3～5 m，白色或带蔷薇色，有时有淡绿色或粉红色斑点，裂片 6～8，近圆形，顶端有微缺；雄蕊12～16，不等长，花丝基部有微毛；雌蕊长 4～4.5 cm，子房圆柱形，10 室，密生腺体，花柱绿色，被白色或淡黄色腺体。蒴果长圆柱形，长 4 cm。花期 4～7 月；果期 10～11 月。

【生　　境】生于海拔 1000～3600 m 的林下或灌丛中。

【分　　布】云南、四川、贵州、西藏。缅甸也有分布。

【采集加工】夏、秋季采挖根，洗净鲜用或切片晒干；全年均可采收叶，晒干。

【性味功能】味辛，性平。清利湿热，活血止痛。

【主治用法】治白浊，带下，风湿疼痛，跌打损伤。用量 3～9 g。外用适量，鲜品捣烂敷患处。

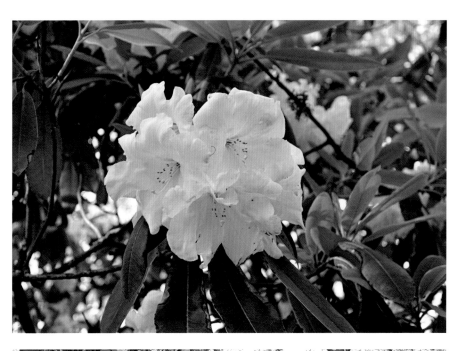

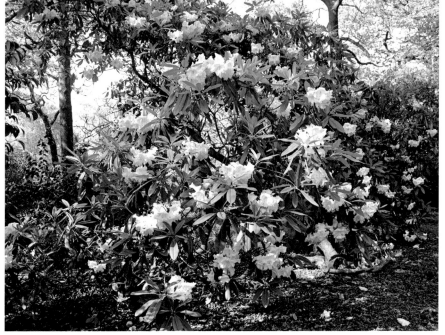

栽秧泡

Rubus ellipticus Smith var. **obcordatus** (Franch.) Focke.

【别　　名】黄锁梅、钻地风、黄蔗、大红黄泡

【基　　原】来源于蔷薇科悬钩子属栽秧泡 **Rubus ellipticus** Smith var. **obcordatus** (Franch.) Focke. 的根、叶入药。

【形态特征】灌木。高 1～3 m。小枝紫褐色，被较密的紫褐色刺毛或有腺毛，并具柔毛和稀疏钩状皮刺。小叶 3 枚，椭圆形，长 2～5.5 cm，宽 1.5～4(5)cm，倒卵形，顶端浅心形或近截形；叶柄长 2～6 cm，顶生小叶柄长 2～3 cm，侧生小叶近无柄，均被紫红色刺毛、柔毛和小皮刺；托叶线形，具柔毛和腺毛。花数朵至十几朵，密集成顶生短总状花序，或腋生成束，稀单生；花梗短，长 4～6 mm，几无刺毛；苞片线形，有柔毛；花直径 1～1.5 cm；花萼无刺毛；萼片卵形，顶端急尖而具短尖头，外面密被黄灰色茸毛，在花果期均直立；花瓣匙形，边缘啮蚀状，具较密柔毛，基部具爪，白色或浅红色；花丝宽扁，短于花柱；花柱无毛，子房具柔毛。果实近球形，直径约 1 cm，金黄色，无毛或小核果顶端具柔毛；核三角卵球形，密被皱纹。花期 3～4 月；果期 4～5 月。

【生　　境】生于海拔 800～2000 m 的山谷疏密林中、山坡路边或河边灌丛中。

【分　　布】云南、西藏、四川、广西。印度、泰国、老挝、越南也有分布。

【采集加工】秋季挖根，洗净，切片，晒干或研粉贮藏；夏、秋季采叶，晒干。

【性味功能】味酸、涩，性温。消肿止痛，收敛止泻。

【主治用法】治扁桃体炎，牙痛，筋骨酸痛，急、慢性痢疾，黄疸型肝炎，月经不调；叶外用治创伤出血，黄水疮。用量根 30～50 g；叶外用适量鲜品，鲜品捣烂敷或干品研粉撒敷患处。

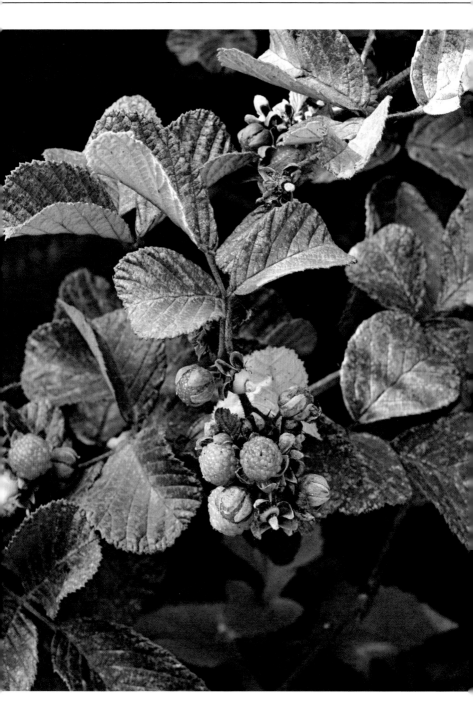

浆果乌桕

Sapium baccatum Roxb.

【别　　名】山乌桕

【基　　原】来源于大戟科乌桕属浆果乌桕 **Sapium baccatum** Roxb. 的根入药。

【形态特征】乔木。高可达 30 m。各部均无毛。小枝带苍白色，具细纵棱，棱上常有皮孔。叶片纸质，卵形或长卵形，长 7.5～14 cm，宽 4～6.5 cm，顶端短尖至渐尖，基部钝圆或近短狭，全缘，叶下面近基部之边缘上有不规则的腺状小点，中脉粗壮，在叶下面显著凸起，侧脉 10～13 对，互生，离缘约 1 mm 处弯拱网结，网脉两面均明显；叶柄纤细，长 3～5 cm，顶端无腺体；托叶小，早落。花单性，雌雄同株，密集成顶生或兼有腋生的总状花序或下部稍有分枝而成狭长的圆锥花序，长 4～12 cm，雌花生于花序轴下部，雄花生于花序轴上部或有时整个花序全为雄花。雄花：花梗纤细，长 2～3 mm；苞片阔卵形，长 1～1.2 mm，宽约 1.8 mm，顶端钝或略短尖，基部两侧各具 1 腺体，长圆形，长 1.5～2 mm，具网状裂纹；每 1 苞片内约有 6 朵花；小苞片狭，线形，长近 1 mm；花萼不规则 2 裂，裂片具不整齐的细齿；雄蕊 2 枚，伸出于花萼之外，花药球形；雌花：花梗粗壮，长 1.5～2 mm；苞片与雄花的相似，每一苞片内仅有 1 朵花；花萼 2 深裂，裂片卵形；子房球形，平滑，2 室，花柱近离生。蒴果浆果状，具 1～2 颗种子；种子近球形，直径约 5 mm。花期 4～5 月。

【生　　境】生于海拔 650～800 m 的疏林中。

【分　　布】云南。印度、缅甸、老挝、柬埔寨、马来西亚、印度尼西亚也有分布。

【采集加工】全年可采，根洗净，切片，晒干。

【性味功能】味甘，性平。健脾消食，调经。

【主治用法】治脾虚食少食积不化，脘腹胀满，不思饮食，肠鸣泄泻，月经不调。用量 6～12 g。

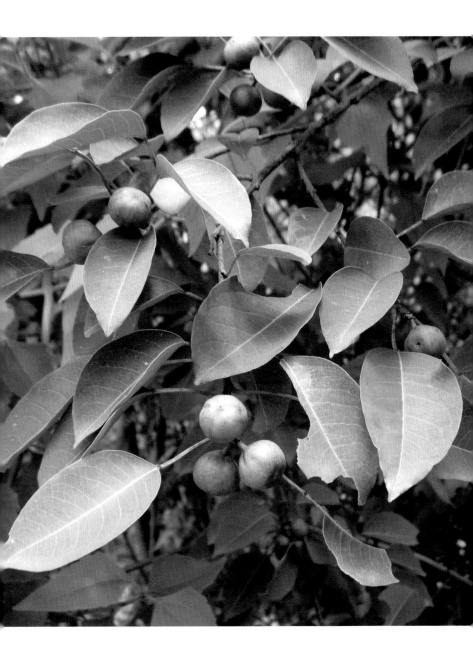

密脉鹅掌柴

Schefflera venulosa (Wight & Arn.) Harms.

【别　　名】七叶莲

【基　　原】来源于五加科鹅掌柴属密脉鹅掌柴 **Schefflera venulosa** (Wight & Arn.) Harms. 的茎、叶入药。

【形态特征】灌木或小乔木，有时为附生藤状灌木。高 2 ~ 10 m。小枝圆柱状，被很快脱净锈色星状茸毛。叶有小叶 5 ~ 7，稀 4；叶柄长 10 ~ 12 cm 或更长，无毛；托叶和叶柄基部合生成鞘状；小叶片革质，椭圆形或长圆形，长 11 ~ 16 cm，宽 4 ~ 6 cm，顶端急尖或短渐尖，基部渐狭，钝形至近圆形，两面均无毛，边缘全缘而反卷，中脉在上面微隆起，下面隆起，侧脉 5 ~ 6 对，有时多达 8 对，网脉稠密而隆起；小叶柄有狭沟，长 2 ~ 5 cm，中央的比两侧的长，无毛。圆锥花序顶生，幼时密生星状茸毛，后变无毛；伞形花序有花 7 ~ 10 朵，10 多个至 20 个总状排列在分枝上；苞片卵状三角形，长约 8 mm，除边缘有纤毛外，其余无毛，早落；总花梗长 5 ~ 7 mm，结实时长至 1.5 cm；花梗长 1 ~ 2 mm，结实时长 4 ~ 5 mm；萼无毛，边缘全缘；花瓣 5，长 2 mm，有 3 脉，无毛；雄蕊 5，和花瓣等长；子房 5 室，无花柱，柱头 5，花盘略隆起。果实卵形或近球形，有 5 棱，红色，连花盘长 4 mm，直径约 3 mm；花盘隆起成圆锥状，五角形，长约为果实的 1/4。花期 5 月；果期 6 月。

【生　　境】生于海拔 900 ~ 1500 m 的谷地常绿阔叶林中，有时附生树上。

【分　　布】云南、贵州、湖南。越南、印度也有分布。

【采集加工】全年可采收，茎、叶晒干。

【性味功能】味苦、甘，性温。止痛，散瘀消肿。

【主治用法】茎：治跌打损伤，风湿关节痛，胃痛。叶：外用于治外伤出血。用量 9 ~ 15 g，或浸酒。外用适量鲜品捣烂敷患处。

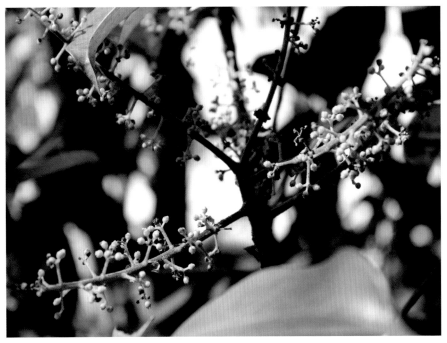

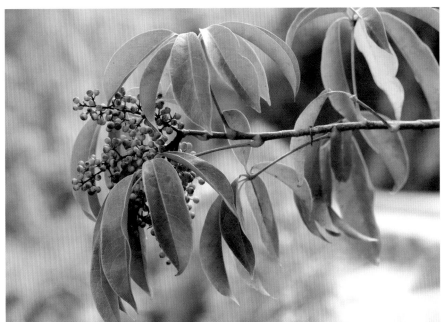

裂果金花

Schizomussaenda dehiscens (Craib) Li.

【别　　名】根辣、大树甘草、当娜(傣语)

【基　　原】来源于茜草科裂果金花属裂果金花 **Schizomussaenda dehiscens** (Craib) Li. 的根、茎、叶入药。

【形态特征】灌木。高 1.5 ～ 8 m。嫩枝被糙伏毛，后近无毛，有散生的淡黄色皮孔。叶纸质，倒披针形、长圆状倒披针形或卵状披针形，长 10 ～ 20 cm，宽 2.5 ～ 6 cm，顶端渐尖或短尖，基部楔形，叶面被疏硬毛，在脉上被糙伏毛，背面被糙伏毛，侧脉约 10 对，两面均明显；叶柄长 1 ～ 2 cm，被糙伏毛；托叶 2 深裂，长约 4 mm，被毛。聚伞花序顶生，圆锥花序状，常宽大而多花，下部总花梗长达 9 cm；苞片宿存或早落，长约 3 mm；花近无梗；萼管长 2 mm，被微柔毛，花萼裂片 5，三角形，长 1 mm，外面疏被微柔毛；花叶卵状披针形、宽卵形或卵形，顶端短尖或钝，基部楔形或渐尖，长达 9 cm，宽 6.5 cm，有纵脉 5 条，柄长 3 cm；花冠金黄色，冠管长 1.8 cm，外面被黄褐色贴伏硬毛，内面近喉部密被黄色棒形毛，花冠裂片 5，宽倒卵形，背面顶部以下有角状凸起；花药长 3 mm，内藏；花柱内藏，无毛。蒴果倒卵形或陀螺形，长 0.8 ～ 1 cm，顶部室间开裂；种子小，有棱角，覆有小窝点及沟槽。花期 5 ～ 10 月；果期 7 ～ 12 月。

【生　　境】生于海拔 130 ～ 1300 m 处的山顶、山坡、山谷、溪边的林中或灌丛。

【分　　布】云南、广西、广东。越南、老挝、泰国也有分布。

【采集加工】全年可采，根、茎、叶晒干。

【性味功能】味甘，性平。清热解毒，消炎利尿。

【主治用法】根茎：治风热感冒，肺热咳嗽，咽喉肿痛，乳蛾，水肿，小便涩痛，疟疾。叶：治感冒咳嗽，声哑。用量 50 ～ 100 g。

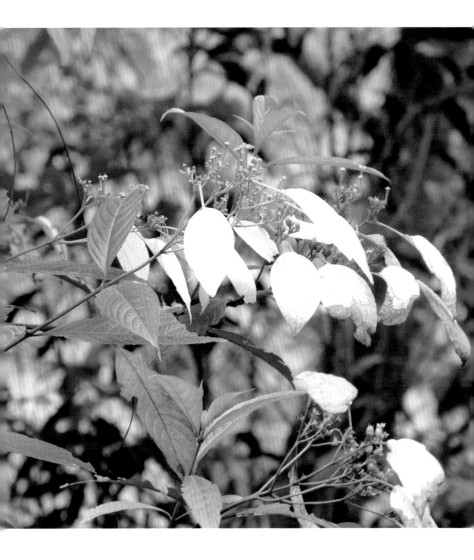

大花田菁

Sesbania grandiflora (Linn.) Pers.

【别　　名】蝴蝶草、铁马豆、黄花马豆、小红藤、红藤

【基　　原】来源于蝶形花科田菁属大花田菁 Sesbania grandiflora (Linn.) Pers. 的树皮入药。

【形态特征】灌木或小乔木。高 4 ~ 10 m。枝斜展，圆柱形，叶痕及托叶痕明显。羽状复叶，长 20 ~ 40 cm；叶轴圆柱状，幼时密被毛，后变无毛；托叶斜卵状披针形，长达 8 mm，早落；小叶 10 ~ 30 对，长圆形至长椭圆形，长 (2)3 ~ 5 cm，宽 8 ~ 16 mm，叶轴中部的小叶较两端者大，顶端圆钝至微凹，有小凸尖，基部圆形至阔楔形，两面密布紫褐色腺点或无，幼时两面被绢状伏毛，后变无毛，侧脉 7 ~ 8 对，不明显；小叶柄长 1 ~ 2 mm；小托叶针状。总状花序下垂，具 2 ~ 4 花；苞片、小苞片卵形至卵状披针形，长 7 ~ 10 mm，两面均被柔毛，早落；花大，长 7 ~ 9 cm，在花蕾时明显呈镰状弯曲；花梗长 1 ~ 2 cm，密被柔毛；花萼绿色，有时具斑点，钟状，长 1.8 ~ 2.9 cm，口部直径 1.5 ~ 2 cm，常 2 齿，浅二唇形至近截形，除萼齿顶端及内缘被毛外，其余无毛；花冠白色、粉红色至玫瑰红色；瓣长圆状倒卵形至阔卵形，长 5 ~ 7.5 cm，宽 3.5 ~ 5 cm，顶端微凹，基部近心形，柄长约 1.6 cm，无胼胝体，开花时反折，翼瓣镰状长卵形，不对称，长约 5 mm，宽约 2 mm，顶端钝，柄长约 2 mm，龙骨瓣弯曲，长约 5 cm，下缘连合成舟状，顶端约 1/4 ~ 1/3 分离，钝圆，瓣柄分离，长约 2 mm；雄蕊二体，对旗瓣的 1 枚分离，长约 9 mm，花药线形，长 4 ~ 5 mm，背着；雌蕊线形，长约 8 mm，扁平，镰状弯曲，无毛，具子房柄，柱头稍膨大。荚果线形，稍弯曲，下垂，长 20 ~ 60 cm，宽 7 ~ 8 mm，厚约 8 mm，顶端渐狭成喙，长 3 ~ 4 cm，果颈长约 5 cm，熟时缝线处有棱，开裂，种子红褐色，稍有光泽，椭圆形至近肾形，肿胀，稍扁，长约 6 mm，宽 3 ~ 4 mm，种脐圆形，微凹。花果期 9 月至翌年 4 月。

【生　　境】生于海拔 500 ~ 1000 m，栽培或逸生。

【分　　布】云南、广西、广东、台湾有栽培。巴基斯坦、印度、孟加拉国、中南半岛、菲律宾、毛里求斯也有分布。

【采集加工】秋后采收，树皮洗净，切段，晒干。

【性味功能】味甘、涩，性寒。收湿敛疮。

【主治用法】治湿疮，湿疹及溃疡多脓，创口久不愈。外用内服皆可收湿敛疮。用量 3 ~ 10 g。外用适量，鲜品研末调敷患处。

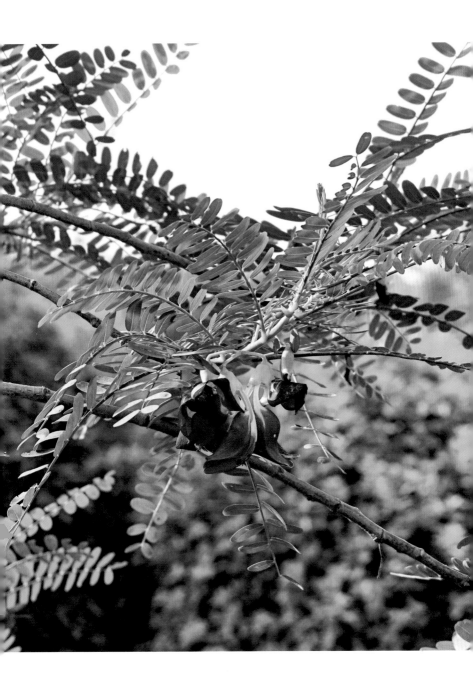

拔毒散

Sida szechuensis Matsuda.

【别　　名】尼（迷）马庄稞、王不留行、小粘药

【基　　原】来源于锦葵科黄花稔属拔毒散 **Sida szechuensis** Matsuda. 的全株入药。

【形态特征】直立亚灌木。高 1 m。小枝被星状长柔毛。下部生的叶宽菱形或扇形，长、宽 2.5～5 cm，顶端短尖或浑圆，基部楔形，边缘具 2 齿，叶上部生的长圆形或长圆状椭圆形，长 2～3 cm，两端钝或浑圆，上面疏被星状毛或糙伏毛或几无毛，下面密被灰色星状毡毛；叶柄长 5～10 mm，被星状柔毛；托叶钻形，较叶柄为短。花单生或簇生于枝端，花梗长 1 cm，密被星状毡毛，中部以上有节；花萼杯形，长 7 mm，疏被星状柔毛，萼裂三角形；花冠黄色，直径约 1～1.5 cm，花瓣倒卵形，长 8 mm；雄蕊柱长 5 mm，被长硬毛。蒴果近球形，直径约 6 mm，分果爿 8～9，疏被星状柔毛，具短芒；种子长 2 mm，黑褐色，平滑，种脐被白色疏柔毛。花期夏、秋季。

【生　　境】生于海拔 300～2700 m 的山坡、路旁、灌丛或疏林下。

【分　　布】云南、四川、贵州、广西。

【采集加工】全年可采，拔取全株，切段，晒干。

【性味功能】味苦，性平。调经通乳，解毒消肿。

【主治用法】治闭经，乳汁不通，乳腺炎，肠炎，痢疾。外用治跌打损伤，痈肿。外用鲜品适量，醋调敷。用量 15～20 g。

【附　　方】1. 治瘰疬疔疮：拔毒散鲜叶捣烂敷患处。

2. 治跌打损伤：拔毒散鲜叶捣烂，加红糖或酒调敷患处。

3. 治乳汁不通：拔毒散 10～16 g，炖猪脚服。

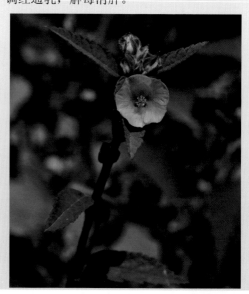

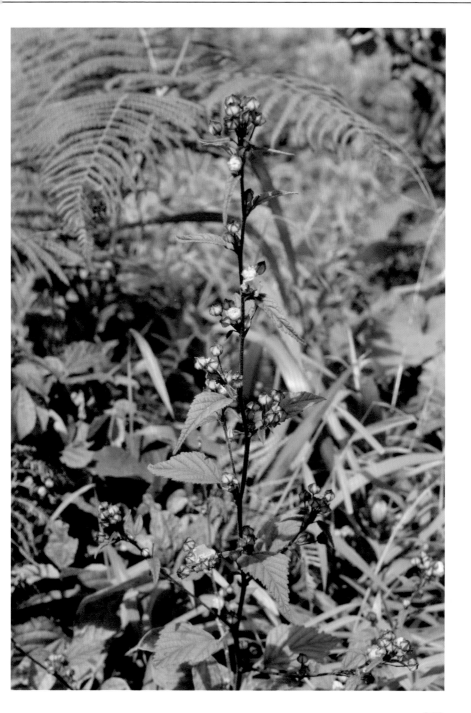

抱茎菝葜

Smilax ocreata A. DC.

【别　　名】红土茯苓

【基　　原】来源于菝葜科菝葜属抱茎菝葜 **Smilax ocreata** A. DC. 的根茎入药。

【形态特征】攀援灌木。茎扁，长可达 7 m，通常疏生刺，密生粒状瘤突，刺散生。叶片革质，卵形或椭圆形，长 9 ～ 20 cm，宽 4.5 ～ 15 cm，顶端短渐尖，基部楔形至浅心形，叶面深绿色，背面浅绿，主脉 3 条，粗，于叶面可见，背面明显凸起，支脉弧曲连结成网状，两面可见；叶柄长 2 ～ 3.5 cm，基部两侧具耳状的鞘，鞘外折或近直立，长约为叶柄的 1/2 ～ 1/3，宽 5 ～ 20 mm，呈穿茎状抱茎，有卷须，脱落点位于近中部。圆锥花序长 4 ～ 10 cm，由 2 ～ 7 个伞形花序组成，基部着生点的上方，有 1 枚与叶柄相对的鳞片（先出叶），每伞形花序有花 10 ～ 30 朵；总花梗长 2 ～ 3 cm，基部有 1 苞片；花序托膨大，近球形；花黄绿色，稍带淡红色；雄花外花被片条形，长 5 ～ 6 mm，宽约 1 mm，内花被片丝状，宽约 0.5 mm；雄蕊较花被片长，长 6 ～ 10 mm，下部 1/4 的花丝合生成柱，花药狭卵形，长 1 ～ 1.5 mm；雌花与雄花近等大，外花被片较内花被片宽 3 ～ 4 倍，无退化雄蕊。浆果球形，直径约 8 mm，成熟时暗红色，被粉霜。

【生　　境】生于海拔 1200 ～ 2000 m 的林内或灌丛中。

【分　　布】云南、广东、广西、四川、贵州。越南、缅甸、尼泊尔、不丹、印度也有分布。

【采集加工】2 月或 8 月采挖，根茎除去泥土及须根，切片，晒干。

【性味功能】味苦，性寒。清热利湿。

【主治用法】治风湿痹痛，尤宜于湿热症者。用量 15 ～ 18 g。

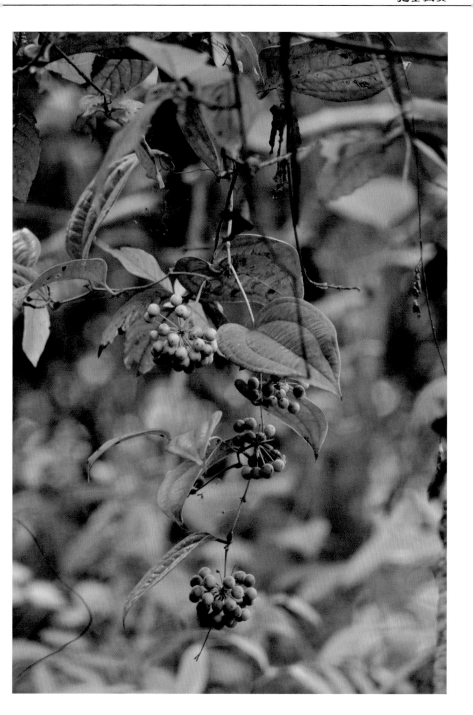

喀西茄

Solanum khasianum C. B. Clarke.

【别　　名】苦天茄、刺天茄、大苦葛、金弹子

【基　　原】来源于茄科茄属喀西茄 **Solanum khasianum** C. B. Clarke. 的根、果入药。

【形态特征】直立草本或亚灌木。高 0.5～2 m。茎、枝、叶及花柄多混生黄白色具节的长柔毛、短柔毛、腺毛及淡黄色基部宽扁的直刺，刺长 2～15 mm，宽 1～5 mm，基部暗黄色。叶阔卵形，长 6～15 cm，宽约与长相等，顶端渐尖，基部戟形，边缘 5～7 深裂，裂片边缘又呈不规则的齿裂及浅裂；叶面毛被沿脉更密，背面除被有与叶面似的毛被外还被有稀疏分散的星状毛；侧脉与裂片数相等，其上着生长 5～15 mm 基部宽扁的皮刺；叶柄长约为叶片的一半。蝎尾状花序腋外生，短而少花，单生或具 2～4 朵花，萼钟形，直径约 1 cm，裂片长圆状披针形，长约 5 mm，宽约 1.5 mm，外面具细小的皮刺及纤毛，边缘的纤毛更长而密；花冠筒隐于萼内，长约 1.5 mm，冠檐白色，裂片披针形，长约 14 mm，宽约 4 mm；雄蕊着生于花冠筒喉部，花丝长约 1.5 mm，花药长约 7 mm，在顶端延长，顶孔向上，子房球形，被微柔毛，花柱长约 8 mm，无毛。浆果球形，直径约 2～2.5 cm，初时绿白色具绿色花纹，成熟后淡黄色；种子近倒卵形，扁平，直径约 2.5 mm。花期春、夏季，果熟期冬季。

【生　　境】生于海拔 1300～2300 m 的沟边、路边灌丛、荒地、草坡或疏林中。

【分　　布】云南，广西。印度也有分布。

【采集加工】秋季采收，根、果鲜用或晒干。

【性味功能】味微苦，性寒；有小毒。消炎解毒，镇静止痛。

【主治用法】治风湿跌打疼痛，神经性头痛，胃痛，牙痛，乳腺炎、腮腺炎等。外用叶、果治疮毒。用量 10～20 g。

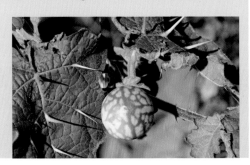

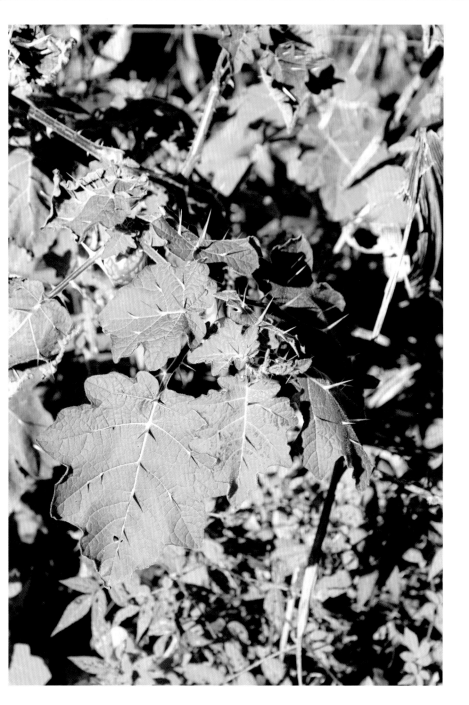

美形金钮扣

Spilanthes callimorpha A. H. Moore.

【别　　名】麻药、牙麻冷、黄花草

【基　　原】来源于菊科金钮扣属美形金钮扣 **Spilanthes callimorpha** A. H. Moore. 的全草入药。

【形态特征】多年生草本。茎匍匐或平卧，高 20～60 cm，稍带紫色，有细纵条纹，无毛或近无毛；节间长 4～8 cm，有时可达 14.5 cm，节上常生次根。叶宽披针形或披针形，长 3～7 cm，宽 0.8～2.5 cm，顶端渐尖或长渐尖，常具小尖头，基部楔形，边缘有尖锯齿或常近缺刻，有 2 或 3 对细侧脉，上面及边缘被疏短伏毛，下面几无毛或仅沿脉被疏短毛；叶柄长 5～8 mm，被短毛。头状花序卵状圆锥形，长 9～11(14)mm，宽 6～8 mm，有或无舌状花；花序梗细长，长 3～14 cm 或更长，顶端常被短柔毛；总苞片约 8 枚，2 层，几等长，绿色，卵状长圆形，长 3～3.5 mm，顶端尖或稍钝，边缘有缘毛；花托圆柱状锥形，长 4～8 mm，有长圆状舟形的膜质托片；花黄色；雌花舌状长约 4 mm，舌片短，宽倒卵形，顶端 3 浅裂；两性花花冠管状，长约 2 mm，具 4～5 个短裂片。瘦果长圆形，长 1.5～2 mm，褐色，有白色的细边，两面常有少数疣点及疏短毛或无毛，边缘有缘毛或无毛，顶端有 2 个不等长的细芒，易脱落。花、果期 5 月～12 月。

【生　　境】生于海拔 1000～1900 m 的山谷溪边、潮湿的沟边、林缘或路旁荒地。

【分　　布】云南。

【采集加工】全年可采收，全草晒干。

【性味功能】味辛、苦，性温；有小毒。祛风除湿，散瘀止痛。

【主治用法】治骨折，跌打损伤，风湿关节痛，经闭，胃寒痛。用量 9～15 g。

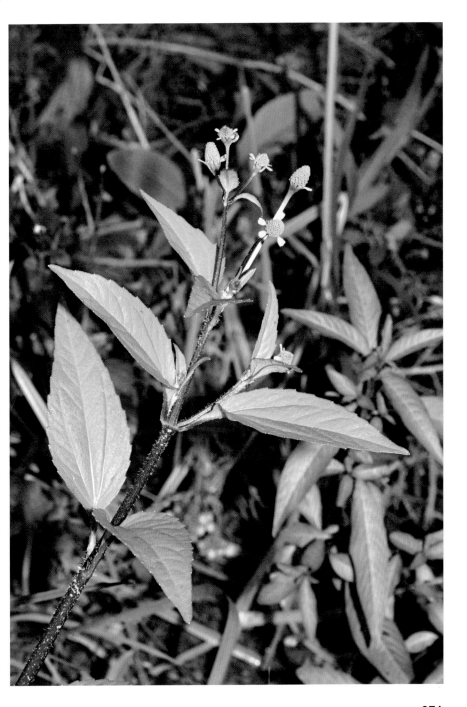

槟榔青

Spondias pinnata (Linn.) Kurz.

【别　　名】木个、嘎里落(傣语)

【基　　原】来源于漆树科槟榔青属槟榔青 **Spondias pinnata** (Linn.) Kurz. 的果实、茎皮入药。

【形态特征】落叶乔木。高 10～15 m。小枝粗壮，黄褐色，无毛，具小皮孔。叶互生，奇数羽状复叶，长 30～40 cm，有小叶 2～5 对，叶轴和叶柄圆柱形，无毛，叶柄长 10～15 cm；小叶对生，膜质，卵状长圆形或椭圆状长圆形，长 7～12 cm，宽 4～5 cm；顶端渐尖或短尾尖，基部楔形或近圆形，多少偏斜，全缘，略背卷，两面无毛，侧脉斜升，多数，近平行，近边缘处网结成边缘脉，边缘脉距边缘约 1 mm，侧脉在叶面略凹，在叶背凸起，网脉不显；小叶柄短，长 3～5 mm。圆锥花序顶生，长 25～35 cm，无毛，基部分枝长 10～15 cm；花小，白色；无柄或近无柄，基部具苞片和小苞片；花萼无毛，5 裂，裂片阔三角形，长约 0.5 mm；花瓣 5，无毛，卵状长圆形，顶端急尖，内卷，长约 2.5 mm，宽约 1.5 mm；雄蕊 10，比花瓣短，长约 1.5 mm；花盘大，10 裂；子房无毛，长 1.5 mm。核果卵圆形或椭圆形，黄褐色，大，长 3.5～5 cm，直径 2.5～3.5 cm，中果皮肉质，内果皮外层为密集纵向排列的纤维质和少量疏松的软组织，无刺状凸起，里层木质，坚硬，有 5 个薄壁组织消失后的大空腔，与子房室互生，5 室，具 5 个种子，但只有 2～3 枚种子成熟。

【生　　境】生于海拔 360～1200 m 的山坡、平坝或沟谷疏林中。

【分　　布】云南、广东。印度、斯里兰卡、缅甸、泰国、马来西亚、柬埔寨、越南也有分布。

【采集加工】全年可采，果实、茎皮晒干。

【性味功能】味酸涩、气香，性凉。清热解毒，消肿止痛，止咳化痰。

【主治用法】治心慌气短，咳嗽，哮喘，百日咳，睾丸肿痛，皮癣。用量 15～30 g；外用适量鲜品捣烂敷患处。

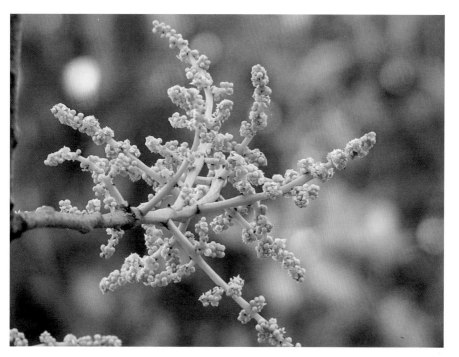

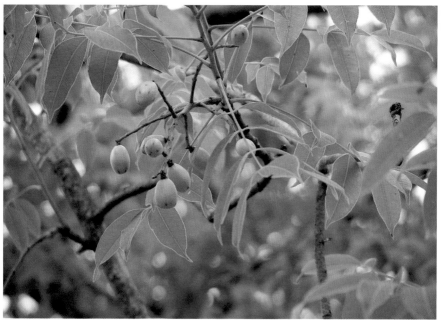

一文钱　　Stephania delavayi Diels

【别　　名】小寒药、铜钱根

【基　　原】来源于防已科千金藤属一文钱 **Stephania delavayi** Diels 的根入药。

【形态特征】纤弱草质藤本，长约 1～2 m；茎、枝细瘦，有条纹，均无毛。叶薄纸质，三角状近圆形，长通常 3～5 cm，有时可达 7 cm。宽与长近相等或稍过之，顶端钝圆，常有小凸尖，基部近截平，二侧圆，两面无毛；下面粉绿色；掌状脉约 9～10 条，纤细，连同很密的网状小脉均在下面微凸起，干时褐色，明显可见；叶柄通常与叶片近等长，在叶片上明显盾状着生。复伞形聚伞花序腋生或生于腋生、具小型叶的短枝上，总梗长约 1～3.5 cm 或过之，伞梗 3～7，长约 0.3～1.2 cm，均纤细：花梗纤细，长不及 0.5 mm；雄花：萼片 6（很少 8），排成 2 轮，倒卵状楔形或阔倒卵状楔形，较少扁倒卵形，长 1～1.2 mm，宽约 0.5～0.8 mm，很少达 1 mm，质地薄；花瓣 3～4，稍肉质，近倒三角形或阔楔形，长约 0.5 mm；聚药雄蕊长 0.7 mm；雌花：萼片和花瓣均 3 片，很少 4 片，形状和大小均与雄花的相似；心皮无毛，柱头常 3 裂，裂片长而尖。核果红色，无毛，内果皮倒卵形，长约 4～5 mm，背有 2 行小横肋状雕纹，每行约 5～8 条，很少达 10 条，胎座迹不穿孔。

【生　　境】生于灌丛、园篱、路边等处。

【分　　布】云南、四川、贵州。

【采集加工】全年可采收根，切片，晒干。

【性味功能】味苦，性寒。理气止痛，祛风湿。

【主治用法】治胃痛，急慢性胃肠炎，食滞气胀，风湿性关节炎，腰膝痛。用量 10～30 g。

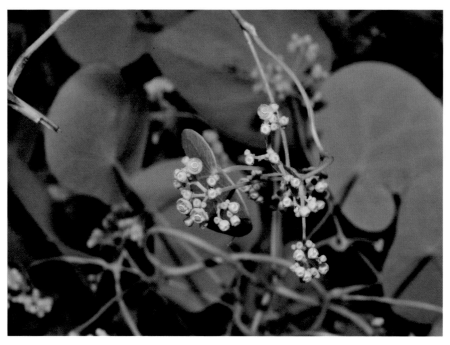

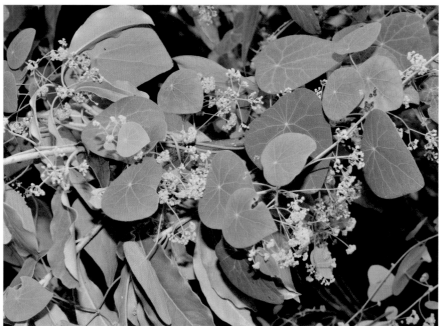

地不容

Stephania epigaea H. S. Lo.

【别　　名】山乌龟、解毒子

【基　　原】来源于防己科千金藤属地不容 **Stephania epigaea** H. S. Lo. 的块根入药。

【形态特征】草质、落叶藤本。全株无毛，块根硕大，通常扁球状，暗灰褐色。嫩枝稍肉质，常紫红色，有白霜，干时现条纹。叶干时膜质，扁圆形，很少近圆形，长 3～5 cm，宽 5～6.5 cm，极少达长 7.5 cm，宽 9 cm，顶端圆或偶有骤尖，基部通常圆，下面稍粉白，掌状脉向上的 3 条，向下的 5～6 条，纤细；叶柄长通常 4～6 cm，有时达 11 cm，盾状着生于叶片近基部约 1～2 cm 处。单伞形聚伞花序腋生，稍肉质，常紫红色而有白粉，雄花序梗长 1～4 cm，有时仅 5 mm，簇生几个至十多个小聚伞花序，每个小聚伞花序有花 2～3 朵，很少 5～7 朵；雄花：萼片 6 枚，常紫色，卵形或椭圆状卵形，长 1.3～1.6 mm；花瓣 3 或偶有 5～6 片，紫色或橙黄而具紫色斑纹，稍肉质，阔楔形或近三角形，长约 0.4～0.7 mm；聚药雄蕊长 0.4～0.5 mm；雌花序与雄花序相似，但较紧密，花序梗长 1～3 cm；雌花：萼片 1，倒卵形或楔状倒卵形，长不及 1 mm；花瓣 2 或 1，倒卵状圆形或阔倒卵形，长与萼片近相等。果梗短而肉质，核果红色，内果皮倒卵形，长 6～7 mm，宽 5 mm，背部二侧各有小横肋 16～20 条，胎座迹不穿孔。花期春季；果期夏季。

【生　　境】生于石山，亦常见栽培。

【分　　布】云南、四川。

【采集加工】秋、冬季采挖，块根去除须根，洗净，切片，晒干。

【性味功能】味苦、辛，性寒；有毒。清热解毒，利湿，止痛。

【主治用法】治胃痛，腹痛，急性肠胃炎，风湿性关节炎，疟疾；外用治痈疖肿毒，湿疹。用量煎汤，1.5～3 g；研末，0.5～1 g。外用适量鲜品捣敷患处，或研末调敷患处。

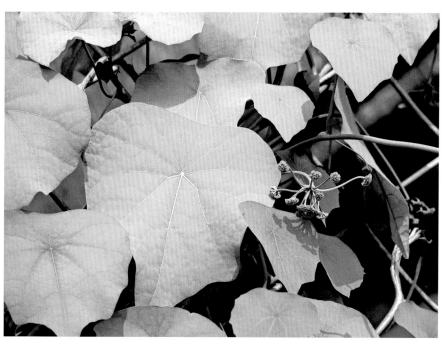

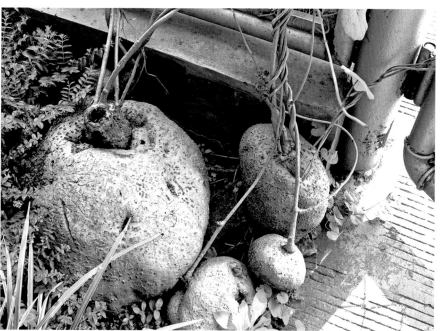

短柄苹婆

Sterculia brevissima Hsue.

【别　　名】麻良王(傣语)

【基　　原】来源于梧桐科苹婆属短柄苹婆 **Sterculia brevissima** Hsue. 的根入药。

【形态特征】小乔木或灌木。小枝的幼嫩部分被黄褐色茸毛。叶集生于小枝顶端，纸质，倒披针形或倒披针状狭椭圆形，长 15 ～ 30 cm，宽 4 ～ 7 cm，顶端渐尖或钝状急尖，基部逐渐变狭而尖锐，两面均无毛；叶柄短，几无柄或有长 0.6 ～ 1.2 cm 的叶柄，被灰褐色短柔毛；托叶披针形，长 7 mm。花序柔弱，为总状花序或圆锥花序，腋生且下垂；小苞片条状披针形，长 7 mm，与花梗等长；花粉红色，中部以下紫色；萼片椭圆状披针形，长约 8 mm，宽 3 mm，长于钟状萼筒 3 倍，被稀疏的星状柔毛；雄蕊柄细长，弯曲，长 4.5 mm；子房圆球形，密被茸毛，花柱反曲，蓇葖果椭圆形，红褐色，两端渐狭，长 8 cm，宽 2 cm，外面密被短柔毛；果柄长 3 cm。种子圆球形，褐色，直径约 1 cm。花期 4 月。

【生　　境】生于海拔 540 ～ 1300 m 的山谷和山坡混交林或沟谷雨林中。

【分　　布】云南。

【采集加工】全年可采收，根切片，晒干。

【性味功能】味香甜，气香，性凉。清火解毒，利水化石，理气止痛。

【主治用法】治小便热涩疼痛，尿路结石，冷风所致的腹部扭痛，绞痛。用量 6 ～ 12 g。

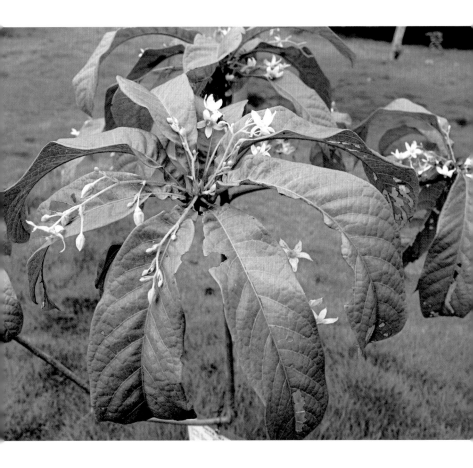

绒毛苹婆　　　**Sterculia villosa** Roxb.

【别　　名】白榔皮、榔皮树、色白告

【基　　原】来源于梧桐科苹婆属绒毛苹婆 **Sterculia villosa** Roxb. 的树胶入药。

【形态特征】乔木。树皮灰白色。小枝粗壮，并有叶痕，幼时有褐色星状短柔毛。叶掌状 3～7 裂，基部广心形，长 17～22 cm，长宽几相等，中间的裂片广卵形，尾状渐尖，长达 8 cm，基部宽约 8 cm；叶面被稀疏的短柔毛，背面密被褐色星状茸毛；叶柄粗壮，长约 16 cm，有毛；托叶披针形，长约 1 cm。圆锥花序生于小枝上部，腋生，密被锈色茸毛；花黄色；萼阔钟状，长约 1 cm；5 裂，外面被短柔毛，内面无毛，裂片披针形，顶端急尖，长 6 mm，向外开展；雄花的雄蕊柄弯曲，无毛，花药 10 个；雌花的子房圆球形，花柱向下弯曲，被毛。蓇葖果长椭圆形，长 3～5 cm，顶端略有短喙，内外均密被锈色长茸毛。种子长圆形，黑色。花期 2 月；果期 4～10 月。

【生　　境】生长在海拔 540～1500 m 的山谷杂木林中或栽培于村边。

【分　　布】云南。印度北部至热带也有分布。

【采集加工】夏、秋季采收，割破树皮，流出汁液，凝固后取下树胶。

【性味功能】味辛、苦，性平。祛风利湿，接骨。

【主治用法】治风湿痹痛，水肿，小便不利，骨折。用量 6～9 g。

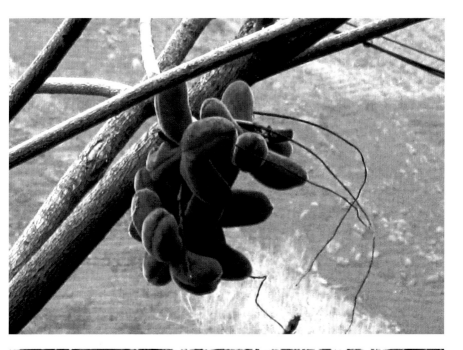

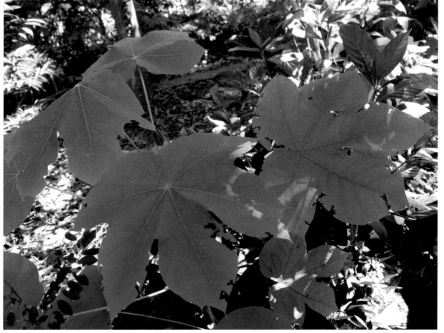

蔓茎葫芦茶

Tadehagi pseudotriquetrum (DC.) Y. C. Yang & P. H. Huang.

【别　　名】葫芦茶、龙舌黄、一条根

【基　　原】来源于蝶形花科葫芦茶属蔓茎葫芦茶 **Tadehagi pseudotriquetrum** (DC.) Y. C. Yang & P. H. Huang. 的根、全草入药。

【形态特征】亚灌木。茎蔓生，长 30～60 cm。幼枝三棱形，棱上疏被短硬毛，老时变无毛。叶为单叶；托叶披针形，长达 1.5 cm，有条纹；叶柄长 0.7～3.2 cm，两侧有宽翅，翅宽 3～7 mm，与叶同质；小叶卵形或卵状椭圆形，长 3～10 cm，宽 1.3～5.2 cm，顶端急尖，基部心形，上面无毛，下沿脉疏被短柔毛，侧脉每边约 8 条，近叶缘处弧曲联结，网脉在下面明显。总状花序顶生和腋生，长达 25 cm，总花梗被贴伏丝状毛和小钩状毛，每苞片腋内具 2～3 花；苞片狭三角形或披针形，长达 10 mm；花梗长约 5 mm，被丝状毛和小钩状毛；花萼长 5 mm，疏被柔毛，萼裂片披针形，稍长于萼筒；花冠紫红色，长 7 mm，伸出萼外；旗瓣近圆形，顶端微凹，翼瓣倒卵形，基部具钝而向下的耳，龙骨瓣镰刀状，无耳，有瓣柄，瓣柄长略与瓣片相等；子房被毛，花柱无毛。荚果长 2～4 cm，宽约 5 mm，仅背腹两缝线密被白色柔毛，果两面无毛，具网脉，腹缝线直，背缝线稍缢缩，具荚节 5～8 节，荚节成熟时于节间断裂。花期 8 月；果期 10～11 月。

【生　　境】生于海拔 1080～2000 m 的路边灌丛或林下。

【分　　布】云南、江西、湖南、广东、广西、四川、贵州、台湾。印度、尼泊尔、菲律宾也有分布。

【采集加工】夏、秋季采收根，洗净，切片、晒干；全年可采全草，晒干扎把贮藏。

【性味功能】味甘、苦，性微寒。清热解毒，利水消肿。

【主治用法】治急性咽喉炎，扁桃体炎，肾炎，尿路感染，带下及腰痛等。用量 15～60 g；外用适量鲜品捣汁涂，或煎水洗。

【附　　方】1. 治咽喉肿痛：蔓茎葫芦茶 20 g。煎水含咽。

2. 治肺病咳嗽出血：蔓茎葫芦茶干全草 25 g。清水煎服。

3. 治痢疾：蔓茎葫芦茶全草、细叶扯头孟根各 20～30 g。加鸡蛋一个同煎，煎至鸡蛋熟时，将蛋壳除去再煎，加生盐调味，汤蛋同服。

4. 治风湿性关节酸痛：蔓茎葫芦茶茎，每次 20 g，合猪脚节炖服。

5. 治硬皮症：蔓茎葫芦茶、拔脓膏 (荨麻科糯米藤) 各等分，和食盐捣烂敷患处。

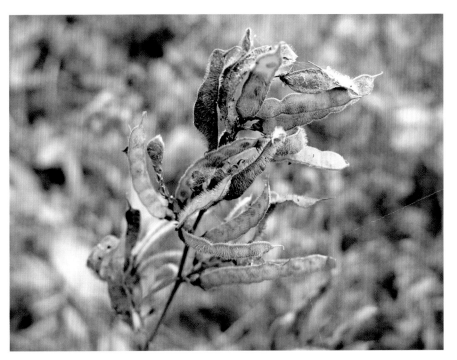

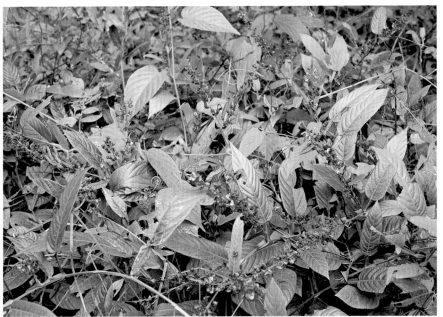

多叶唐松草　　Thalictrum foliolosum DC.

【别　　名】马尾连

【基　　原】来源于毛茛科唐松草属多叶唐松草 **Thalictrum foliolosum DC.** 的根、根茎入药。

【形态特征】草本。植株全部无毛。茎高 90～200 cm，上部有长分枝。中部茎生叶为三回三出或近羽状复叶；小叶草质，菱状椭圆形或卵形，长 1～2.5 cm，宽 0.5～1.5 cm，基部浅心形或圆形，3 浅裂，边缘有少数钝齿，脉平或在背面稍隆起；叶柄长 1.5～5 cm，有狭鞘。花序圆锥状，有多数花；花梗长 5～10 mm；萼片 4 枚，淡黄绿色，早落，狭椭圆形，长 3～4.5 mm；雄蕊多数，长 6～7 mm，花丝丝形，花药狭长圆形，长约 2.5 mm，顶端有短尖头；心皮 4～6 枚。瘦果无柄，纺锤形，长约 3 mm，每侧有 3 条纵肋，宿存花柱长约 2.5 mm，腹面有狭线形宿存柱头。花期 8～9 月。

【生　　境】生于海拔 1350～3200 m 的山地草坡上、林边、灌丛或林中。

【分　　布】云南、四川、西藏。不丹、尼泊尔、印度也有分布。

【采集加工】春、秋季挖出根部，剪去地上茎叶，洗净，晒干，生用。

【性味功能】味苦，性寒。清热燥湿，解毒。

【主治用法】治肠炎，痢疾，黄疸，目赤肿痛等症。用量 4.5～15 g。

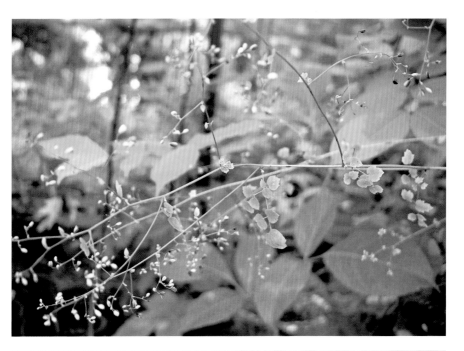

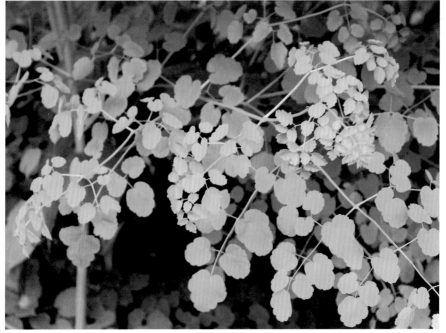

大叶藤

Tinomiscium petiolare Hook. f. & Thoms.

【别　　名】奶汁藤、假黄藤、犸骝能、越南大时藤

【基　　原】来源于防己科大叶藤属大叶藤 **Tinomiscium petiolare** Hook. f. & Thoms. 的根、茎入药。

【形态特征】木质藤本。茎具啮蚀状开裂的树皮。小枝和叶柄有直线纹，折断均有胶丝相联，嫩枝被紫红色茸毛。叶片薄革质，阔卵形，长 10～20 cm，宽 9～14 cm，顶端短渐尖或有时骤尖，基部近截平或微心形，边全缘或具不整齐细圆齿，两面无毛或背面脉上被微柔毛，腹面稍光亮，有水波状皱纹；掌状脉 3～5 条，中脉二侧有 1～3 条侧脉，均在背面凸起；叶柄长 5～12 cm，被疏毛或无毛。总状花序自老枝上生出，多个丛生，常下垂，长 7～15 cm 或更长，被紫红色茸毛或柔毛；雄花外轮萼片微小，内轮 (6～8) 片，狭倒卵状椭圆形至椭圆形，长 3～4.5(5)mm，除边缘被小乳突状缘毛外无毛；花瓣 6 片，倒卵状椭圆形至椭圆形，深凹，长 2～2.5(3.5)mm；雄蕊 6，长 1.4～2.5(3)mm，药隔伸延，短尖而内弯；雌花未见。核果长圆形，两侧甚扁，长达 4 cm，宽 1.7～2 cm，厚 1.3～1.5 cm，子叶极不等大，大的一片 2 裂，基部耳形。花期春、夏季；果期秋季。

【生　　境】生于林中。

【分　　布】云南、广西。越南也有分布。

【采集加工】全年均可采收，根、茎洗净，切段，晒干。

【性味功能】味苦，性寒。祛风湿，通经络，散瘀止痛，解毒。

【主治用法】治风湿痹痛，腰痛，跌打损伤，目赤肿痛，咽喉肿痛。用量 9～15 g；或浸酒。外用适量，鲜品研末调敷或外搽患处。

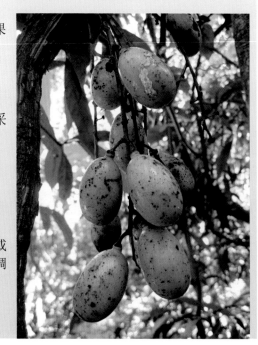

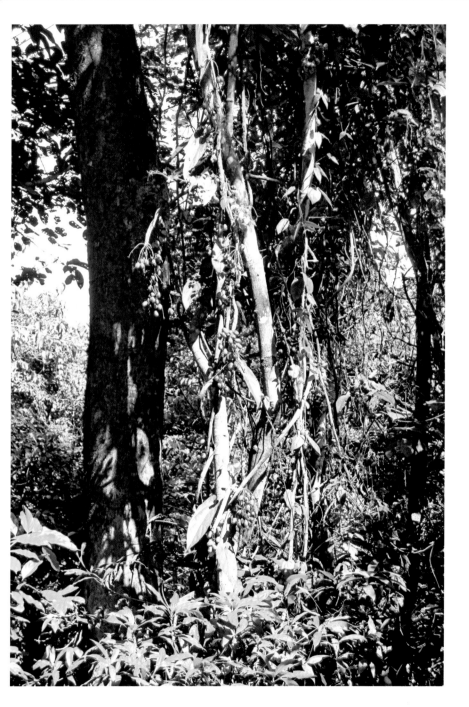

波叶青牛胆

Tinospora crispa (Linn.) Miers.

【别　　名】青牛胆、绿藤、嘿柯罗（傣语）、红苞藤

【基　　原】来源于防己科青牛胆属波叶青牛胆 **Tinospora crispa** (Linn.) Miers. 的藤茎、叶入药。

【形态特征】稍肉质落叶藤本。常有多数细而长的气根；枝具薄膜状褐色表皮，光滑无毛，有许多小疣突状皮孔。叶稍肉质，干时膜质，阔卵状心形至心状近圆形，长、宽均约 6 ～ 13 cm，顶端短渐尖，两面无毛；掌状脉常 5 条；叶柄通常与叶片近等长或稍长。总状花序先叶抽出，常 2 ～ 3 个簇生，不分枝或偶有一短分枝，雄花序长 5 ～ 10 cm 或更长，纤细；雄花：萼片绿色，无毛，外轮 3 片小，近卵形，长约 1 mm，内轮大，近倒卵形或椭圆形，长约 3 mm；花瓣 3，黄色，倒卵状匙形，长约 2 ～ 2.5 mm；雄蕊 6，与花瓣近等长。雌花和雌花序均未见。核果和上种相似。

【生　　境】生于疏林或灌丛。

【分　　布】云南。印度、中南半岛至马来群岛也有分布。

【采集加工】全年可采收，藤茎、叶多用鲜品，或切段备用。

【性味功能】味苦，性寒。利水消肿，除风止痛，舒筋活血。

【主治用法】治水肿，风湿关节疼痛，跌打损伤，腰痛，蚂蟥入鼻。用量 10 ～ 20 g。外用适量鲜品，鲜品捣烂酒炒热敷；或鲜叶捣汁滴鼻。

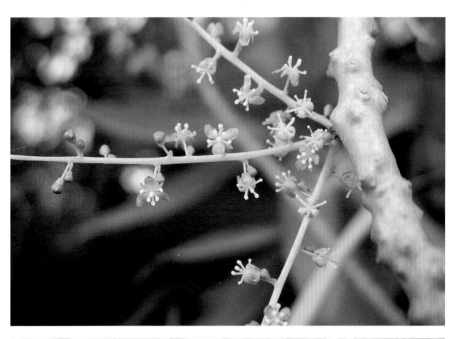

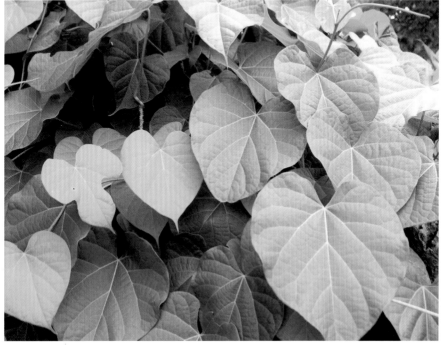

鹧鸪花

Trichilia connaroides (Wight & Arn.) Bentv.

【别　　名】海木、老虎楝、小黄伞、假黄皮

【基　　原】来源于楝科鹧鸪花属鹧鸪花 **Trichilia connaroides** (Wight & Arn.) Bentv. 的根入药。

【形态特征】乔木。高 5～10 m。枝无毛，干时黑色或深褐色，但幼嫩部分被黄色柔毛，有少数皮孔。叶为奇数羽状复叶，通常长 20～36 cm，有小叶 3～4 对，叶轴圆柱形或具棱角，无毛；小叶对生，膜质，披针形或卵状长椭圆形，长 (5)8～16 cm，宽 (2.5)3.5～5(7)cm，顶端渐尖，基部下侧楔形，上侧宽楔形或圆形，偏斜，叶面无毛，背面苍白色，无毛或被黄色微柔毛，侧脉每边 8～12 条，近互生，向上斜举，上面平坦，背面明显凸起；小叶柄长 4～8 mm。圆锥花序略短于叶，腋生，由多个聚伞花序所组成，被微柔毛，具很长的总花梗；花小；长 3～4 mm；花梗约与花等长，纤细，被微柔毛或无毛。花萼 5 裂，有时 4 裂，裂齿圆形或钝三角形，外被微柔毛或无毛；花瓣 5，有时 4，白色或淡黄色，长椭圆形，外被微柔毛或无毛；雄蕊管被微柔毛或无毛，10 裂至中部以下，裂片内面被硬毛，花药 10，有时 8，着生于裂片顶端的齿裂间；子房无柄，近球形，无毛，花柱约与雄蕊管等长，柱头近球形，顶端 2 裂。蒴果椭圆形，有柄，长 2.5～3 cm，宽 1～2.5 cm，无毛；种子 1 粒，具假种皮，干后黑色。花期 4～6 月；果期 5～6 月和 11～12 月。

【生　　境】生于山地林中。

【分　　布】广西、云南。印度、中南半岛和印度尼西亚也有分布。

【采集加工】夏秋采挖，根切段，晒干。

【性味功能】味苦，性凉；有小毒。清热解毒，祛风湿，利咽喉。

【主治用法】治风湿腰腿痛，咽喉痛，乳蛾，感冒，胃痛。用量 30～60 g。

【附　　方】1. 治体弱多病，不思饮食，心慌心悸：鹧鸪花根 30 g，煎汤内服。

2. 治产后气血虚，体弱多病：鹧鸪花根 50 g，去皮，用火烧后煎汤内服。

3. 治腹痛腹泻，赤白下痢：鹧鸪花根 30 g，马蹄蕨 15 g，金花果 10 g。煎汤内服。

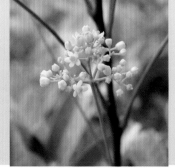

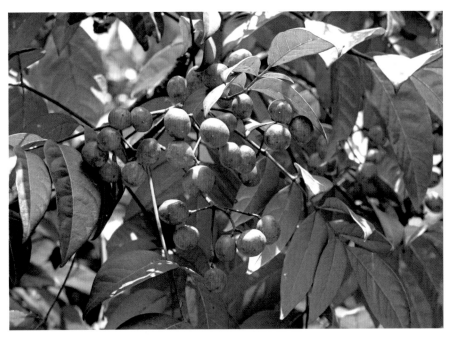

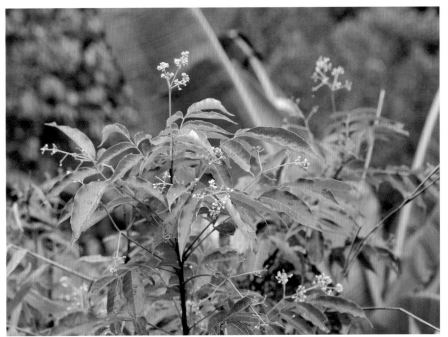

截叶栝楼

Trichosanthes truncata C. B. Clarke.

【别　　名】大瓜蒌、大子栝楼

【基　　原】来源于葫芦科栝楼属截叶栝楼 Trichosanthes truncata C. B. Clarke. 的种子入药。

【形态特征】草质攀援藤本。块根肥大，纺锤形或长条形，直径 6～10 cm，富含淀粉；茎具纵棱槽，有淡黄褐色皮孔，无毛或仅节上有毛。单叶互生，叶片革质，卵形、狭卵形或宽卵形，不分裂或 3 浅裂至深裂，长 7～12 cm，宽 5～9 cm，顶端渐尖，基部截形，若分裂，裂片卵形、卵状披针形或三角形，边缘具波状齿或疏离的短尖头状细齿，叶面深绿色，背面淡绿色，两面无毛，稍粗糙，基出掌状脉 3～5 条，细脉网状，两面凸起；叶柄长 3～4(6)cm，具纵棱槽；卷须 2～3 歧。花雌雄异株；雄花：总状花序长 7～20(25)cm，具纵棱槽，顶端被微柔毛，中部以上有 15～20 花；花梗长约 3 mm，被微柔毛；苞片革质，近圆形或长圆形，长 2～3 cm，顶端渐尖或圆形，具凸尖，全缘或具波状圆齿，基部渐狭，无毛，具 3～5 脉；花萼筒狭漏斗形，长约 2.5 cm，顶端直径约 1 cm，疏被微柔毛，裂片线状披针形，长约 3 mm，顶端长渐尖，全缘；花冠白色，外面被短柔毛，裂片扇形，长约 2.5 cm，宽约 1.8 cm，顶端具长达 10 mm 的流苏；花药柱圆柱形，长 6 mm，直径 4 mm，花丝长 3 mm，分离；雌花单生，花梗长 2～4 cm，被短柔毛；萼筒圆筒状，长约 1.5 cm，被短柔毛，裂片较雄花的短，花冠同雄花；子房椭圆形，长 2 cm，直径约 8 mm，被棕色短柔毛。果实椭圆形，长 12～18 cm，直径 5～10 cm，光滑，橙黄色；果梗长 4～5 cm；种子多数，卵形或长圆状椭圆形，长 18～23 mm，宽约 12 mm，厚 4～6 mm，浅棕色或黄褐色；种脐端钝或偏斜，偶尔微凹，另端钝圆，沿边缘具棱线。花期 4～5 月；果期 7～8 月。

【生　　境】生于海拔 700～1600 m 的山地密林中或山坡灌丛中。

【分　　布】云南、广西、广东。印度、孟加拉也有分布。

【采集加工】秋季果实成熟时采收，种子晒干。

【性味功能】味甘，性寒。润肺，化痰，滑肠。

【主治用法】治燥咳痰枯，肠燥便秘，痈肿，乳少。用量 30～40 g。

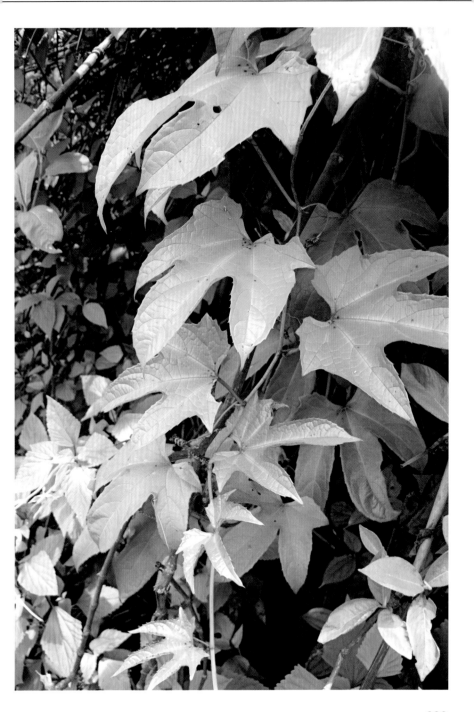

鞭檐犁头尖

Typhonium flagelliforme (Lodd.) Blume.

【别　　名】田三七、疯狗薯、水半夏、半夏、土半夏

【基　　原】来源于天南星科犁头尖属鞭檐犁头尖 **Typhonium flagelliforme (Lodd.) Blume.** 的块茎入药。

【形态特征】多年生草本。块茎扁球形或倒卵形，直径 1～2 cm，上部周围密生长 2～4 cm 的肉质根。叶和花序同时抽出。叶常 3～4；叶柄长 15～30 cm，中部以下具宽鞘，基部宽达 1.5～2 cm；叶片形态多变，箭形或戟状长圆形，基部心形或下延，前裂片长 5～14 cm，宽 2～4 cm，长圆形或长圆状披针形，侧裂片向外水平伸展，长三角形，长 4～5 cm，宽 3～5 mm；侧脉 4～5 对，1 对基出，均上举，表面微隆起，背面不显 II 级侧脉和网脉极纤细，集合脉 2 条，一条靠近边缘，另一条与边缘相距 3～5 mm。花序柄细，长 5～10(20)cm。佛焰苞管部卵圆形或长圆形，长 1.5～2.5 cm，直径 1.2～2 cm，檐部披针形，常延伸为长鞭状或较短而渐尖，长 7.5～25 cm，下部宽 5～8 mm。肉穗花序比佛焰苞短或长、有时极长，达 20 cm；雌花序卵形，长 1.5～1.8 cm，下部粗 8～10 mm，中性花序长 1.7 cm，雄花序长 5～6 mm，微白色，附属器黄色，具长 2.5 mm 的柄，下部为长圆锥形，上部为细长的线形，共长 16～17 cm，基部浑圆，直径 5 mm。中性花：中部以下为棒状，长达 4 mm，中、上部的锥形，长 2～3 mm，下倾并有时内弯。雌蕊倒卵形，柱头无柄，圆形。浆果卵圆形，绿色。花期 4 月。

【生　　境】生于海拔 350 m 以下的山溪水中、水田或田边以及其它湿地。

【分　　布】云南、广东、广西。孟加拉国、中南半岛、马来半岛、印度、帝汶岛、菲律宾也有分布。

【采集加工】秋、冬季采挖，块茎除去外皮及须根，洗净，晒干。

【性味功能】味辛，性温；有毒。燥湿，化痰，止咳。

【主治用法】治咳嗽痰多，支气管炎；外用鲜品治痈疮疖肿，无名肿毒，毒虫咬伤。用量 3～9 g；或入丸、散。外用捣烂敷，或研末调敷。

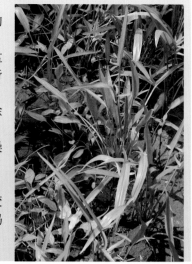

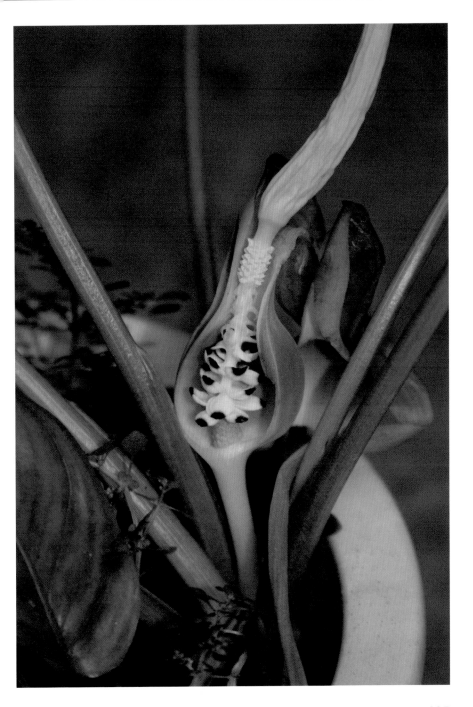

参考文献

[1] 王国强等.全国中草药汇编：上册.北京：人民卫生出版社，1975.

[2] 王国强等.全国中草药汇编：下册.北京：人民卫生出版社，1976.

[3] 宋立人等.中华本草.第十册.上海：上海科学技术出版社，1999.

[4] 吴征镒等.云南中药资源名录.北京：科学出版社，1900.

[5] 张洪魁等.中国中药资源志要.北京：科学出版社，1994.

[6] 赵世望等.傣药志.第一册.云南：西双版纳州报社：1979.

[7] 赵世望等.傣药志.第二册.云南：西双版纳州报社：1980.

[8] 赵世望等.傣药志.第三册.云南：西双版纳州报社：1981.

[9] 郭绍荣等.西双版纳药用植物名录.云南：云南民族出版社：1991.

[10] 林艳芳等.中国傣医药彩色图谱.云南：云南民族出版社：2003.

拉丁名索引

397

中文名索引